国家卫生健康委员会"十三五"规划教材

全国高等学校教材

供口腔医学类专业用

口腔生物学

第 5 版

主 编 边 专

副主编 王松灵 陈万涛 贾 荣

编 者 (以姓氏笔画为序)

王松灵 (首都医科大学口腔医学院)

边 专 (武汉大学口腔医学院)

孙 瑶 (同济大学口腔医学院)

李继遥 (四川大学华西口腔医学院)

李翠英 (北京大学口腔医学院)

陈万涛 (上海交通大学口腔医学院)

胡 雁 (中山大学光华口腔医学院)

段小红 (空军军医大学口腔医学院)

贾 荣 (武汉大学口腔医学院)

黄正蔚 (上海交通大学口腔医学院)

人民卫生出版社

图书在版编目（CIP）数据

口腔生物学 / 边专主编 . — 5 版 . —北京：人民
卫生出版社，2020
第 8 轮口腔本科规划教材配网络增值服务
ISBN 978-7-117-28408-0

Ⅰ.①口… Ⅱ.①边… Ⅲ.①口腔科学 – 生物学 – 医
学院校 – 教材 Ⅳ.①R780.3

中国版本图书馆 CIP 数据核字（2019）第 072450 号

人卫智网	www.ipmph.com	医学教育、学术、考试、健康， 购书智慧智能综合服务平台
人卫官网	www.pmph.com	人卫官方资讯发布平台

口腔生物学
第 5 版

主　　编：边　专
出版发行：人民卫生出版社（中继线 010-59780011）
地　　址：北京市朝阳区潘家园南里 19 号
邮　　编：100021
E - mail：pmph @ pmph.com
购书热线：010-59787592　010-59787584　010-65264830
印　　刷：天津善印科技有限公司
经　　销：新华书店
开　　本：889×1194　1/16　印张：13
字　　数：392 千字
版　　次：2000 年 4 月第 1 版　　2020 年 6 月第 5 版
　　　　　2024 年 5 月第 5 版第 5 次印刷（总第 27 次印刷）
标准书号：ISBN 978-7-117-28408-0
定　　价：55.00 元
打击盗版举报电话：010-59787491　E-mail：WQ @ pmph.com
质量问题联系电话：010-59787234　E-mail：zhiliang @ pmph.com

国家卫生健康委员会"十三五"规划教材
全国高等学校五年制本科口腔医学专业
第八轮　规划教材修订说明

1977年，卫生部召开了教材建设工作会议并成立了卫生部教材办公室，决定启动第一轮全国高等医学院校本科口腔医学专业卫生部规划教材编写工作，第一轮教材共5种，即《口腔解剖生理学》《口腔组织病理学》《口腔内科学》《口腔颌面外科学》和《口腔矫形学》。自本套教材第一轮出版40多年来，在原卫生部、原国家卫生和计划生育委员会及国家卫生健康委员会的领导下，在教育部支持下，在原卫生部教材办公室的指导下，在全国高等学校口腔医学专业教材评审委员会的规划组织下，全国高等学校五年制本科口腔医学专业教材已经过七轮修订、一轮数字化升级，形成了课程门类齐全、学科系统优化、内容衔接合理、结构体系科学的由规划教材、配套教材、网络增值服务以及数字出版组成的立体化教材格局，已成为我国唯一一套长期用于我国高等口腔医学院校教学的历史最悠久、内容最权威、结构最优化、形式最经典、质量最上乘的口腔医学专业本科精品教材。老一辈医学教育家和专家们亲切地称本套教材是中国口腔医学教育的"干细胞"教材。

2012年出版的第七轮全国高等学校本科口腔医学专业卫生部规划教材共15种，全套教材为卫生部"十二五"规划教材，全部被评为教育部"十二五"普通高等教育本科国家级规划教材。

2017年本套第八轮教材启动修订，当时正是我国进一步深化医教协同之际，更是我国医疗卫生体制改革和医学教育改革全方位深入推进之时。在全国医学教育改革发展工作会议上，李克强总理亲自批示"人才是卫生与健康事业的第一资源，医教协同推进医学教育改革发展，对于加强医学人才队伍建设、更好保障人民群众健康具有重要意义"，并着重强调，要办好人民满意的医学教育，加大改革创新力度，奋力推动建设健康中国。

教材建设是事关未来的战略工程、基础工程，教材体现了党和国家的意志。人民卫生出版社紧紧抓住深化医教协同全面推动医学教育综合改革的历史发展机遇期，以全国高等学校五年制本科口腔医学专业第八轮规划教材全面启动为契机，以规划教材创新建设，全面推进国家级规划教材建设工作，服务于医改和教改。第八轮教材的修订原则，是积极贯彻落实国务院办公厅关于深化医教协同、进一步推进医学教育改革与发展的意见，努力优化人才培养结构，坚持以需求为导向，构建发展以"5+3"模式为主体的口腔医学人才培养体系；强化临床实践教学，切实落实好"早临床、多临床、反复临床"的要求，提高医学生的临床实践能力。

为了全方位启动国家卫生健康委员会"十三五"规划教材建设工作，经过近1年的调研，在国家卫生健康委员会、教育部的领导下，全国高等学校口腔医学专业教材评审委员会和人民卫生出版社于2017年启动了本套教材第八轮修订工作，得到全国高等口腔医学本科院校的积极响应。经过200多位编委的辛勤努力，全国高等学校第八轮口腔医学专业五年制本科国家卫生健康委员会"十三五"规划教材现成功付梓。

本套教材修订和编写特点如下：

1. 教材编写修订工作是在国家卫生健康委员会、教育部的领导和支持下，由全国高等医药教材建设研究学组规划，口腔医学专业教材评审委员会审定，院士专家把关，全国各医学院校知名专家教师编写，人民卫生出版社高质量出版。

2. 教材编写修订工作是根据教育部培养目标、国家卫生健康委员会行业要求、社会用人需求，在全国进行科学调研的基础上，借鉴国内外医学人才培养模式和教材建设经验，充分研究论证本专业人才素质要求、学科体系构成、课程体系设计和教材体系规划后，科学进行的。

3. 教材编写修订工作着力进行课程体系的优化改革和教材体系的建设创新——科学整合课程、淡化学科意识、实现整体优化、注重系统科学、保证点面结合。继续坚持"三基、五性、三特定"的教材编写原则，以确保教材质量。

4. 本套教材共 17 种,新增了《口腔医学人文》《口腔种植学》,涵盖了口腔医学基础与临床医学全部主干学科。读者对象为口腔医学五年制本科学生,也可作为七年制、八年制等长学制学生本科阶段参考使用,是口腔执业医师资格考试推荐参考教材。

5. 为帮助学生更好地掌握知识点,并加强学生实践能力的同步培养,本轮编写了 17 种配套教材。同时,继续将实验(或实训)教程作为教学重要内容分别放在每本教材中编写,使各学科理论与实践在一本教材中有机结合,方便开展实践教学工作,强化实践教学的重要性。

6. 为满足教学资源的多样化,实现教材系列化、立体化建设,本套教材以融合教材形式出版,将更多图片以及大量视频、动画等多媒体资源以二维码形式印在纸质教材中,扫描二维码后,老师及学生可随时在手机或电脑端观看优质的配套网络数字资源,紧追"互联网+"时代特点。

获取网络数字资源的步骤

1. 扫描封底红标二维码,获取图书"使用说明"。
2. 揭开红标,扫描绿标激活码,注册/登录人卫账号获取数字资源。
3. 扫描书内二维码或封底绿标激活码随时查看数字资源。
4. 登录 zengzhi.ipmph.com 或下载应用体验更多功能和服务。

7. 本套教材采用大 16 开开本、双色或彩色印刷,彩图随文编排,铜版纸印刷。形式活泼,重点突出,印刷精美。

为进一步提高教材质量,请各位读者将您对教材的宝贵意见和建议**发至"人卫口腔"微信公众号(具体方法见附件)**,以便我们及时勘误,同时为下一轮教材修订奠定基础。衷心感谢您对我国口腔医学本科教育工作的关心和支持。

人民卫生出版社
2019 年 11 月

附件
1. 打开微信,扫描右侧"人卫口腔"二维码并关注"人卫口腔"微信公众号。
2. 请留言反馈您的宝贵意见和建议。
注意:留言请标注"口腔教材反馈+教材名称+版次",谢谢您的支持!

第八轮全国高等学校五年制本科口腔医学专业规划教材目录

教材名称	版次	主编	副主编
口腔解剖生理学（含网络增值服务）	第 8 版	何三纲	于海洋
口腔组织病理学（含网络增值服务）	第 8 版	高 岩	孙宏晨　李 江
口腔颌面医学影像诊断学（含网络增值服务）	第 7 版	张祖燕	王 虎
口腔生物学（含网络增值服务）	第 5 版	边 专	王松灵　陈万涛　贾 荣
口腔临床药物学（含网络增值服务）	第 5 版	王晓娟	
口腔材料学（含网络增值服务）	第 6 版	赵信义	孙 皎　包崇云
牙体牙髓病学（含网络增值服务）	第 5 版	周学东	陈 智　岳 林
口腔颌面外科学（含网络增值服务）	第 8 版	张志愿	石 冰　张陈平
口腔修复学（含网络增值服务）	第 8 版	赵铱民	周永胜　陈吉华
牙周病学（含网络增值服务）	第 5 版	孟焕新	束 蓉　闫福华
口腔黏膜病学（含网络增值服务）	第 5 版	陈谦明	华 红　曾 昕
口腔正畸学（含网络增值服务）	第 7 版	赵志河	周彦恒　白玉兴
儿童口腔医学（含网络增值服务）	第 5 版	葛立宏	邹 静　秦 满
口腔预防医学（含网络增值服务）	第 7 版	冯希平	杜民权　林焕彩
殆学（含网络增值服务）	第 4 版	王美青	谢秋菲　李晓箐
口腔种植学（含网络增值服务）	第 1 版	宫 苹	王佐林　邸 萍
口腔医学人文（含网络增值服务）	第 1 版	邱蔚六	周学东　俞光岩　赵铱民　樊明文

第八轮全国高等学校五年制本科口腔医学专业规划教材配套教材目录

教材名称	教材名称
口腔解剖生理学习题集	牙周病学习题集
口腔组织病理学习题集	口腔黏膜病学习题集
口腔颌面医学影像诊断学习题集	口腔正畸学习题集
口腔生物学习题集	儿童口腔医学习题集
口腔临床药物学习题集	口腔预防医学习题集
口腔材料学习题集	𬌗学习题集
牙体牙髓病学习题集	口腔种植学习题集
口腔颌面外科学习题集	石膏牙雕刻训练教程
口腔修复学习题集	

中国医学教育题库(口腔医学题库)

题库名称	主 编	副主编	题量	
			一类试题*	二类试题**
口腔解剖生理学	何三纲	于海洋	2 000	6 000
口腔组织病理学	钟 鸣	罗海燕	2 000	6 000
口腔颌面医学影像诊断学	张祖燕	王 虎	900	2 700
口腔生物学	边 专	王松灵 陈万涛 贾 荣	800	2 400
口腔临床药物学	王晓娟		800	2 400
口腔材料学	赵信义	孙 皎 包崇云	900	2 700
牙体牙髓病学	周学东	陈 智 王晓燕	2 500	7 500
口腔颌面外科学	张志愿	石 冰 张陈平	3 000	9 000
口腔修复学	赵铱民	周永胜 陈吉华	3 000	6 000
牙周病学	孟焕新	束 蓉 闫福华	1 000	3 000
口腔黏膜病学	曾 昕	程 斌	800	2 400
口腔正畸学	赵志河	周彦恒 白玉兴	1 500	4 500
儿童口腔医学	葛立宏	邹 静 秦 满	1 000	3 000
口腔预防医学	胡德渝	卢友光 荣文笙	800	2 400
𬌗学	王美青	李晓箐	800	2 400
口腔种植学	宫 苹	王佐林 邸 萍	800	2 400

　*一类试题:包含客观题与主观题,试题经过大规模实考测试,参数稳定,试题质量高,保密性强,主要为各院校教务管理部门提供终结性教学评价服务,适用于组织学科期末考试、毕业综合考试等大型考试。

　**二类试题:包含客观题与主观题,题型丰富,覆盖知识点全面,主要为教师提供日常形成性评价服务,适用于日常教学中布置课前预习作业,开展课堂随堂测试,布置课后复习作业以及学生自学、自测、自评等。

全国高等学校口腔医学专业
第五届教材评审委员名单

名誉主任委员

邱蔚六　上海交通大学　　　王　兴　北京大学

樊明文　江汉大学　　　　　俞光岩　北京大学

主 任 委 员

周学东　四川大学

副主任委员 (以姓氏笔画为序)

王松灵　首都医科大学　　　赵铱民　空军军医大学

张志愿　上海交通大学　　　郭传瑸　北京大学

委　　　员 (以姓氏笔画为序)

马　洪　贵阳医科大学	闫福华　南京大学	孟焕新　北京大学
王　林　南京医科大学	米方林　川北医学院	赵　今　新疆医科大学
王　洁　河北医科大学	许　彪　昆明医科大学	赵志河　四川大学
王佐林　同济大学	孙宏晨　中国医科大学	赵信义　空军军医大学
王美青　空军军医大学	李志强　西北民族大学	胡开进　空军军医大学
王慧明　浙江大学	杨　健　南昌大学	胡勤刚　南京大学
牛卫东　大连医科大学	吴补领　南方医科大学	聂敏海　西南医科大学
牛玉梅　哈尔滨医科大学	何三纲　武汉大学	高　平　天津医科大学
毛　靖　华中科技大学	何家才　安徽医科大学	高　岩　北京大学
卢　利　中国医科大学	宋锦麟　重庆医科大学	唐瞻贵　中南大学
叶　玲　四川大学	张祖燕　北京大学	黄永清　宁夏医科大学
白玉兴　首都医科大学	陈　江　福建医科大学	常晓峰　西安交通大学
冯希平　上海交通大学	陈莉莉　华中科技大学	麻健丰　温州医科大学
边　专　武汉大学	陈谦明　四川大学	葛少华　山东大学
刘　斌　兰州大学	季　平　重庆医科大学	葛立宏　北京大学
刘月华　复旦大学	周　诺　广西医科大学	蒋欣泉　上海交通大学
刘建国　遵义医科大学	周永胜　北京大学	程　斌　中山大学
刘洪臣　解放军总医院	周延民　吉林大学	潘亚萍　中国医科大学

秘　　　书　于海洋　四川大学

前　言

今天是 2020 年 3 月 3 日,我仔细审完第 5 版《口腔生物学》清样,静坐桌前,窗外阳光明媚,安静空旷。口腔生物学是口腔医学的基础学科,是从生物学角度解析口腔医学中核心科学问题的学科,其内涵较宽泛,是多门生物学及基础医学学科的集锦,没有明确或者是公认的学科边界。自 2000 年第 1 版《口腔生物学》出版以来,口腔生物学已经成为我国口腔医学课程体系中重要的组成部分,是合格的口腔医师知识体系中不可或缺的一部分。

随着生物医学科学与技术的发展,口腔生物学的内涵不断扩展,《口腔生物学》教材从第 1 版到第 5 版内容的更迭与丰富体现了本学科的发展与更新。作为基础医学与口腔临床医学的桥梁课程,本教材结合口腔组织、器官的功能特点、生理机制,口腔内生态以及常见口腔疾病的病因、发病机制,经过多版的思考与修改,形成了以口腔微生物学、口腔生物化学、口腔疾病分子生物学、口腔免疫学、口腔骨组织生物学及口腔细胞培养及应用为主体的内容框架。通过近几年的教学实践及意见反馈,其内容与深度基本适合五年制口腔医学专业学生学习与理解。

根据编写内容调整及各院校推荐,第 5 版编者进行了扩充和调整,增加了更多活跃在科学研究及教学一线、经验丰富的专家,在编写的过程中始终坚持“三基”(基础理论、基本知识、基本技能)、“五性”(思想性、科学性、先进性、启发性、适用性)的编写原则。

第 5 版在内容上进行了一定的调整,同时以二维码形式增加了视频、动画和图片等,这些数字化内容与正文内容匹配,希望有助于读者理解。由于编者水平有限,书中恐有不少错误,恳请广大师生与读者对本书的缺点、错误不吝指教,以便在下一次修订中完善。今天是 2020 年 3 月 3 日,是武汉市因新型冠状病毒肺炎疫情封城的第 41 天。自新型冠状病毒肆虐以来,医学科学家就在和病毒赛跑,争分夺秒归纳疾病规律,抢救患者;争分夺秒确定致病病毒,揭示病毒核酸序列及特征并据此开发 PCR 检测试剂盒,解析人类抗新冠病毒免疫学规律。历史再一次展示,当灾难来临时,科学给我们勇气,给我们力量!

边　专

武汉大学口腔医学院

2020 年 3 月于武汉

目 录

口腔微生物学

>> **提要：**

　　本章主要介绍口腔微生态，以及这一生态环境的主体——微生物在疾病发生发展中的作用。通过本章的学习，应了解口腔生态系的影响因素，同时还应掌握牙菌斑生物膜的概念，口腔中的微生物是以生物膜这一生态形式而存在的，重点了解牙菌斑生物膜的结构及其组成，了解生态平衡对维持口腔健康的作用，熟悉常见的口腔微生物，了解不同微生物在疾病发生发展中的地位。

第一节　口腔生态系及其影响因素

一、生态系和生态学

　　生物之间、生物与其环境之间的相互关系称为生态系（ecosystem）。研究生物与其环境的相互依赖和相互制约的科学为生态学（ecology）。随着分子生物学的进展，其先进技术亦被应用于生态系的研究，1985 年 Volker Rush 明确提出细胞水平或分子水平的生态学为微生态学（microecology）。

　　在生态系的范畴中，环境是与生物体密不可分的。环境指生物体周围许多不同复杂程度的实体，其范围大者可包括森林、湖泊等大环境，小者可局限于生物体内的微环境，如牙龈沟内的上皮表面。生态系建立的中心原则是生物体对其赖以生存的环境的适应与改建，例如最先定植的菌种为先锋菌，先锋菌定植后改变了环境，为后继定植的细菌创造了定植条件，使之能存活于新环境中。生物体（或细菌）栖息在一个变化的环境中的过程称为生态连续（ecological succession）。该过程在不同的小生境（niches）中继续演化就可组成一个多种多样的复杂的生物群（菌群），环境条件亦渐趋于稳定，具体表现为菌属数和组成比无明显改变，这一稳定现象将持续到环境中另一个干扰因素出现为止，处于这种状态下的生物群体称为极期群落（climax community）。在此期间生态系中的成员之间呈相当稳定的平衡，各成员与其所处的环境之间呈动态平衡。极期群落的组成主要取决于环境条件和可利用食物的供给，以及各种成员对食物的竞争。自然条件的变化，可利用食物的量或物理、化学的变化均可干扰或破坏这一平衡，其结果是建立另一个新的具有不同特性的生态系。在口腔微生物学中，生态连续是个重要的概念，牙菌斑形成和成熟的过程就是生态连续的典型范例。

二、口腔生态系

　　人类与许多细菌保持着永久而亲密的联系，人体皮肤与黏膜表面寄居着数以亿万计的细菌，这些寄生在健康人体各特殊部位或表面的生物群被称为正常菌丛（normal flora），或固有菌丛。正常菌丛中的成员被称为常居菌或固有菌。迄今尚无关于人体内固有菌丛精确数量的报道，据保守估计，其总数多于人体细胞总数，人体总细胞数约为 10^{14} 个，而其中真核细胞即真正意义上的人体细胞数仅约为 10^{13} 个，其余约占 90% 的细胞即为寄生于人体的各种固有菌细胞，这些常居菌中的大多数寄居在口腔、肠道中。口腔正常菌丛之间以及它们与宿主之间相互依存共同构成了口腔生

1

态系(oral ecosystem)。许多正常菌丛与宿主之间呈动态平衡(dynamic equilibrium),这种平衡对于保持宿主的健康非常重要。一般正常菌丛对机体具有双重作用:在一定环境中,当机体与正常菌丛之间保持着相互平衡的状态时,正常菌丛对宿主起着有益的作用;当环境中的某些因素(如放射线照射、过量激素的应用、抗生素的长期使用等)干扰到这一平衡状态,由此而导致的生态群落失调就会为菌群提供危害机体的机会,这些原来无致病性的或毒力很弱的细菌,遂成为机会致病菌而引起内源性感染疾病,如长期服用抗生素所致的葡萄球菌假膜肠炎、口腔中的念珠菌病等。正常菌丛是人体非特异性免疫因素之一。一般情况下,外来致病菌侵入人体必须突破三个防御屏障,即健康的皮肤和黏膜为保护机体免受外源细菌侵袭的物理屏障;人体的各种分泌液如唾液、泪液、乳汁的杀菌作用可作为化学屏障;正常菌丛对外来细菌的拮抗作用则为人体的生物屏障。对生物屏障的确切机制尚未洞悉,但许多学者认为,这种拮抗作用是以各菌种、属、群组间的竞争为表现形式,以宿主的体液和细胞介导的反应为机制。值得注意的是,在宿主体内不同部位的菌丛是不同的,但在不同个体中同样的部位上菌丛的组成是基本相似的,因此可以对各不同部位按其特征给正常菌丛命名,如鼻咽菌丛、小肠菌丛、皮肤菌丛等。

三、口腔生态系的影响因素

根据固有菌丛的分布和生理学、形态学的不同,可将口腔分为四个主要的生态系:①颊黏膜上皮生态系;②舌背部生态系;③龈上菌斑生态系;④龈下菌斑生态系。每个生态系各有其特定的影响因素,这些因素决定了居于其中的菌丛类型。例如颊黏膜上皮和舌背部的组织结构不同,寄居于其上的菌丛所处的微环境亦各异,故分属于这些不同生境中的微生物种群组成也各不相同,例如舌背上的革兰氏阳性纤毛菌比颊黏膜上皮多,而颊黏膜上皮表面的革兰氏阳性链球菌则显著多于舌背部。又如龈上与龈下环境的差异更明显,龈上环境暴露在唾液中,时常受到唾液和含氧液体的冲洗,加之咀嚼时的机械力,使细菌在牙面上的附着受到一定程度的影响;而龈下环境是沐浴在富含营养物质的龈沟液中,且在牙周袋这一盲袋中基本很少经受大量液体的冲洗或咀嚼力的冲击,而使某些细菌的生存受到保护,尤其是附着在龈沟上皮的厌氧球菌和短杆菌。这些特殊性因不同的微生物栖息并适应于各自不同的环境而体现出来。决定不同微生物能在不同口腔生态系中生存的因素称为口腔生态系决定因素。这些因素可分为四大类:①物理化学因素;②宿主固有因素;③细菌因素;④宿主可控制因素。其中前三类属于不可控制的因素。

(一)物理化学因素

所有的环境均有其物理和化学的特征,这些特征包括温度、氧张力、pH、营养物质的可利用性等。口腔环境的特点之一是这些因素在口腔内不同生境间可呈现出明显的变化,甚至在同一小生境中经相对短暂的时间其物理化学因素亦可出现急剧的变化,这些特征均增加了口腔生态环境的复杂性。口腔中存在着各种不同的表面,并且有其不同的特征,如黏膜表面就有舌、牙龈上皮、龈沟上皮、颊上皮和腭上皮等几种不同类型;硬表面有牙釉质、牙本质、牙骨质和用于修复的各种不同材料等几种不同类型,这些表面的局部解剖、组织结构和化学特性对于细菌在口腔中的定植选择起着较大的作用。

1. **温度**　按照微生物生长的适宜温度范围,可将微生物分为三类:①嗜冷微生物(psychrophilic microorganism),为在25℃以下能生长的微生物;②嗜热微生物(thermophilic microorganism),为在45℃以上能生长的微生物;③嗜温微生物(mesophilic microorganism),为在25~37℃中适宜生长的微生物。自然界中大多数微生物属于嗜温微生物,口腔内微生物亦在此范畴中。细菌对温度的要求比较严格,某些微生物的代谢特性随温度变化而不同。但口腔菌丛对温度变化却具有一定的适应能力。虽然口腔中的平均温度为37℃,但口腔内各区域的温度并不完全相同,在黏膜表面和人工修复的牙冠上,过冷或过热的饮食可使局部温度呈较大幅度的变化,如吃冰淇淋时,与冰淇淋接触的表面可呈5℃,而喝热饮料时与其接触的表面温度可快速上升至55℃左右,在冷热变化之间,几秒钟内表面的温度差几乎达50℃。但事实证明口腔菌丛,尤其是黏膜表面和龈上菌斑中的细菌,在短时间内能够经受得住如此大幅度的温度变化。

2. **氧张力**　细菌的生长需要气体如氧和二氧化碳,其中氧最为重要,细菌代谢所需的能量主

学习笔记

要来源于其生物氧化作用,细菌获取能量的基质,亦即生物氧化的底物主要是糖类,通过糖的氧化得到能量,并以高能磷酸键(ADP、ATP)的形式储存能量。细菌在有氧或无氧条件下均可进行生物氧化,以无机物为受氢体的生物氧化过程称为呼吸,其中以游离氧为受氢体者称需氧呼吸;以其他无机化合物如硝酸盐、硫酸盐为受氢体者称厌氧呼吸;以各种有机物为受氢体者称发酵,厌氧呼吸和发酵均需在无氧条件下进行。

一般,可根据细菌对氧的敏感程度进行细菌分类:①绝对需氧菌(obligate aerobes):需要游离氧作为受氢体(亦即电子受体),无氧就不能生长的细菌。②绝对厌氧菌(obligate anaerobes):为在无氧环境中发酵生长,氧可抑制或杀灭的细菌。③兼性厌氧菌(facultative anaerobes):为在合适的碳或其他能源存在时可在有氧或无氧中生长。亦即当环境中有氧存在时,它们可利用氧而生存,当环境中氧缺乏时,它们可靠厌氧发酵生存,这时其电子受体不是氧而是可利用的发酵底物。④耐氧厌氧菌(aerotolerant anaerobes):耐氧,但不利用氧进行代谢作用,也能在厌氧和需氧的两种环境中生存。⑤微嗜氧菌(microaerophiles):也称微需氧菌。这类细菌的生长需氧,但所需氧的浓度比正常低些,对需氧菌生长适合的浓度,对这类细菌抑制。口腔菌丛的主要成员为微需氧菌、兼性厌氧菌和厌氧菌。

口腔各个部位氧的浓度呈现很大差别,如舌背部和颊腭黏膜主要为有氧环境,化学性营养物质在这样的环境中可被氧化分解,从而支持依靠环境中氧化而摄取能量的需氧菌生长;牙周袋内氧张力相当低,为乏氧环境,有利于依靠营养物质无氧酵解而摄取能量的厌氧菌生存。

口腔不同部位其氧化还原电势(oxidation-reduction potential,Eh)也不同,舌前部表面的氧张力为16.4%,后部表面为12.4%,上颌颊皱褶为0.3%。健康龈沟的氧化还原电势约为+75mV,牙周袋则为-50mV,由此可见颊皱褶和牙周袋为厌氧菌的生长提供了合适条件。从牙菌斑发育的过程中也可看到厌氧环境的逐步形成,初始发育的牙菌斑是以正氧化还原电势为特征的,即为需氧的环境。3~5天后由于菌斑中各种细菌的定植和生长,其氧化还原电势可逐渐降至负值而形成厌氧环境。Eh的降低一方面是由于菌斑内兼性厌氧菌对氧的消耗以及可利用的氧被细菌代谢产物还原;另一方面,菌斑的生长成熟逐渐结成致密的结构而致外源性的游离氧难以直接渗透到菌斑深层。

3. pH 大多数口腔细菌在pH为中性(pH=7)的环境中生长得最好,从整体来看口腔可提供相对稳定的pH环境,其范围为5.0~8.0,这一相对稳定的pH环境是由唇、颊、舌的机械运动带动唾液缓冲系统的持续冲刷所维持的。但在口腔某些微环境中有时可出现pH显著的变化,一般有以下3个主要影响口腔内pH的因素:①外源性物质:含糖软饮料和其他不同程度酸碱性的食物,尽管这些物质在口腔中停留时间较短,但它们能影响口腔中的H^+浓度;②细菌发酵:由细菌糖酵解而产生的H^+对牙菌斑有明显影响,当菌斑暴露在可发酵糖中数分钟之后,局部即出现H^+浓度的升高,菌斑pH的急剧降低及持续发生则常可引起牙体硬组织的脱矿;③牙菌斑和唾液的缓冲能力:唾液为维持口腔和菌斑中pH稳定的重要因素,这一功能主要由碳酸盐缓冲系统实现,部分由磷酸盐缓冲系统及其他缓冲体系提供。碳酸盐缓冲系统是唾液中最重要的缓冲系统,其缓冲能力可随唾液腺的活动性增加而增强,尤其当唾液高流速时,其在唾液中的浓度可达60mmol/L,足以中和口腔与菌斑中的酸性产物。在低唾液流速时主要为磷酸盐系统起作用,在未刺激唾液中其浓度峰值在10mmol/L左右,但在刺激唾液中,其缓冲能力不大,该系统的功能主要是维持唾液中钙、磷离子的饱和。此外,唾液中所含尿素的浓度与血液相似,菌斑中许多细菌均具有尿素酶活性,可将尿素转化成氨,从而使菌斑的酸度得到中和。

4. 营养物质的利用 口腔中细菌对营养物质的利用与其所寄居的部位密切相关,如龈上菌斑中的细菌和栖息于黏膜表面的细菌,均沐浴在唾液中,其营养依靠外源性饮食和内源性营养物质来维持,内源性营养物质为唾液蛋白经酶降解后,以糖和氨基酸两个主要形式提供给细菌。龈下菌斑或牙周袋内的细菌沐浴在龈沟液内,由于龈沟液是从血浆衍生出来的炎症渗出液,故可认为龈下菌斑或牙周袋内的细菌沐浴在血浆之中,内源性营养物质可能是其最主要的营养来源。龈沟液内含有某些龈下菌斑细菌如牙龈卟啉单胞菌生长所必需的成分如氯化血红素(hemin)。此外,宿主的牙周组织本身也是龈下菌斑细菌的另一内源性营养来源,细菌的许多酶如胶原酶、透明质酸酶、蛋白酶、脱氧核糖核酸酶等均可降解牙周组织,而其分解产物也可被龈下菌斑中的细菌所利用。

（二）宿主固有因素

宿主的全身状况和口腔各部位的解剖形态及组织结构均对口腔生态系有一定的影响,如婴幼儿口腔内寄居的菌属与成年人不同,在 6 周 ~1 岁婴幼儿口腔内酵母菌的检出率达 46.5%,而在成人则很少。在口腔黏膜光滑表面上细菌的定植较之牙表面沟裂中的定居困难得多。宿主唾液和龈沟液中的许多成分均能影响细菌与宿主间的相互作用,或促进细菌在口腔环境中生存,或阻止细菌在口腔环境中生存。

1. 抗体　唾液中抗体的主要类型为分泌型抗体 SIgA,这种抗体在唾液中有凝集口腔细菌的能力,使菌细胞较难黏附在口腔黏膜表面或牙硬组织表面。龈沟液中抗体的主要类型为 IgG,来自牙周组织和血浆中的浆细胞,在保持龈下菌丛的稳定和抑制其他细菌的定植上起调节素（opsonins）的作用。

2. 唾液蛋白质　某些唾液蛋白在防御细菌、真菌和病毒侵袭方面,以及在调节微生物对牙和软组织表面的定植方面起重要作用。在口腔黏膜表面上富含黏蛋白的唾液膜可看做为抵御病毒感染的屏障,某些唾液蛋白能减弱人类免疫缺陷病毒（HIV）的感染力。唾液对口腔细菌起着选择性培养基的作用,口腔菌丛的组成成分取决于不同类型的糖蛋白的支持。

唾液黏蛋白（包含两大类型黏蛋白 MGⅠ和 MGⅡ）对口腔细菌的生长具有选择性,将与人唾液黏蛋白相似的猪胃黏蛋白 MGⅠ作为唯一的营养,利用连续培养技术在限定性培养基中孵育血链球菌和变异链球菌（变形链球菌）,可看到前者生长而后者不生长,如将两者混合培养则呈现两者均生长的现象。不同的链球菌利用黏蛋白的能力与其水解杂多糖键以产生糖苷的能力相关,变异链球菌不能利用黏蛋白作为糖源而血链球菌则可以,这也是在富含黏蛋白的早期牙菌斑中,血链球菌为最早定植菌的原因之一。另外,唾液中含有一种能凝集细菌的高分子量糖蛋白称为非免疫性凝集素,不同的凝集素与不同的细菌呈弱交叉反应。凝集素也可影响到细菌对牙面的黏附。

唾液也含有许多对各种口腔细菌有非特异性抑制作用的成分,如溶菌酶、乳铁蛋白、乳过氧化物酶等。这些物质对口腔和牙菌斑的生态系有一定的影响,溶菌酶是一种能降解 G^+ 细菌细胞壁主要结构——肽糖（peptidoglycan）的酶,经其水解后,细菌因胞壁脆弱崩解而死亡。乳铁蛋白是与铁键合的蛋白质,Fe^{3+} 是重要的微生物营养物质,由于乳铁蛋白与其紧密的键合而使它不能被细菌利用,此现象被称为营养性免疫（nutritional immunity）。乳过氧化物酶（lactoperoxidase,LPO）与氰酸根（SCN^-）,和来自菌或白细胞生成的过氧化氢（H_2O_2）联合生成的次氰酸盐（$OSCN^-$）能有效地抑制细菌的糖酵解酶,从而抑制细菌的生长。在天然情况下,当存在一定浓度的过氧化氢时,LPO 系统可以进入功能状态,并且借助于该系统的作用可影响口腔和牙菌斑生态系中微生物的组成。

唾液中还有一种来源于唾液腺腺泡细胞的高分子量蛋白质称唾液素（sialin）,为含多种氨基酸（甘氨酸、精氨酸、赖氨酸）的碱性四肽物质,其化学性质属酰胺类,有氨基和羧基末端,易水解,水解产物即为组成该蛋白质的各氨基酸。唾液素经口腔细菌代谢产生碱性终末产物,从而起到调节口腔酸碱度的作用。唾液素在口腔中的含量很少,对其在口腔生态调节中的作用尚有争议。

（三）细菌因素

任何细菌能在口腔各部位表面寄居的先决条件是能够抵抗宿主防御系统对它们的干扰与抑制,如唾液的冲洗和咀嚼力的冲击;同时需对其所附着的组织面有足够的亲和力;此外,细菌间的协同或拮抗作用使正常菌丛维持稳定,这也是口腔生态系决定因素中的重要部分。

1. 细菌的黏附　关于口腔细菌黏附的机制研究颇多,已被阐明的学说有以下几个:

（1）钙桥学说:以电荷间的静电引力为依据解释细菌与上皮表面或牙表面之间的黏附现象,牙表面所覆盖的获得性薄膜来自唾液糖蛋白,其中的磺酰基团和羧基均带负电荷,口腔链球菌、乳杆菌等胞壁中的脂磷壁酸（lipoteichoic acid,LTA）的终末磷酸基团亦带负电荷,而唾液中含有最丰富的钙（Ca^{2+}）可作为联结牙表面获得性薄膜与细菌之间的桥梁,而使细菌与牙表面亲和。该学说的主要实验依据为从变异链球菌株 BHT 提取的脂磷壁酸对羟基磷灰石有高度的亲和力,而用磷酸盐（pH 6.5）溶液可解脱这种吸附。在体外以钙和其他阳离子处理牙釉质表面可使黏附增加,而以阴离子处理却使之减少。

（2）脂磷壁酸 - 葡聚糖 - 葡糖基转移酶复合体学说:学者们发现在人和猴的口腔中有蔗糖存在

时,牙菌斑中葡聚糖和脂磷壁酸量均增多,无蔗糖存在时,这两种物质的量均少,并且将预先合成好的葡聚糖加入体外黏附系统中并不促进黏附,而如将葡聚糖和对其起催化作用的葡糖基转移酶同时加入,则促进黏附。近年来,国内学者在对口腔链球菌菌体表面葡糖基转移酶受体的体外实验研究中发现,脂磷壁酸抗血清可以明显抑制葡糖基转移酶与远缘链球菌或血链球菌的连接,从而提出菌体表面的脂磷壁酸和葡聚糖可能是葡糖基转移酶的受体,这些受体将三者结合成复合体,在细菌的黏附中起作用。

(3) 识别系统学说:Gibbons(1984 年)认为,细菌对口腔组织附着的高度特异性提示其中有一个复杂的识别系统参与,例如变异链球菌和血链球菌对牙体硬组织表面最亲和,而唾链菌则多黏附于舌背和黏膜上皮。Gibbons 将细菌体表这一特异性的配位体(specific ligands)称为附着器(adhesions),并发现细菌的附着器常具有类植物凝集素(lectin-like)或疏水的特性,它们常存在于细菌表面丝状的结构如菌毛或纤毛中。牙或黏膜表面与细菌附着器起作用的分子称为受体(receptors),细菌细胞附着的部位称为结合部位(binding site)。口腔中的细菌借助于范德华力的吸引,使其与牙或黏膜表面呈松散的附着,这种力量不足以使细菌在其上定植,又由于细菌和宿主各部位的表面均带负电荷而相互排斥,故细菌常位于距组织表面约 10nm 处而不是直接吸附于其上,但借助于细菌表面的附属装置或结构如菌毛等的植物凝集素作用或疏水性能,可在细菌与宿主表面之间形成氢键或疏水键,而将两者联结起来,这时细菌才对所寄居的表面呈亲和状态,这种亲和力绝不是由单独一个附着器与单独的受体分子键合而体现出的,而是组织表面拥有相当密度的受体分子地区,足够与多数量的细菌附着器起键合反应,并且这个反应能够超过布朗运动(由于热引起的悬浮微粒的跳跃运动)与天然表面排斥细菌的负静电能时,才会出现稳定的黏附。

近年来研究认为,细菌的黏附为细菌表面蛋白样成分的黏附素以立体化学的特异方式键合到组织表面的特异受体上。随着分子生物学技术的发展,对口腔细菌黏附的分子生物学机制研究已有新的进展,已经发现许多口腔细菌表面有蛋白样物质参与黏附,这种物质被称为黏附素(adhesin),并发现这些黏附素以植物凝集素样的成分存在于菌毛中,与宿主组织表面的糖蛋白或糖脂的受体结合。近年来,国内学者研究了唾液成分对变异链球菌族中不同菌株黏附的促进作用,发现不同的唾液成分促进了不同菌株的黏附,表明各菌株独具各自的黏附素,黏附到实验性唾液膜的不同受体上。目前已阐明口腔内主要细菌的黏附素和受体,如变异链球菌的黏附素为几种蛋白,受体为 300kD 的黏蛋白、淀粉酶和富脯蛋白;远缘链球菌的黏附素为结合葡聚糖的蛋白,受体为葡聚糖;黏性放线菌的黏附素为Ⅰ型或Ⅱ型菌毛,受体分别为富脯蛋白、富酪蛋白和半乳糖残基。某些 G^- 菌厌氧杆菌的黏附素为植物凝集素样蛋白,受体为 β- 半乳糖苷。

2. 细菌间作用 细菌对口腔各部位表面的黏附固然是口腔和牙菌斑生态系中的重要因素,而细菌相互间的吸附对生态系也有不可忽视的影响。一般同种类型菌细胞之间的吸附被称为聚集(aggregation),而两种不同类型菌细胞之间的吸附被称为共聚集(co-aggregation),通过聚集作用或共聚集作用,在生态系中出现了细菌间的协同、竞争和拮抗,如此以维持口腔生态系或牙菌斑生态系的动力平衡状态。细菌间的聚集或共聚集受到环境中可利用的营养物质如菌细胞胞外多糖、唾液糖蛋白以及细胞 - 细胞间直接结合作用的影响,如变异链球菌在牙面上的定植需依靠早期定植的血链球菌,提供葡聚糖和氨基苯甲酸。许多 G^+ 菌和韦荣菌能合成维生素 K_3 供给牙龈卟啉单胞菌和中间普氏菌利用,而链球菌和放线菌发酵糖所产生的乳酸又可为韦荣菌和奈瑟菌提供能源。学者们曾发现某些血链球菌与黏性放线菌及内氏放线菌之间、球杆菌与韦荣菌之间、变异链球菌与奈瑟菌之间均存在特异性的共聚集反应。在某些细菌之间的共聚集呈高度的菌株特异性,近年的分子生物学研究阐明了这个特异性是基于细菌的黏附素和受体的化学本质。凭借共聚集作用可使某些对口腔表面或牙表面无亲和力或少亲和力的细菌参与到口腔正常菌丛或牙菌斑中,如韦荣菌依靠与黏性放线菌的共聚集而黏附在牙表面上。在利用环境中的营养物质方面,细菌间存在着竞争,竞争的结果取决于细菌对营养物质所含成分的亲和力,如变异链球菌对蔗糖的利用就强于黏性放线菌,这是因为前者具有一个与蔗糖高度亲和的磷酸转移酶系统(phosphotransferase system,PTS)。

细菌间的拮抗对维持正常菌丛的生态平衡亦起着重要作用,如早期定植在牙菌斑中的血链球菌所产生的过氧化氢在维持菌斑的氧化还原电势中起作用,并可抑制其他细菌如金黄色葡萄球菌、放线菌的生长。某些细菌产生的杀菌素(bacteriocins),为可键合到靶细菌细胞壁上的肽或小分子蛋白质,其杀伤靶细菌的能力具有高度选择性,如变异链球菌的杀菌素——变链素杀伤变异链球菌族中的其他细菌和与其共生的血链球菌,而血链球菌的杀菌素——血链素,能抑制金黄色葡萄球菌和 A、B 族链球菌,在体外实验中发现其对牙周病相关的细菌如牙龈卟啉单胞菌、伴放线菌嗜血菌(*Haemophilus actinomycetemcomitans*)、中间普氏菌和具核酸杆菌等的生长也有着抑制作用。

(四)宿主可控制的因素

人类有意识的可控因素主要指饮食习惯与口腔卫生。饮食中糖摄取的频率、总量以及摄取的方式,均对口腔特别是牙菌斑中的生态有显著的影响。牙菌斑中许多细菌均能发酵蔗糖产生有机酸,降低菌斑 pH,使菌斑的致龋倾向增强。人们的口腔卫生习惯有明显的影响口腔和牙菌斑生态系的能力,如用机械的菌斑控制方法将菌斑中多数细菌和菌细胞外基质移去时,不仅细菌的数量下降而且细菌的定植过程和菌斑的成熟均需重新开始。所以良好的口腔卫生可使菌斑的发育得到适当控制,从而有利于口腔健康的维持。

第二节　牙菌斑与生物膜

口腔中各种微生物与宿主构成了紧密关联的生态体系,龋病与牙周病等影响口腔健康的常见病均源于微生物菌群失衡。在研究牙面上的菌群生态时,牙菌斑生物膜特指牙菌斑中的生态环境,包括了菌斑中的各种微生物、基质成分以及与宿主间的各种交流通道。

一、牙菌斑生物膜概念的演变

人们对牙菌斑的认识随着科学技术的进展而逐渐深入,G.V. Black(1898 年)首先把菌斑(plaque)这个名词介绍到口腔医学中,把黏附在牙表面上的细菌团块称为牙菌斑,当时口腔微生物学界对这个名词内涵的理解不足,特别是它与牙齿疾病的关系,直到 Löe 才较恰当地给牙菌斑以明确的定义:在牙或修复体上软而未钙化的细菌沉积物。而后学者们为了澄清对牙菌斑的错误概念更具体地提出牙菌斑的定义:堆积在牙表面或其他硬的口腔结构上,在中等程度水压冲洗下不能被去除的细菌团块,可被中度水喷冲去的物质是软垢,而不是菌斑。

近年来,随着分子生物学技术的引进和激光共聚焦扫描显微镜的应用,使人们对牙菌斑的结构和本质的了解更趋深入。认识到牙菌斑并不仅仅是附着于口腔硬组织表面未钙化的细菌团块,而是能容纳多种多样菌丛生存的生物膜(biofilm)。所谓生物膜是指微生物群落与胞外基质相互连接而在介质表面形成的生态环境,其中所包含的细菌不是以独立的实体生存着,而是相互有序地生存于立体的空间内。生物膜是有通道和空隙的开放性立体结构,其内有对不同细菌生长所需的广阔生境,如需氧菌可为厌氧菌制造生存的条件;生物膜是有代谢能力的微生物群整体,并置身于由多糖、蛋白质和矿物质组成的基质中,如细菌间的协同作用可降解宿主复杂的大分子营养物质为众多细菌共享;生物膜结构对环境压力和抗生素的抵抗性增加从而促进细菌致病力的增强,凭借着细菌群体效应,就可使一个对抗生素敏感的细菌额外获得对抗生素的耐药性,因而生存于生物膜中的细菌比液体培养基内的浮游态对抗生素更具抵抗性。这些特性均启示人们需从生物膜的角度去研究口腔中菌斑感染的疾病,探寻新的防治策略。

生物膜的发育有 5 个阶段:①首先在表面上形成条件薄膜(conditioning film),所谓“条件”是指在薄膜中存有对某些微生物的特异性受体,可选择性地接纳某些微生物,例如,在牙齿表面由唾液中来的糖蛋白组成的薄膜,在牙菌斑生物膜发育中称为获得性薄膜;②细菌分子对宿主表面的吸附;③同种细菌间的聚集和异种细菌间的共聚集;④各菌属、种的增殖;⑤细菌从生物膜脱附着,传播或再定植到其他部位。牙菌斑的形成完全符合生物膜发育的模式,因此,无论从结构上或发育模式上均可以认为牙菌斑是典型的生物膜。

二、牙菌斑生物膜的形成

牙菌斑生物膜最常见于口腔卫生措施难以达到的地方,如牙的殆面窝沟,两牙邻接面接触点下方。在黏膜表面存在着上皮细胞持续的脱屑和唾液的流动,使细菌难以附着,但在牙体表面不存在这些情况,因此菌斑多存在于牙面上。牙菌斑生物膜的形成是凭借牙表面和唾液以及口腔细菌间相互复杂的作用,并且是个动态的过程。一般将牙菌斑生物膜的形成过程概括为 3 个阶段,即牙面上获得性薄膜的覆盖、细菌附着与牙菌斑生物膜成熟。

(一)牙面上获得性薄膜的覆盖

菌斑形成的初始为牙面上覆盖有一层主要由唾液糖蛋白构成的薄膜,在牙面彻底清洁后,唾液的一些成分就会很快地吸附于其上,而形成一层结构均匀无细胞的薄膜,厚度约为 $1\sim10\mu m$,龈缘区的膜相对牙尖区较厚。对此薄膜的化学分析表明,其成分大致与唾液相似,含有黏蛋白、糖蛋白和免疫球蛋白等,其中部分成分能促进细菌对牙表面的黏附,如富脯蛋白。而获得性薄膜的另一个主要作用为选择性吸附能力,薄膜中一些唾液分子与细菌表面分子相互作用的特异性即黏附受体与黏附素之间的键合决定细菌附着的选择性,从而表现为某些细菌与口腔各部位或牙表面的高度亲和力。

(二)细菌附着

在细菌黏附和聚集中起主要作用的分子为蛋白质、多糖、脂磷壁酸等物质。

1. 蛋白质 细菌通过其本身的表面蛋白(黏附素)与牙表面获得性膜上的唾液蛋白(受体)的相互作用即蛋白质 - 蛋白质的作用机制来实现细菌对牙表面的定植。

变异链球菌菌体胞壁表面有多种蛋白成分,如葡糖基转移酶(glucosyl transferases,GTFs)、果糖基转移酶(fructosyl transferases,FTFs)、葡聚糖结合蛋白(glucan-binding proteins,GBPs)和细胞表面蛋白抗原 I/II (或称为 P1 抗原、PAC 抗原),可直接介导细菌与牙表面获得性膜中的唾液糖蛋白作用从而黏附其上。

细菌表面的丝状附属器称为菌毛,对细菌在牙面或上皮细胞的黏附以及细菌的聚集有重要作用。黏性放线菌依靠菌毛中的蛋白质与获得性膜上的唾液富脯蛋白通过蛋白质 - 蛋白质作用机制而使细菌黏附在牙面上。唾液中的富脯蛋白、富酪蛋白为黏性放线菌 I 型菌毛的受体。

2. 多糖 牙菌斑生物膜中的多糖为促进细菌在牙面上定植的主要物质,由变异链球菌胞外葡糖基转移酶合成的葡聚糖有两种:主要含 α-1,6 糖苷键的水溶性葡聚糖(dextran)和主要含 α-1,3 糖苷键的水不溶性葡聚糖(mutan)。前者在菌细胞聚集中起作用,并能作为菌细胞胞外能源贮库,诱导引物依赖性葡糖基转移酶合成水不溶性葡聚糖以促进变异链球菌的黏附,而细菌合成的水不溶性葡聚糖越多,黏附力也越强。

不同种细菌之间可通过植物凝集素——糖(lectin-carbohydrate)的作用机制相互聚集,典型的范例为牙菌斑生物膜中早期定植菌——血链球菌和黏性放线菌之间的特异性聚集,某些血链球菌的胞壁中存在含半乳糖的多糖,而黏性放线菌 II 型菌毛具有对热和蛋白敏感的植物凝集素,不仅可和哺乳动物细胞表面的含糖蛋白的半乳糖和 N- 乙酰半乳糖受体结合,也可和其他放线菌或链球菌细胞表面的乳糖结合起聚集反应。牙菌斑生物膜中的某些细菌可在两株相互不起作用的细菌间起着搭桥的作用,如血链球菌的某些菌株能将互不聚集的内氏放线菌和龋齿罗氏菌(*Rothia dentocariosas*)之间搭桥使它们聚集在一起,由此可导致菌斑中多种属细菌的聚集,学者们认为这种作用是菌斑成熟的主要机制,并由此展示菌斑细菌组成的多样化(图 1-1)。

3. 脂磷壁酸(lipoteichoic acid,LTA) 为 G^+ 细菌胞壁、胞膜和荚膜上含磷酸残基的聚合物,其主要结构是由 16~40 个单体组成的 1,3- 链聚磷酸甘油骨架,甘油残基上可连有 D- 丙氨酸、类脂、盐类和糖基。磷酸二酯键与胞膜结合的类脂为脂磷壁酸分子的疏水部分,而

——→ 链球菌

图 1-1 菌斑初始细菌附着

磷酸甘油酯构成其亲水部分,故脂磷壁酸是个双性体分子物质。内源性脂酶可使其脱酰而失去与胞膜结合的类脂,脱酰后很易于释放,因此,脂磷壁酸可位于菌细胞膜、细胞壁和细胞外。在许多 G^+ 细菌,尤其在变异链球菌培养物的上清液中可检测到脂磷壁酸,胞外的脂磷壁酸与葡糖基转移酶有亲和力,学者们认为脂磷壁酸和葡糖基转移酶上均有葡聚糖受体,从而使这三者结合成复合体在细菌的黏附中起作用。此外带负电荷的细菌脂磷壁酸的终末磷酸基团借助钙桥与获得性膜上带有负电荷糖蛋白的磺酰基团羧基结合也有助于细菌紧密黏附于牙面。

当获得性薄膜覆盖牙面后,漂浮在口腔内的细菌即陆续附着其上,最早定植在获得膜上的细菌被称为先锋菌,许多研究证明链球菌属中的血链球菌为牙表面最早的定植者,在菌斑形成 2~6 小时内血链球菌明显增多,6~24 小时后渐少。有人从 1~5 岁儿童乳牙上采集菌斑标本,亦显示 1 天 ~1 周的早期菌斑中血链球菌为可培养菌中的优势菌。先锋菌初始定植后出现快速生长态势,链球菌生长成链并开始与牙表面垂直,由此导致牙表面环境的改变,从而允许新的不同种属的细菌进入发育中的菌斑,这些后继菌中包含放线菌和韦荣菌,此即为生态连续。对菌斑形成的组织学和其代谢的研究提示,菌斑厚度的增加系由于细菌的繁殖,其中包含细菌对牙表面的黏附以及细菌间的聚集和共聚集。通过这些作用菌斑内拥有大量细菌,其数量可达每克牙菌斑生物膜内有 10^{11} 个细菌。

(三)牙菌斑生物膜成熟

当纤毛菌定植于菌斑后替代了原先栖息在菌斑深层的链球菌并与牙面垂直排列呈栅栏状结构,遂使菌斑内氧含量减少,氧化还原电势降低,而有利于厌氧菌的生长,致密的菌斑日渐增厚。一般,学者们认为成熟菌斑的标志是栅栏状结构,出现在菌斑形成的第 5~6 天,并可看到谷穗样结构,在成熟的菌斑内无论细菌的数量或组成比例均趋于稳定的极期群落状态。从菌斑组织学的光镜下可看到成熟的菌斑结构,基本分为 3 层:①基底层为无细胞的均质结构,HE 染色为粉红色,系获得性薄膜组成;②细菌层位于中间地带,含球菌、杆菌和丝状菌,丝状菌彼此平行且与牙面垂直呈栅栏状,其中间堆集有大量的球菌和短杆菌;③表层主要含松散在菌斑表面的 G^+ 或 G^- 球菌和短杆菌,脱落的上皮和食物残屑以及衰亡的细胞(图 1-2,图 1-3)。

图 1-2 成熟菌斑切面图

图 1-3 谷穗样结构

三、牙菌斑生物膜的分类

一般常按牙菌斑生物膜所在的部位进行分类,位于龈缘上方牙的冠部或修复体冠部的菌斑为龈上菌斑,位于龈缘下方者为龈下菌斑。

(一)龈上菌斑

龈上菌斑(supragingival plaque)为附着在牙表面或修复体表面的非钙化的细菌团块,其中 G^+ 菌占多数。由于牙体解剖形态的特殊性而使光滑牙面和点隙裂沟上的菌斑组成不尽相同。

1. 光滑牙面菌斑　在光滑牙面上 1g 湿重的菌斑内含活菌 10^{10}~10^{11} 个,这个数量约为唾液菌数的 100~1 000 倍,其中优势菌为链球菌,约占可培养菌总数的 28%。菌斑中常见的链球菌为轻链球菌、血链球菌、变异链球菌和唾液链球菌。此外,还有放线菌、韦荣菌和奈瑟菌等。菌斑的年龄或宿主的饮食均可影响这些菌在菌斑中的数量和分布。

2. 点隙裂沟菌斑　牙体硬组织结构中天然存在的点隙裂沟是口腔卫生措施不易达到的地方,利于细菌及其代谢产物和食物残屑的滞留,故点隙裂沟菌斑中的细菌组成不同于光滑面菌斑,虽然大部分亦为G^+球菌,但变异链球菌数量比光滑面多,并且在成熟的裂沟菌斑中的优势菌有从链球菌向乳杆菌转变的趋势。

（二）龈下菌斑

龈下菌斑(subgingival plaque)为位于龈缘下的菌斑。由于龈上与龈下菌斑所处的生态环境和营养来源完全不同,其细菌的组成亦不相同。龈下菌斑是处于龈沟或牙周袋这一盲袋样结构中,很少受自洁作用的影响,是一个相对稳定的环境,有利于细菌的存留,龈沟内来自组织液的丰富营养物质或牙周组织被细菌酶瓦解后的产物均有利于细菌的生存,龈沟或牙周袋的氧化还原电势较低更利于厌氧菌的生长。一般情况下,在龈下菌斑中厌氧菌约占可培养总菌的25%,兼性厌氧菌约占75%,但当发生龈炎或牙周炎时厌氧菌的比例随疾病严重程度而渐升高。根据菌斑是否附着于牙表面又分为附着性和非附着性龈下菌斑。

1. 附着性龈下菌斑(attached subgingival plaque)　附着于牙根面或牙结石表面,可能系龈上菌斑在龈沟或牙周袋内的延续,主要含G^+球菌如血链球菌、轻链球菌,G^+杆菌如放线菌、内氏菌、丙酸菌等,也可见到少数G^-球菌和杆菌。

2. 非附着性龈下菌斑(unattached subgingival plaque)　为不附着于牙面或牙根面,却与结合上皮和龈沟上皮直接接触的菌斑,其中主要细菌为G^-厌氧菌和螺旋体、新月形单胞菌、二氧化碳噬纤维菌等能动菌属,它们浮游地生活于附着性菌斑外表面和龈沟上皮之间,细菌本身及其代谢产物可直接损伤上皮下结缔组织,引发牙周组织炎症。

四、牙菌斑生物膜的成分

牙菌斑生物膜由细胞和非细胞成分组成,在菌斑中80%为水分,20%为固体,在固体物质中45%为蛋白质,15%为糖,12%为脂肪。

（一）细胞成分

牙菌斑生物膜的细胞成分主要为细菌。

牙齿的表面不同于口腔黏膜表面,前者虽处于唾液环境中时常受到唾液的冲洗,但其表面不可能更新,因此有大量细菌堆集其上;后者由于上皮细胞的脱落而使细菌陆续减少。龈上菌斑的主要细菌为微需氧菌和需氧菌,随着菌斑的成熟亦有兼性厌氧菌,菌属有链球菌、放线菌、奈瑟菌、乳杆菌等;龈下菌斑中主要细菌为厌氧菌,如拟杆菌、梭形菌、韦荣菌、消化链球菌等。值得注意的是,在牙列不同部位上菌斑的细菌成分不相同,如邻面相比裂沟有较高比例的放线菌,而裂沟内则以链球菌占多数。不同个体的同一健康牙面上所检出的菌斑细菌成分基本相同,而同一个体的不同部位上检出的菌斑细菌成分却不相同。

（二）非细胞成分

牙菌斑生物膜的非细胞成分主要为蛋白质、糖、脂肪和无机物。

1. 蛋白质　蛋白质虽为牙菌斑生物膜细胞部分的主要组成,但含量却较低。其主要来源为宿主的唾液和血清,少量来源于口腔菌丛。在龈上菌斑中来源于唾液的蛋白质有糖蛋白、淀粉酶、溶菌酶、乳铁蛋白、乳过氧化氢酶、SIgA、IgG和各种蛋白酶。来源于龈沟液的蛋白质有白蛋白、IgG、SIgA、C3和α-巨球蛋白。来源于细菌的有葡糖基转移酶、透明质酸酶、胶原酶等。

2. 糖　是组成菌斑基质的主要成分,以聚合物的形式存在于菌斑中,如葡聚糖和果聚糖。葡聚糖中主要由α-1,6键组成为水溶性糖,由α-1,3键组成者为水不溶性糖。在菌细胞壁成分中也含有异种多聚糖如抗原性糖、脂多糖。某些放线菌和乳杆菌合成的囊状物,内含氨基己糖的胞外多糖。菌斑内的糖也可由细菌胞内多糖聚合而成,许多菌斑内微生物产生与糖原或支链淀粉相似的胞内糖,其特征为与碘键合,即嗜碘糖。由于在细胞内产生过剩和菌细胞死亡或分解,胞内糖和胞壁糖可释出到菌斑中。

3. 脂肪　菌斑内的脂肪可能是从宿主或菌斑中的G^-菌衍生的磷脂,由于它们与钙、磷等离子具有亲和力,故在菌斑的矿物化方面可能起着一定作用,但对其具体机制仍有待进一步的了解。

4. 无机物 菌斑中含钙、磷、氟等无机离子,它们在菌斑中的浓度远比唾液中高,并且它们可能与其他的无机成分以盐的形式键合在菌体表面或胞外多糖上。

第三节 口腔正常菌丛

口腔菌丛是人体各种菌丛中最复杂的一种,目前已可从口腔中分离出 500~700 种不同的细菌,还有更多数量的菌种在目前的技术条件下尚无法培养获得。随着研究技术的发展,大量分子生物学手段的应用,研究者们通过非培养的方法已能从口腔环境中检测出多达上万条不同菌种的基因信息,这些成果极大地丰富了口腔微生物学的研究内容。现代宏基因组学(metagenomics)已经成为口腔微生态学的主要研究手段之一,宏基因组学又称为微生物环境基因组学、元基因组学。它通过直接从环境样品中提取全部微生物的 DNA,构建宏基因组文库,研究环境样品所包含的全部微生物的遗传组成及其群落功能。它是在微生物基因组学的基础上发展起来的一种研究微生物多样性、发现与疾病相关的新的遗传物质的新理念和新方法。其主要内容是:对特定环境中全部微生物的总 DNA(也称宏基因组,metagenomic)进行克隆,并通过构建宏基因组文库和筛选等手段获得新的与疾病相关的基因;或者根据核糖体 DNA 数据库设计引物,通过系统学分析获得该环境中微生物的遗传多样性和分子生态学信息。然而在对微生物致病性方面的研究中,为深入探索不同微生物的致病机制,研究者们仍需通过培养的方法分离纯化特定的微生物种群,本节主要介绍目前有代表意义的口腔微生物种属。

一、口腔正常菌丛的来源与类型

(一) 口腔正常菌丛的来源和成立

婴儿的口腔在母体中是无菌的,在初生 6 小时之内仅可在口腔中发现很少数量的细菌,可能是来源于母亲的产道,如大肠杆菌和链球菌等均系妇女产道中的常居菌。从出生 6~10 小时之间口腔细菌快速增多。随着对婴儿的喂养和看护,母亲和近亲口腔中的微生物可传播到婴儿口腔中,此后细菌的种类增多,菌丛的成分也趋向复杂。一项对 0~12 月龄婴儿口腔内菌丛的研究报道表明,所有 12 月龄婴儿口腔内均有链球菌、葡萄球菌、韦荣菌和奈瑟菌,半数以上婴儿口腔标本中可培养出放线菌、乳杆菌、诺卡菌(Nocardia)和梭杆菌,不到半数的 1 岁婴儿口腔中可分离出念珠菌、纤毛菌、棒状杆菌和类大肠杆菌。在整个研究期间链球菌一直是优势菌,随着牙的萌出,放线菌和梭杆菌的检出率增加,在牙萌出前检不到对牙表面有亲和力的血链球菌和变异链球菌。对学龄前儿童口腔微生物丛的研究发现,其组成基本与成人相近似,但罕有产黑色素菌群,在 5 岁年龄组仅从 18%~40% 的儿童口腔中可检到此菌群,并且螺旋体的检出率也低,但 13~16 岁儿童中常可检到产黑色素菌群,并且螺旋体的数量亦随年龄增长而增加。在此期间宿主饮食习惯,牙齿结构和唾液功能等均可影响正常菌丛的组成。成年后,口腔菌群的组成与结构逐渐稳定,结成稳固的生态群落,这一生态群落的稳定是由寄生菌 - 宿主间作用以及各种细菌间作用机制构建的动态平衡来维持。进入中年后牙龈和黏膜的结构均不如青年坚实,牙和牙龈以及黏膜的疾病较之前增多,正常菌丛中的某些常居菌比例过多而导致内源性感染如牙周炎。老年人群,随着咀嚼器官的老化、天然牙的丧失而使与牙齿有亲和力的细菌如血链球菌、变异链球菌逐渐减少,在无牙的口腔中检不到这两种细菌。而当口腔内戴有义齿时,这些菌又出现在正常菌丛中。因此可以认为,口腔正常菌丛的建立和演化均与宿主的年龄、饮食习惯、咀嚼器官的健全有密切联系。

(二) 菌丛的类型

近年 Walter J. Loeshe 将口腔菌丛划归为固有菌丛、增补菌丛和暂时菌丛三种类型。

1. 固有菌丛(indigenous flora) 包含常以高数量(大于 1%)存在于某个特殊部位上的菌属,如在龈上菌斑中或舌表面。这些菌属与宿主结成稳定的相互关系,其中主要为兼性厌氧菌和厌氧菌,宿主的体温 37℃适于它们生长,宿主的饮食可供给其丰富的有机物质。固有菌丛中的成员多为链球菌、放线菌和奈瑟菌。

2. 增补菌丛（supplemental flora） 包含常居的,但是以低数量(小于 1%)存在的菌属,当环境改变时可以成为固有菌。例如乳杆菌属常以低水平存在于菌斑中,当在这个菌斑下发生龋时,菌斑 pH 降低而偏酸性时,耐酸的乳杆菌数就可在菌斑中显著上升,在这种条件下可以认为乳杆菌为菌斑中增补的固有菌。由此可以认为,菌斑中的增补菌丛包含着大多数能起致病作用的常居菌。

3. 暂时菌丛（transient flora） 是指口腔中的过路细菌。食物和饮水中的细菌可短暂地存在于口腔中,这些细菌不具备与口腔环境抗争的机制,它们转瞬即逝。这种类型菌丛的致病性对医学颇为重要,如它们附着于肠道黏膜表面可由暂时菌转成为优势菌而引起肠道感染,但在牙菌斑生物膜中它们不呈现致病性,常可从根尖周、冠周和牙周脓肿中分离出此类菌。

二、口腔正常菌丛成员

口腔正常菌丛中常居菌的种属颇多,各菌属的分类也越来越细,为便于了解这些常居菌群的概貌,本节从细菌的生物学特性和致病性两方面阐述与人体(主要是与口腔疾病)相关的菌属。本节所述各菌属分类表见表 1-1。

(一)链球菌属

链球菌属（Streptococci）为一群 G⁺ 球菌,在人类和动物体内广泛存在,其中多数为正常菌丛的成员,某些少数细菌可引起人类疾病,甚至死亡。链球菌的一般生物学特性为 G⁺ 球形或卵圆形细菌,直径 0.7~0.9μm,成链状或成对排列,在显微镜下可看到很好地呈链状的链球菌。触酶试验阴性。在血琼脂上生长良好并产生三种溶血形式,据此将其分为三种类型:①α- 溶血型链球菌,又称草绿色链球菌,即为在菌落周围有一狭窄的部分溶血的草绿色溶血圈,口腔和牙菌斑生物膜内的链球菌多属此型;②β- 溶血型链球菌,为在菌落周围有一宽的透明的完全溶血圈,生脓链球菌属此型;③γ- 溶血型链球菌,为在菌落周围无溶血现象,为不溶血型链球菌。口腔和牙菌斑生物膜内也有少数这种类型的细菌。

Lancefield 根据细菌胞壁上糖抗原的血清学反应对链球菌的分型有助于了解细菌的毒力,约有 20 个 Lancefield 群被微生物学者发现,它们是 A-H 群、K-Y 群,但不是所有的群均为人类的病原菌,与人类或动物相关的群为:①A 群,包含重要的人类致病菌生脓链球菌;②B 群,包含寄居在女性生殖道中的可引起子宫内感染的一种链球菌——乏乳糖链球菌（S. agalactiae）;③C 群,主要引起动物疾病;④D 群,是仅次于 A 群毒力的人类致病菌如粪链球菌（S. faecalis）,近年将此菌归属于肠球菌属,改称为粪肠球菌（E. faecalis）。

1. 口腔链球菌（oral streptococci） 为一群带有各种各样特征的链球菌群,因此它们的命名经常变动。Jeremy M.Hardie 在 Bergey 手册第 2 卷(1986 年)中,将常见于人类和其他动物口腔和上呼吸道中的链球菌归纳为口腔链球菌属,其属下菌群的分类见表 1-2。

(1) 变异链球菌群（Mutans Streptococci）:为一群表型近似而遗传型各异的链球菌,由于在含葡萄糖培养基中菌体可变长而命名为变形链球菌,常居于牙菌斑生物膜和唾液中。按其拉丁学名 *Mutans Streptococcus* 译名变异链球菌群,而口腔医学界中称其为变形链球菌群,在 2006 年口腔微生物译名会决定其译名为变形(异)链球菌群简称变链菌群。

1) 生物学特性:是直径为 0.6~1.0μm 的 G⁺ 球菌,有时呈椭圆形,链状排列,在液体培养基中呈长链。属微需氧菌或兼性厌氧菌,适于生长的培养基为轻唾琼脂培养基（mitis salivarius agar）,简称 MS 培养基。在 MS 琼脂平板上变链菌菌落呈 0.5~1mm 淡蓝色,嵌入琼脂,质硬,颗粒型菌落表面粗糙,中央有黏液状水滴出现,系为胞外多糖,黏液型菌落呈直径为 1~2mm 的淡蓝色半透明的黏性状态。此菌群不属于 Lancefield 组群中的任何一群,根据胞壁多糖抗原的血清学反应可分为 a、b、c、d、e、f、g、h 8 个血清型,各血清型均有其特异性抗原,也存在交叉反应,交叉抗原为 c/e/f 和 a/d/g/h 以及 b 三大类型。变异链球菌群根据细菌菌体中 DNA 鸟嘌呤和胞嘧啶 DNA(G+C)mol% 含量的不同被分为 7 个菌种,即变异链球菌（S. mutans）、远缘链球菌（S. sobrinus）、仓鼠链球菌（S. cricetus）、大鼠链球菌（S. rattus）、汗毛链球菌（S. downei）、野鼠链球菌（S. ferus）、猕猴链球菌（S. macacae）。在人口腔中常见者为变异链球菌和远缘链球菌,其他均存在于啮齿类动物或猴口腔中。变异链球菌群各菌种的 DNA 中(G+C)mol% 和其生化特性见表 1-3。

表 1-1　口腔常见菌属分类表

门（phylum）	纲（class）	目（order）	科（family）	属（genus）
放线菌门 *Actinobacteria*	放线菌纲 *Actinobacteria*	放线菌目 *Actinomycetales*	放线菌科 *Actinomycetaceae*	放线菌属 *Actinomyces*
			棒杆菌科 *Corynebacteriaceae*	棒杆菌属 *Corynebacterium*
			微球菌科 *Micrococcaceae*	罗斯菌属 *Rothia*
			丙酸杆菌科 *Propionibacteriaceae*	丙酸杆菌属 *Propionibacterium*
		棒杆菌目 *Corynebacteriales*	诺卡菌科 *Nocardiaceae*	红球菌属 *Rhodococcus*
厚壁菌门 *Firmicutes*	芽胞杆菌纲 *Bacilli*	芽胞杆菌目 *Bacillales*	葡萄球菌科 *Staphylococcaceae*	葡萄球菌属 *Staphylococcus*
			兼性双球菌科 *Gemellaceae*	兼性双球菌属 *Gemella*
		乳杆菌目 *Lactobacillales*	肠球菌科 *Enterococcaceae*	肠球菌属 *Enterococcus*
			乳杆菌科 *Lactobacillaceae*	乳杆菌属 *Lactobacillus*
			链球菌科 *Streptococcaceae*	链球菌属 *Streptococcus*
	梭菌纲 *Clostridia*	梭菌目 *Clostridiales*	梭菌科 *Clostridiaceae*	梭菌属 *Clostridium*
			真杆菌科 *Eubacteriaceae*	真杆菌属 *Eubacterium*
			消化链球菌科 *Peptostreptococcaceae*	消化链球菌属 *Peptostreptococcus*
				产线菌属 *Filifactor*
			毛螺旋菌科 *Lachnospiraceae*	莫里菌属 *Moryella*
				毛螺旋菌属 *Oribacterium*
				卡托菌属 *Catonella*
	阴性厚壁菌纲 *Negativicutes*	新月形单胞菌目 *Selenomonadales*	新月形单胞菌科 *Selenomonadaceae*	新月形单胞菌属 *Selenomonas*
		韦荣菌目 *Veillonellales*	韦荣菌科 *Veillonellaceae*	韦荣菌属 *Veillonella*
				巨球型菌属 *Megasphaera*
				小杆菌属 *Dialister*
	提塞菌纲 *Tissierellia*	提塞菌目 *Tissierellales*	嗜胨菌科 *Peptoniphilaceae*	微单胞菌属 *Parvimonas*

门（phylum）	纲（class）	目（order）	科（family）	属（genus）
拟杆菌门 *Bacteroidetes*	拟杆菌纲 *Bacteroidia*	拟杆菌目 *Bacteroidales*	拟杆菌科 *Bacteroidaceae*	拟杆菌属 *Bacteroides*
			卟啉单胞菌科 *Porphyromonadaceae*	卟啉单胞菌属 *Porphyromonas*
			普雷沃菌科 *Prevotellaceae*	普雷沃菌属 *Prevotella*
	黄杆菌纲 *Flavobacteriia*	黄杆菌目 *Flavobacteriales*	黄杆菌科 *Flavobacteriaceae*	二氧化碳噬纤维菌属 *Capnocytophaga*
				黄杆菌属 *Flavobacterium*
梭杆菌门 *Fusobacteria*	梭杆菌纲 *Fusobacteriia*	梭杆菌目 *Fusobacteriales*	梭杆菌科 *Fusobacteriaceae*	梭杆菌属 *Fusobacterium*
			纤毛菌科 *Leptotrichiaceae*	纤毛菌属 *Leptotrichia*
变形菌门 *Proteobacteria*	β-变形菌纲 *Betaproteobacteria*	奈瑟菌目 *Neisseriales*	奈瑟菌科 *Neisseriaceae*	奈瑟菌属 *Neisseria*
				金氏菌属 *Kingella*
		伯克菌目 *Burkholderiales*	伯克菌科 *Burkholderiaceae*	口动菌属 *Lautropia*
	ε-变形菌纲 *Epsilonproteobacteria*	弯曲菌目 *Campylobacterales*	弯曲菌科 *Campylobacteraceae*	弯曲菌属 *Campylobacter*
			螺杆菌科 *Helicobacteraceae*	沃廉菌属 *Wolinella*
	γ-变形菌纲 *Gammaproteobacteria*	巴斯德菌目 *Pasteurellales*	巴斯德菌科 *Pasteurellaceae*	放线杆菌属 *Actinobacillus*
				聚集杆菌属 *Aggregatibacter*
				嗜血菌属 *Haemophilus*
		假单胞菌目 *Pseudomonadales*	莫拉菌科 *Moraxellaceae*	莫拉菌属 *Moraxella*
		心杆菌目 *Cardiobacteriales*	心杆菌科 *Cardiobacteriaceae*	心杆菌属 *Cardiobacterium*
		黄单胞菌目 *Xanthomonadales*	黄单胞菌科 *Xanthomonadaceae*	寡养单胞菌属 *Stenotrophomonas*
螺旋体门 *Spirochaetes*	螺旋体纲 *Spirochaetia*	螺旋体目 *Spirochaetales*	螺旋体科 *Spirochaetaceae*	密螺旋体属 *Treponema*
柔膜菌门 *Tenericutes*	柔膜菌纲 *Mollicutes*	支原体目 *Mycoplasmatales*	支原体科 *Mycoplasmataceae*	支原体属 *Mycoplasma*
子囊菌门 *Ascomycota*	酵母菌纲 *Saccharomycetes*	酵母菌目 *Saccharomycetales*	酵母菌科 *Saccharomycetaceae*	念珠菌属 *Candida*

表1-2 口腔链球菌属的菌群分类

组群（group）		菌种（species）		
mutans group	变异链球菌群	S.mutans	变异链球菌 血清型 c.e.f
		S.sobrinus	远缘链球菌 血清型 d.g
		S.cricetus	仓鼠链球菌 血清型 a
		S.ferus	野鼠链球菌
		S.macacae	猕猴链球菌
		S.rattus	大鼠链球菌 血清型 b
		S.downei	汗毛链球菌 血清型 h
salivarius group	唾液链球菌群	S.salivarius	唾液链球菌
		S.vestibularis	前庭链球菌
anginosus group（原 S.milleri）	咽峡菌群（原米勒链球菌）	S.constellatus	星群链球菌
		S.intermedius	中间链球菌
		S.anginosus	咽峡链球菌
mitis group	轻链球菌群	S.sanguinis	血链球菌
		S.gordonii	戈登链球菌
		S.parasanguinis	副血链球菌
		S.oralis	口腔链球菌
		S.mitis	轻链球菌
		S.cristatus	峭链球菌

表1-3 变异链球菌群的分类及其生化特性的鉴别

菌种	DNA (G+C) mol%	血清型	生化实验					
			甘露醇	山梨醇	棉子糖	蜜二糖	精氨酸产氨	杆菌肽
S.mutans	36~38	c、e、f	+	+	+	+	−	−
S.sobrinus	44~46	d、g	+	±	−	−	−	+
S.cricetus	42~44	a	+	+	+	+	−	−
S.rattus	41~43	b	+	+	+	+	+	+
S.downei	41~42	h	+	−	−	+	−	−
S.ferus	43~45	c	+	+	−	−	−	−
S.macacae	35~36	c	+	+	+	−	−	−

变异链球菌群的细胞内含多糖、肽聚糖和表面蛋白，以及从细胞质膜合成后穿过细胞壁的脂磷壁酸。多糖类型决定细菌的型特异性抗原；肽聚糖、表面蛋白和脂磷壁酸在细菌黏附中起不同程度的作用，前已述及。变异链球菌群能酵解各种单糖和多糖而产酸，酵解糖的终末产物中乳酸占比例大，与其他的链球菌相比变链菌群的产酸速度快并且能耐酸，在 pH 为 4.5~5.0 时仍能生长和产酸。

变异链球菌群主要产生以下几种胞外酶：①葡糖基转移酶（GTFs）；②果糖基转移酶（FTFs）；③蔗糖酶（亦称转化酶，invertase）；④葡聚糖酶（亦称右旋糖酐酶，dextranase）。这些酶在细菌赖以生存的物质——糖的合成与代谢中起主要作用。①葡糖基转移酶有三种类型：能合成 α-1,6 糖苷键为主的水溶性葡聚糖者为 GTF-SD；能合成 α-1,3 糖苷键为主的不溶水性葡聚糖者为 GTF-I；能合成水溶性和不溶水性混合型葡聚糖者为 GTF-SI。前两种类型的葡聚糖对细菌的黏附和支持细菌的营养均起重要作用。②果糖基转移酶：能合成高分子量水溶性和不溶水果聚糖，有些果糖基转移酶亦能合成葡聚糖。③蔗糖酶：为催化蔗糖的葡糖苷键的水解酶，蔗糖被水解成等分子的葡萄糖和果糖。④葡聚糖酶(右旋糖酐酶):能水解水溶性葡聚糖,α-1,6糖苷键被此酶切断后释出异麦芽糖和葡萄糖。近年来,学者们发现右旋糖酐酶不仅能水解水溶性葡聚糖,也能溶解不溶水葡聚糖。

2)致病性:变链菌群的胞壁表面物质在使细菌黏附、聚集和对牙表面的定植中起重要作用;此菌群所产生的酶在糖代谢中起主导作用;此菌群的产酸能力和耐酸性使之在菌斑酸化和牙釉质脱矿中起作用,综合这三方面的作用而使变链菌群被公认为主要致龋菌。表1-4为变异链球菌群致病因子及致病作用的简要介绍。

表1-4　变异链球菌群致病因子及致病作用

致病因子	致病作用
菌体表面蛋白、多糖、脂磷壁酸	促进细菌对牙表面的吸附和细菌间聚集
葡糖基转移酶	酵解蔗糖→水溶性或水不溶葡聚糖,促进细菌黏附和菌斑形成,供给细菌营养
果糖基转移酶	酵解蔗糖→水溶性或水不溶果聚糖,为细菌产酸的基质
蔗糖酶	水解蔗糖→葡萄糖+果糖,为细菌产酸的基质
葡聚糖酶	水解葡聚糖→异麦芽糖+葡萄糖,为细菌产酸的基质
产酸特性	通过细菌糖酵解生成乳酸,使釉质脱矿
耐酸特性	细菌能在酸性环境中生存、增殖

(2)唾液链球菌群

1)生物学特性:唾液链球菌群(salivarius group)是直径为0.8~1.0μm的G$^+$球菌,呈链状排列,其链可很短或很长。多数菌株在血琼脂平板上呈不溶血型,偶有极少数菌株呈α或β溶血。在MS琼脂平板上形成独特的大而圆拱形菌落,淡蓝色黏浆样表面,舌是此菌群的主要栖息地。

2)致病性:可利用蔗糖合成水溶性果聚糖,曾在动物实验中发现此菌群可引起龋,但对人类却无致龋性。

(3)咽峡菌组群(anginosus group):为口腔常居菌丛的成员,多见于龈沟和龈上菌斑、鼻咽部及阴道。可从牙源性菌血症中分离出此菌。

1)生物学特性:为圆形或卵圆形G$^+$球菌,成对或呈链状排列,链可长可短,厌氧或兼性厌氧,在MS琼脂平板上的菌落呈花瓣样,淡蓝色,水解七叶苷,发酵海藻糖,不发酵甘露醇和山梨醇,因细菌体表面不含葡糖基转移酶,故不能利用蔗糖产生胞外多糖,也不产生过氧化氢。约19%菌株在血琼脂平板上呈α溶血,约25%菌株呈β溶血,约56%菌株无溶血作用。Facklam(1984年)提出,凡具β溶血作用的菌称为咽峡炎链球菌(S. anginosus),无β溶血作用并发酵乳糖者称为中间链球菌(S. intermedius),既无β溶血又不发酵乳糖者称为星群链球菌(S. constellatus)。多数菌株表面无Lancefield抗原,少数菌株表面有Lancefield F群抗原,偶尔有A-C-G或K群抗原。

2)致病性:因其能产生透明质酸酶,溶解组织间质中的透明质酸使组织破坏,而发生脓肿。在人体的许多感染性疾病中可分离出此菌,特别是在口腔、肝、脑、女性生殖道的脓肿以及血流中。

(4)轻链球菌群(mitis group):近年来,学者们将口腔正常菌丛中虽然具有合成多糖能力的链球菌,但生化反应不同于变链菌和唾链菌的细菌归属为轻链球菌,这里着重介绍其中在牙菌斑生物膜形成和菌斑微生态系中起作用的细菌——血链球菌、轻链球菌及肺炎链球菌。

1)血链球菌(S. sanguinis):为首先从亚急性细菌性心内膜炎患者血液中分离出的细菌,因此被称为血链球菌,也被称为Strep. SBE。是菌体直径为0.8~1.2μm,球形或椭圆形的G$^+$菌,呈长链状排列。大多数菌株在血琼脂平板上呈α型溶血,少数菌株呈β或γ型溶血,能产生过氧化氢,在需氧条件下和其他细菌共同培养时可以阻止过氧化物产生。能利用蔗糖合成主要为α-1,6糖苷键的胞外多糖(葡聚糖)。在MS琼脂上的菌落直径为0.7~1.0mm,有光滑型和粗糙型两种菌落形态,前者表面呈半球状隆起,光滑,边缘为光滑圆形;后者表面粗糙,形态不规则,边缘呈波浪状。近年来有报道根据血清学反应可将血链球菌分为3种,即血清型Ⅰ为S. sanguis、血清型Ⅱ为S. oralis、血清型Ⅲ为 *S. gordonii*。大多数从口腔分离出的菌株胞壁上无 Lancefield 抗原,但从人体病灶分离出的菌株胞壁含 Lancefield H 群抗原。

2)轻链球菌(*S. mitis*):为牙菌斑生物膜、舌、唾液颊黏膜和龈沟中的常居菌,是直径为 $0.6~0.8\mu m$ 球形或椭圆形的 G^+ 球菌,在液体培养基中呈长链状排列。在血琼脂平板上呈 α 溶血。在 MS 琼脂培养基上菌落直径为 $0.2~0.8\mu m$,扁平圆形、质软,周缘整齐,培养 4 天后有的菌落表面中心呈疣状突起,蓝色或棕蓝色。细菌胞壁无 Lancefield 抗原。

3)肺炎链球菌(*S. pneumoniae*):原名肺炎双球菌(*Micrococcus pneumoniae*),现归属于链球菌并被归类于口腔链球菌群中。为柳叶刀形 G^+ 球菌,呈双球菌样或呈短链状排列,有胞囊包覆,过氧化氢酶试验阴性,为兼性厌氧菌。在血琼脂平板上呈 α 溶血型。常居于人类上呼吸道。

4)致病性:血链球菌为最初定植在牙菌斑生物膜中的先锋菌之一,在牙菌斑微生态的生态连续和牙菌斑生物膜形成中起重要作用,虽然在动物实验中看到血链球菌可导致动物实验性龋,但迄今尚未发现其对人类龋病有密切关系。在健康牙龈中,血链球菌为在数量上占优势的细菌,近年来国内外学者均认为血链球菌具有拮抗某些牙周炎可疑致病菌的能力,是对牙周健康有益的细菌。有些亚急性细菌性心内膜炎患者,血液中或瓣膜上可检出血链球菌。

在人牙菌斑生物膜、唾液、感染根管及牙周袋等部位均可检出轻链球菌,但对其致病性尚未了解。轻链球菌群和唾液链球菌群的生化特性及鉴别见表 1-5。

表 1-5　轻链球菌群和唾液链球菌群的生化特性及鉴别

	S.oralis	*S.sanguinis*	*S.gordonii*	*S.mitis*	*S.salivarius*
溶血性	α	α(β/γ)	α	α	γ
H_2O_2 酶试验	+	+	+	±	−
胞外多糖	+	+	+	−	+
甘露醇	−	−	−	−	−
菊糖	−	±	+	−	±
山梨醇	−	±	−	±	−
精氨酸产氨	−	±	+	±	−
七叶苷水解	−	±	+	−	+
神经氨酸苷酶	+	−	−	±	−

肺炎链球菌虽无外毒素,但其含多糖的胞囊可阻止机体的噬菌作用。病毒性呼吸道感染使人易感肺炎链球菌引起的肺炎,此菌还可引起急性或慢性支气管炎、中耳炎、上颌窦炎等。

2. 生脓链球菌(*S. pyogenes*)　属 Lancefield A 群,常栖息于人的上呼吸道和皮肤,可由空气或接触传播。

(1)生物学特性:为直径 $0.6~1.0\mu m$ 的 G^+ 链球菌,触酶试验阴性,在血琼脂上生长良好,并呈典型的 β- 溶血反应。某些菌株呈黏液样菌落,这是因为具有一个透明质酸的包囊,从而使其对吞噬细胞具抵抗性。

(2)致病性:生脓链球菌可产生大量生物活性物质而引起疾病。

1)链激酶(streptokinase):为水解纤维蛋白的蛋白水解酶,亦称纤维溶解素。

2)透明质酸酶(hyaluronidase):能侵袭与结缔组织键合的物质,而增强渗透性,故亦称扩散因子(spreading factor)。

3)溶血素(streptolysin):主要有溶血素 O 和 S 两种,前者在患者血清中产生抗体(anti-strep tolysin O,ASLO),可用于此菌感染的诊断,如检测风湿热患者的 ASLO 效价,可证明患者曾与生脓链球菌接触。

4)DNA 分解酶:亦称链球菌 DNA 酶,能将细胞核中的脱氧核糖核酸分解成为简单的多核苷酸,能分解黏稠脓液中高黏度的 DNA 使脓液变稀薄。

5)猩红热毒素(scarlatinal toxin):为外毒素,可引起猩红热患者的红斑疹。

生脓链球菌可引起多种感染,最多见的为扁桃体炎和咽喉炎、猩红热、上颌窦炎、中耳炎、创伤感染而导致的蜂窝织炎和淋巴结炎以及脓疱病。

3. 乏乳糖链球菌(*S. agalactiae*)

(1) 生物学特性:乏乳糖链球菌属 Lancefield B 群,是直径为 0.6~1.2μm 圆形或卵圆形的 G^+ 球菌,呈链状排列,在血琼脂上的菌落稍大于生脓链球菌,菌落周围有 β- 溶血圈。常栖息于女性阴道。通过母亲的产道或护理而使新生儿被感染。

(2) 致病性:此菌可引起新生儿脑膜炎和败血症,也可引起妇女败血性流产和妇科脓毒症。

(二) 肠球菌属

1. 生物学特性　粪肠球菌(*Enterococcus faecalis*)曾归属于链球菌属,近年归属于肠球菌属中,是直径为 0.5~1.0μm 的 G^+ 球菌,大多数成对或呈短链状排列,在固体培养基上呈完整的乳膏样或白色的菌落。大多数菌株不溶血,60℃加热 30 分钟,仍可存活,触酶试验阳性。常栖居于人或温血动物的胃肠、泌尿、生殖器官,也可栖居于口腔。

2. 致病性　人和动物肠道系统中的常居菌,可引起血液感染、尿路感染和亚急性细菌性心内膜炎以及食物中毒,对许多抗生素有较强的耐药性,对环境中的碱性有高度耐受性,近年的研究认为此菌与顽固性根管感染和根管治疗之后的再感染密切相关。

(三) 葡萄球菌属

葡萄球菌属(*Staphylococci*)为 G^+ 球菌,因排列呈葡萄串样,故名葡萄球菌。约包括 15 个不同的菌种,广泛分布于空气、水、土壤中,也寄居在人和动物的皮肤表面、鼻咽腔、口腔和肠道中,均为常见的化脓性球菌。与人体疾病相关的菌有金黄色葡萄球菌、表皮葡萄球菌和腐物寄生葡萄球菌。

1. 金黄色葡萄球菌

(1) 生物学特性:金黄色葡萄球菌(*S. aureus*)为直径 0.4~1.2μm 的 G^+ 球菌,菌体排列如葡萄样,无芽胞、无动性,有些菌株有包囊。需氧或兼性厌氧。在血琼脂平板上呈黄色或金色的菌落,过氧化氢酶试验阳性,这个特性可与过氧化氢酶阴性的链球菌相鉴别。

(2) 致病性:金黄色葡萄球菌可产生各种各样的毒素和酶,但并非所有的菌株均产生所有的毒性产物,不同菌株的产物各有不同。与致病最相关的因素为凝固酶(coagulase)和肠毒素(enterotoxin)。金黄色葡萄球菌的致病因素见表 1-6。

画廊:ER1-10 粪肠球菌

学习笔记

画廊:ER1-11 金黄色葡萄球菌

表 1-6　金黄色葡萄球菌的致病因素

细菌产物	致病作用
细胞毒素(α、β、γ、δ)	溶解细胞
杀白细胞素	使白细胞运动能力丧失,细胞膜破坏
表皮松解毒素	使表皮剥脱、松解
中毒性休克毒素	引起休克、皮疹、脱屑、脱皮
肠毒素(A-E)	引起呕吐、腹泻
凝固酶	使血浆凝固
DNA 酶	使 DNA 水解
过氧化氢酶	影响多形细胞的杀菌活性
透明质酸酶	使结缔组织崩解
蛋白质 A	抗吞噬

根据表 1-6 中的致病因素可知,金黄色葡萄球菌常可致表皮感染、创口感染、食物中毒和骨髓炎、心内膜炎等深部感染。

2. 表皮葡萄球菌

(1) 生物学特性:表皮葡萄球菌(*S. epidermidis*)为 G^+ 球菌,葡萄样排列,在血琼脂平板上呈白色菌落,故又名白色葡萄球菌(*S. albus*),过氧化氢酶试验阳性,凝固酶阴性。

(2) 致病性:为皮肤表面的常居菌。仅当机会性感染条件存在时,可成为机会致病菌,如人工关节感染、尿路感染。

（四）罗氏菌属（Rothia）

1. 生物学特性 龋齿罗氏菌（*R. dentocariosa*）和黏液罗菌（*R. mucilaginosa*）是直径为 0.5~2.0μm 的 G⁺ 球菌,龋齿罗氏菌是从龋蚀牙本质中分离出的微需氧菌,常在涂片中呈球状菌、杆状菌和丝状菌相混合的多形态的 G⁺ 菌。过氧化氢酶试验阳性,能还原硝酸盐和亚硝酸盐,水解七叶苷,发酵葡萄糖、麦芽糖、蔗糖和甘露醇。

2. 致病性 黏液罗菌（*R. mucilaginosa*）,能产生胞外黏液,使其容易附着于舌表面,其在疾病中的作用尚未洞悉。可从患者的血液、脑脊液、脓肿、腹部感染和心内膜炎标本中分离出龋齿罗氏菌。

（五）奈瑟菌属

奈瑟菌属（*Neisseriae*）包括两种致病菌,即淋病奈瑟菌（*N. gonorrhoeae*）也称淋球菌,和脑膜炎奈瑟菌（*N. meningitidis*）也称脑膜炎球菌。这两种菌分别为淋病和脑膜炎的致病菌,由于在医学微生物学中已详述,故不重复。这里重点介绍无致病性口腔和鼻咽部的常居菌。口腔常见的奈瑟菌包括三种:干燥奈瑟菌（*N. sicca*）、微黄奈瑟菌（*N. subflava*）、黏液奈瑟菌（*N. mucosa*）。

1. 生物学特性 为直径 0.6~1.0μm 的需氧 G⁻ 球菌。单个排列或成对排列,两球菌相对的一面扁平,按彼此互相垂直的两个平面分裂,有时可形成四联球菌。不形成内生芽胞,无鞭毛但可有纤毛,不运动。微黄和黏液奈瑟菌产生的胞外多糖形成完整的荚膜,有些干燥奈瑟菌也可有荚膜。3 种奈瑟菌生物学特性见表 1-7。

对口腔奈瑟菌 3 个菌种的鉴别,主要靠次代纯培养后琼脂平板上菌落形态、颜色、亚硝酸盐还原、硝酸盐还原和糖发酵试验,但由于干燥奈瑟菌和微黄奈瑟菌的生化特性相同,故较难区分。近年来,学者们进行基因转换和 DNA-DNA 杂交实验,结果提示这两种菌应归于微黄奈瑟菌一种之中。

2. 致病性

(1) 奈瑟菌在口腔中的分布:出生 1 周的婴儿口腔内一般没有奈瑟菌,但到 8 个月后,几乎从所有婴儿口腔中均能检到奈瑟菌,口腔棉拭子标本中约有 8.1×10^4/mg,随着乳牙萌出,舌和颊黏膜的奈瑟菌数量逐渐增多。7~12 岁儿童中 80% 唾液内可检到奈瑟菌,为唾液中数量仅次于 α- 溶血链球菌的细菌,约为 5×10^6/mL。有人认为易感龋儿童的有色牙菌斑可能是某些产色素的奈瑟菌造成的。国内学者对健康儿童口腔正常菌群的研究发现,在唾液、窝沟菌斑、龈上菌斑和龈下菌斑中,奈瑟菌的检出率均为 100%。奈瑟菌在成人口腔中也占较大比例,唾液中奈瑟菌为 $(1~50) \times 10^6$/mL,占可培养总菌的 1.3%。大多数人的牙龈黏膜存在奈瑟菌,并占龈颈部区可培养总菌的 0.4%。青年和老年人牙菌斑生物膜中奈瑟菌检出率为 100%,占可培养细菌的 13.52%~14.36%,其中干燥奈瑟菌占奈瑟总菌的 45.74%~48.56%,微黄奈瑟菌占 29.54%~30.58%,黏液奈瑟菌占 22.47%~24.31%。

(2) 奈瑟菌在牙菌斑生物膜中的作用:虽然奈瑟菌对牙表面黏附能力很弱,但它却是与血链菌一起最早定植于干净牙面的细菌,它主要存在于菌斑外层和早期菌斑中,菌斑成熟后其数量减少。国内外学者先后报道奈瑟菌在菌斑中具双向作用,在有蔗糖的条件下奈瑟菌可合成胞外多糖并可酵解糖;在糖缺少或无糖时,奈瑟菌可降解菌斑中产酸菌所产生的乳酸成为弱酸和挥发性酸,故学者们推测奈瑟菌可能具有降低菌斑致龋性的能力。

(3) 奈瑟菌与其他口腔感染:虽然奈瑟菌与龈炎和牙周炎的关系尚未明了,但在牙周炎患者和正常人牙龈下均可发现此菌。在感染的牙髓和无髓的根管中也可检到少量奈瑟菌。在肾移植后以大量的免疫制剂治疗的患者发生鹅口疮时,其细菌标本培养中可发现奈瑟菌。低位阻生的第三磨牙化脓性冠周炎的脓液中存在大量奈瑟菌,拔牙后血液中也可检到少量奈瑟菌。总之这些属于无致病性的口腔奈瑟菌在龈病、牙周炎以及口腔其他感染中的出现,使学者们认为需进一步研究它们的生物行为以探讨其有无致病能力。

表1-7 3种奈瑟菌的生物学特性

种类	菌落形态	盐水乳化	需氧培养	氧化酶	过氧化氢酶	亚硝酸盐还原	硝酸盐还原	明胶液化	吲哚	β-半乳糖苷试验	从蔗糖合成胞外多糖	果糖酵解	蔗糖酵解	葡萄糖酵解	麦芽糖酵解	糖酵解能力	分解乳酸能力
干燥奈瑟菌	干燥,不规则圆形凸起,不透明黄色或灰白色,初分离菌落,传代培养后形态呈粗糙型	自凝,不乳化	+	+	+	+	-	-	-	-	+	+	+	+	+	+++	+
微黄奈瑟菌	圆而光滑的凸起,透明或不透明,黄、淡黄、黄或黄绿色,黏附于培养基上	自凝,不乳化	+	+	+	+	-	-	-	-	+	±	+	+	+	++	++
黏液奈瑟菌	黏液样凸起,不透明,无色素,黏附于培养基	乳化	+	+	+	+	+	+	-	-	+	+	+	+	+	+	+++

(六)韦荣菌属

韦荣菌属(*Veillonella*)因最早由法国细菌学家韦荣(Veillon)分离出而得名。韦荣菌胞壁含有的脂多糖成份使它与大多数厚壁菌门细菌不同,革兰氏染色呈阴性。近年来根据对胞壁脂多糖结构研究的深入,将韦荣菌与新月形单胞菌等从原有的厚壁菌门梭菌纲中划到新成立的阴性厚壁纲中。

1. 生物学特性　为直径 0.3~0.5μm 的 G⁻ 细小球菌,呈双球状排列,也可呈短链或成堆排列。无荚膜,无鞭毛,绝对厌氧菌。在含万古霉素 7.5μg/mL 的乳酸盐琼脂平板上的菌落呈灰白或奶油状,直径1~3mm,不透明,光滑,边缘整齐,形状有透镜形、菱形或心形。缺乏葡萄糖激酶(glucokinase)和果糖激酶(fructokinase),故不能代谢糖。需利用其他细菌的中间代谢产物如乳酸盐、丙酮酸盐、苹果酸盐、延胡索酸盐以及单酰乙酸盐等作为能源供其生长。生化反应不活跃,溶血、氧化酶、吲哚、尿素、明胶等试验均为阴性,产生 H_2S,硝酸盐还原阳性。根据胞壁脂多糖分为 I~VIII 个血清型。表 1-8 示韦荣菌属中几个菌种的主要特征。

表1-8　韦荣菌属内几个菌种的特征

种类	血清型	DNA(G+C)mol%	过氧化氢酶	腐胺和尸胺需要
小韦荣菌(*V.parvula*)	IV 或 VI	38	−	−
产碱韦荣菌(*V.alcalescens*)	—	42	+	−
非典型韦荣菌(*V.atyptica*)	V 或 VI	36~40	−	−
殊异韦荣菌(*V.dispar*)	VII	39	+	+

2. 致病性　韦荣菌为人和一些动物口腔、肠道、呼吸道的常居菌的成员。在龈上、龈下菌斑或唾液中均可检到此菌。凡当牙表面有 G⁺ 定植后,韦荣菌也随之植入,故称其为"基础牙菌斑微生物群落"的成员。韦荣菌能利用菌斑中其他细菌产生的有机酸作为自己的能源,如利用变链菌产生的乳酸而与变链菌间保持"食物链"关系,从而减缓菌斑的酸性,降低菌斑的致龋性。在牙周炎的非活动区韦荣菌的检出率高于炎症活动区,这表明此菌似乎与牙周炎的静止相关。许多学者认为韦荣菌致病性较弱,但它产生的内毒素、硫化氢和乙酸等对牙和牙周组织的损伤有影响,因此常在口腔中的混合感染中起协同作用。

(七)乳杆菌属

乳杆菌(*Lactobacilli*)为植物和牛奶中的腐物寄生菌,有些菌种是人类口腔和其他部位的常居菌。由于能耐受酸性环境而被认为与龋病相关。

1. 生物学特性　G⁺ 杆菌,菌体形态多样,为细长或弯曲的短棒状杆菌或球杆菌。无芽胞,微需氧环境中能生长,在厌氧环境中生长更好。根据发酵葡萄糖的产物而分为同(纯)发酵和异(杂)发酵两个类型,前者发酵葡萄糖的主要产物为乳酸,后者的终末产物为乳酸(约占50%)和其他的脂肪族酸如乙酸、琥珀酸等。在人口腔中主要的几个菌种的生化反应和DNA(G+C)mol% 见表1-9。

表1-9　人口腔中主要乳杆菌的生化反应和 DNA(G+C)mol%

类型	DNA(G+C)mol%	乳糖	甘露醇	阿拉伯糖	木糖	海藻糖	蔗糖
干酪乳杆菌 (*L.casei*)	45~47	V	+	−	V	+	+
嗜酸乳杆菌 (*L.acidophilus*)	32~37	+	−	−	−	+	+
唾液乳杆菌 (*L.salivarius*)	34~36	+	+	−	−	+	+
胚芽乳杆菌 (*L.plantarum*)	44~46	+	+	V	V	+	+
发酵乳杆菌 (*L.fementum*)	52~54	+	−	V	V	V	+

V:表示各菌株间表现不同

2. 致病性 乳杆菌属为口腔正常菌群成员,亦是在口腔内较早定植的细菌,但数量却不多,约占口腔菌丛的1%,常可从唾液、舌和龋蚀的牙本质中分离出此菌。由于具有很强的耐酸力,在强酸性环境中不但能生存而且能继续发酵糖产酸,参与龋蚀的发展,使牙釉质和牙本质脱矿,故近年国内外学者的研究认为乳杆菌并不是诱发龋病的病原菌,但在龋病的发展中起作用,尤其在牙本质深龋的发展中起重要作用。由于在唾液中可检出大量的乳杆菌,所以也有通过测定唾液中乳杆菌数量来预测龋病的发展趋势,在流行病学中可用此菌作为"龋标志菌"。

(八)放线菌属

放线菌属(*Actinomyces*)的原名由两个希腊文联合组成,actino为射线,myces为真菌,这是以前的微生物学者根据放线菌的菌体形态而认为它们属于真菌属,但随着对其细胞和菌丝以及胞壁组成的研究,尤其根据它们对抗生素敏感而对抗真菌制剂不敏感这个事实而被确认为是细菌。口腔中常居的放线菌为衣氏放线菌(*A. israelii*)、内氏放线菌(*A. naeslundii*)、黏性放线菌(*A. viscosus*)、溶牙放线菌(*A. odontolyticus*)。

ER1-16

画廊:ER1-16
放线菌属

1. 生物学特性 为G^+菌,无芽胞,菌体一端呈球状隆起,另一端呈分支状或棒状。分支状呈T、V、Y字形排列。此菌发酵糖而不产生气体,代谢的终末产物为乙酸、甲酸、乳酸、琥珀酸等。

(1)衣氏放线菌为兼性和绝对厌氧菌,菌落直径为0.5~1.0mm,灰白色不透明,表面光滑隆起,培养3周后菌落增大为直径1~1.5mm,中心凹陷。

(2)黏性放线菌为微需氧菌,在含5%~10%CO_2环境中生长良好,菌落直径为1.0~2.0mm,乳白色,表面光滑隆起,有些菌落表面粗糙。由于在菌细胞表面有由胞外多糖形成的黏液层,故在液体培养基中有黏性物质沉淀。

(3)内氏放线菌为微需氧和兼性厌氧菌,菌落直径为1~2mm,白色,圆形,边缘整齐呈扇状突起,表面可光滑或粗糙,此菌与黏性放线菌的生长和生化特性十分相似,仅过氧化氢酶试验呈阴性以与黏性放线菌鉴别。

(4)溶牙放线菌为微需氧菌或绝对厌氧菌,菌落形态为边缘不规则的圆形,直径0.5~1.0mm,表面光滑或呈颗粒样。厌氧培养后放置室内空气中,几天即可在血琼脂平板上见到红色菌落,为此菌的特征。以上四种放线菌的生化特性见表1-10。

表1-10 口腔放线菌的生化特性

	甘露醇	纤维糖	木糖	棉子糖	KNO_3	H_2O_2酶
衣氏放线菌	V	+	+	–	V	–
黏性放线菌	–	V	–	+	+	+
内氏放线菌	–	V	–	+	+	+
溶牙放线菌	–	–	V	–	+	–

V:表示各菌株间表现不同

2. 致病性 衣氏放线菌、黏性放线菌和内氏放线菌为人类口腔和龈上、龈下菌斑中的常居菌。此外,在久治不愈的感染根管中常可检到衣氏放线菌,此菌又为人类颌骨放线菌病的病原菌,在病灶局部形成肉芽肿和多发性瘘管,从中排出的硫黄样小颗粒即为衣氏放线菌的菌块。黏性放线菌和内氏放线菌与牙龈炎相关,随着龈炎的进展,这两种菌的检出率增多。在动物实验中发现,黏性放线菌与根龋密切相关。黏性放线菌有两型菌毛,I型菌毛在细菌黏附于牙表面过程中起作用,II型菌毛在细菌间聚集和菌斑形成中起作用,依靠黏性放线菌的搭桥作用,许多与牙表面无亲和力的细菌如韦荣菌、卟啉单胞菌定植到菌斑中。溶牙放线菌多从牙本质深龋中检到,但尚未了解其致病作用。

(九)梭菌属

梭菌属(*Clostridium*)又称梭状菌,广泛分布于土壤、人类和动物的肠道中。此菌属中包含许多菌种,与人类疾病有关的菌种为肉毒梭菌(*C. botulinum*)、艰难梭菌(*C. difficile*)、产气荚膜梭菌(*C. perfringens*)、破伤风梭菌(*C. tetani*)。

1. **生物学特性**　G⁺杆菌，以有内芽胞为特征，使菌体膨大成梭形，如破伤风梭菌菌体呈鼓槌形，可为其形态鉴别的特征。有些菌种能运动，有些菌种有荚膜，如产气荚膜梭菌。厌氧生长，少数菌种耐氧。

2. **致病性**　有些菌种能水解糖、水解蛋白、破坏胶原、水解磷脂而使其具致病性。肉毒梭菌可引致肉毒素中毒病；艰难梭菌可引致假膜性结肠炎；产气荚膜梭菌可引起气性坏疽、食物中毒和菌血症；破伤风梭菌为破伤风的病原菌。梭菌属也生存于口腔中，从冠周炎和牙周炎中也可检到此菌属。

（十）真杆菌属

真杆菌属（*Eubacterium*）亦称优杆菌属，包含约30多个菌种，它们的主要栖息地为小肠，有些菌种也是口腔菌丛的成员。

1. **生物学特性**　G⁺无芽胞形成的杆菌，菌体形状可以是一致的，也可以是多形态的，无动力或有动力。绝对厌氧。发酵或不发酵糖，发酵糖的产物为大量的醋酸、丁酸或甲酸。大多数菌种过氧化氢酶试验阴性，吲哚阴性、脂酶阴性。从临床标本中检出的常见菌种为迟钝真杆菌（*E. lentum*）和黏液真杆菌（*E. limosum*），前者无发酵性而后者有发酵性。

2. **致病性**　迟钝真杆菌主要栖息在小肠，在口腔和龈下菌斑以及龈沟内亦可检到，但数量不多。从软组织脓肿、术后创口或血培养中可检到此菌。黏液真杆菌可从人、鱼、啮齿动物体内检出，此菌与牙周脓肿、直肠脓肿和术后创口感染有关。

（十一）拟杆菌属

拟杆菌属（*Bacteroides*）为绝对厌氧的G⁻短杆菌或球杆菌属，多数菌株硝酸盐还原阴性，是在牙菌斑生物膜、结肠和女性生殖道中占很大比例的厌氧菌群。早年的研究中认为有一类产黑色素拟杆菌与牙周病、根尖周病密切相关，近年由于新的命名学技术的采用，将产黑色素拟杆菌分别归属于卟啉单胞菌属（*Porphyromonas spp.*）、普氏菌属（*Prevotella spp.*）与福塞斯坦纳菌（*Tannerella forsythus*）。

拟杆菌属、菌种的分类

B.fragilis	脆弱拟杆菌	*B.distasonis*	狄氏拟杆菌
B.ovatus	卵形拟杆菌	*B.vulgatus*	普通拟杆菌
B.thetaiotaomicron	多形拟杆菌	*B.oulorum*	龈炎拟杆菌

脆弱拟杆菌：绝对厌氧、无动性、无芽胞G⁻杆菌，有时可呈卵圆或短杆状，其体表的多糖荚膜为重要的毒力因素。加维生素K₃的血琼脂平板能促进其生长，培养48小时后菌落直径为1~3mm，表面光滑、边缘整齐，呈灰白色，半透明或不透明，血素（hemin）可促进其生长。

（十二）卟啉单胞菌属

1. **生物学特性**　卟啉单胞菌属（*Porphyromonas*），亦称紫质单胞菌属，G⁻短杆菌，具多形态性、无动性、绝对厌氧，在含冻溶血的培养基中生长时可呈黑色菌落。不酵解糖。牙髓单胞卟啉菌胰蛋白酶阴性并且不凝集羊红血细胞。牙龈单胞卟啉菌和牙髓单胞卟啉菌对氧十分敏感，在空气中不能存活。

卟啉单胞菌属、菌种的分类

P.gingivalis	牙龈卟啉单胞菌	*P.circumdentaria*	环牙（齿周）卟啉单胞菌
P.endodontics	牙髓卟啉单胞菌	*P.salivosus*	唾液卟啉单胞菌
P.asaccharolytica	不解糖卟啉单胞菌	*P.levii*	利氏卟啉单胞菌

2. **致病性**　卟啉单胞菌能产生系列毒力因子，如高密度活性的蛋白酶，能降解宿主的蛋白分子，损伤组织，并且有逃避宿主防御机制的能力。

（十三）普雷沃菌属

普雷沃菌属（*Prevotella*）简称普氏菌属。

1. **生物学特性**　G^-杆菌、无动性，在血琼脂平板上的菌落为中央较黑而周缘呈灰或浅棕色。在含羊血或少量马血或无马血的琼脂平板上其色素加重，在含兔血琼脂平板上可见溶血现象。需氯化血红素和萘醌作为支持其生长的物质。解糖能力中度，主要产物为乙酸、琥珀酸等。

2. **致病性**　多栖居于龈下部位，其中，中间普氏菌有较强的酶活性已被认为是牙周病致病菌，而黑色普氏菌多从健康部位分离出。另外，此菌属中的无色素菌种如口腔普氏菌、颊口普氏菌等偶尔可从龈下菌斑中分离出，但当牙周病时数量增多，在牙周脓肿中可分离出这些菌种。

普氏菌属分类

P.intermedia	中间普氏菌	*P.oris*	口普氏菌
P.nigrescens	变黑(黑色)普氏菌	*P.buccalis*	颊口普氏菌
P.melaninogenica	产黑色素普氏菌	*P.buccae*	颊普氏菌
P.corporis	人体(躯体)普氏菌	*P.veroralis*	真口普氏菌
P.loeschi	卢氏普氏菌	*P.oulorum*	牙龈普氏菌
P.denticola	齿垢(栖牙)普氏菌	*P.zoogleogformans*	成胶团普氏菌
P.oralis	口腔普氏菌	*P.heparinolytica*	解肝素普氏菌

（十四）聚集杆菌属

聚集杆菌属（*Aggregatibacter*）是近年从嗜血杆菌属（*Haemophilus*）、放线杆菌属（*Actinobacillus*）中新分列出的一种新菌属。口腔中最主要是伴放线聚集杆菌（*Aggregatibacter actinomycetemcomitans*，*Aa*）。该菌最先被归于放线杆菌（*Actinobacillus*），曾被称为伴放线放线杆菌（*Actinobacillus actinomycetemcomitans*，*Aa*）；后由于其具有嗜血菌属的生长特性，被归于嗜血杆菌属，称为伴放线菌嗜血菌（*Haemophilus actinomycctemcomitans*，*Ha*）。近年，随着生化鉴定技术与分子基因学研究手段的进步，该菌与嗜沫嗜血菌（*Haemophilus aphrophilus*），副嗜沫嗜血菌（*Haemophilus paraphrophilus*）与蚤嗜血菌（*Haemophilus segnis*）等菌一起从嗜血菌属中划分出来，独立归属于全新的聚集杆菌属（*Aggregatibacter*）。

1. **生物学特性**　微小的G^-球杆菌，无动性、需氧或兼性厌氧，有些菌株有荚膜。生长需血中X因子(由血红蛋白衍生的物质)，或需V因子(脱氢酶的辅酶)，从酵母菌和植物浸液或其他细菌的代谢产物获取维生素。此菌种因常可从放线病病损中与放线菌同时被分离出而得名，是小而短(0.4~1μm)的直或弯曲的G^-杆菌，带有圆的末端。电镜示菌体表面呈气泡样结构，新鲜的分离株有伞样结构，在次培养株上看不到。在血琼脂平板上呈白色、透明、不溶血的菌落。CO_2可促进其生长。在胰蛋白胨-大豆-血清-杆菌肽-万古霉素(tryptone-soy-serum-bacitracin-vancomycin)选择性琼脂培养基上呈白色透明星形的菌落，可作为其鉴别的特征。能无氧酵解葡萄糖、果糖和甘露醇，多数菌株能分解过氧化氢，但不水解蛋白质。

2. **致病性**　伴放线菌包含较多的致病毒力因子，主要为细胞毒素和细胞抑制因子。脂多糖(内毒素)和非内毒素的骨吸收因子可破坏牙槽骨。白细胞毒素可杀伤龈沟中的多形核白细胞，并能产生多形核白细胞趋化抑制因子、淋巴细胞抑制因子和杀上皮毒素，阻止白细胞向炎症集中，降低牙龈上皮的抵抗力。成纤维细胞抑制因子抑制胶原的合成，破坏结缔组织和上皮附着，使牙周袋形成。这些毒力因素破坏了龈沟中的正常抵御能力，加之其他合并感染的因素存在，遂使此菌在侵袭性牙周炎、局部青少年牙周炎和成年人破坏性牙周炎中起重要作用。

（十五）二氧化碳噬纤维菌属

二氧化碳噬纤维菌属（*Capnocytophaga*）为龈上和龈下菌斑中的常居菌，可从牙周袋中分离出，它既不像梭形菌又不像拟杆菌，需在有$10\%CO_2$的条件下生长故称为二氧化碳噬纤维菌属。

1. **生物学特性**　为长而薄细的G^-杆菌，末端呈梭状，无芽胞，无鞭毛，兼性厌氧菌，嗜CO_2，在$10\% CO_2$环境中生长良好。在血琼脂平板上滑行生长，使菌落在琼脂表面上铺展开成薄而扁平的游动样，色粉红、黄或白，为其特征。此菌属包括黄褐二氧化碳噬纤维菌（*C. orchracea*）、生痰二氧化碳噬纤维菌（*C. sputigena*）、牙龈二氧化碳噬纤维菌（*C. gingivalis*）。3个菌种的生化反应见表1-11。

表 1-11 二氧化碳噬纤维菌属各菌种的生化反应

种类	苦杏仁苷	七叶苷	葡聚糖水解	半乳糖	硝酸盐还原	明胶液化
黄褐二氧化碳噬纤维菌	+	+	+	+	–/+	–/+
牙龈二氧化碳噬纤维菌	–	–	–	–	–/+	–
生痰二氧化碳噬纤维菌	+	+	–	+	+	+

–/+:表示多数菌株为 –,少数菌株为 +

2. 致病性 为口腔正常菌丛的成员,从龈炎、感染根管或干槽症标本中可检出此菌属,在悉生鼠中此菌属可引致牙槽骨吸收。

(十六)梭杆菌属

1. 生物学特性 梭杆菌属(*Fusobacterium*)为纺锤形菌体的 G⁻ 杆菌,无芽胞生成,不动,不发酵或弱发酵,绝对厌氧。代谢糖类或蛋白胨的主要产物为丁酸、乙酸、乳酸及少量丙酸、琥珀酸。在血琼脂平板上培养 48 小时后菌落直径 1~2mm、扁平、边缘不齐,中间凸起,透明或不透明。具核梭杆菌(*F. nucleatum*)的选择性培养基含结晶紫和红霉素,在其上生长紫色菌落。

2. 致病性 此菌属为口腔、结肠和女性生殖道中的正常菌丛成员,它常与其他厌氧菌或兼性厌氧菌引致多细菌的联合感染,如在口腔中的坏死溃疡性龈炎。此菌属所产生的毒性因子如蛋白酶、硫酸脂酶和内毒素以及有机酸等,均可破坏牙周组织。口腔中常可分离出的几种梭杆菌的生化反应见表 1-12。

表 1-12 梭杆菌属中几种菌种的生化反应

种类	葡萄糖	乳糖	蔗糖	七叶苷	吲哚	靛基质
具核梭杆菌	V	–	–	–	+	+
坏死梭杆菌	–	–	–	–	–	+
牙周梭杆菌	+	–	–	–	+	–
龈沟梭杆菌	–	–	–	–	–	–

V:表示各菌株间表现不同

(十七)纤毛菌属

纤毛菌属(*Leptotrichia*)是口腔正常菌丛中的成员,早先曾将此菌属划归梭杆菌属,但其形态以纤毛为特征,遂改称为纤毛菌属。其中颊纤毛菌(*L. buccalis*)为口腔常居菌。

1. 生物学特征 为 G⁻ 纤细纤毛样杆菌,纤毛直或稍弯带有尖的末端。在菌体中可见沿长轴分布的 G⁺ 颗粒,初代培养需绝对厌氧环境,次代培养时微需氧即可。无动性,无芽胞。在厌氧血琼脂平板孵育 2~3 天后菌落直径达 2~3mm,无色,表面光滑呈脑回样,边缘呈丝状。

2. 致病性 常见于牙菌斑生物膜,成熟菌斑的谷穗样结构的核心即为此菌。虽然在牙周炎标本中可分离出颊纤毛菌,但迄今的研究未发现此菌属与动物或人类疾病的联系。

(十八)弯曲菌属

1. 生物学特性 弯曲菌属(*Campylobacters*)为细长呈螺旋样弯曲的 G⁻ 杆菌,单极的菌毛附于菌体的一端,可动。微需氧环境中生长良好。在血琼脂平板上的菌落如水滴样。在口腔中常见的弯曲菌属细菌为生痰弯曲菌(*C. sputorum*)和简明弯曲菌(*C. concisus*),其生长均需特殊的物质,在厌氧条件下需补充延胡索酸盐或甲酸盐、硝酸盐。

2. 致病性 弯曲菌属为龈沟和龈下菌斑中的常居菌,龈炎和牙周炎时,此菌检出率增多,但致病作用尚不清楚。

三、其他微生物群

(一)螺旋体

1. 生物学特性 螺旋体(spirochaetes)是具有 1 个由原生质构成的中央圆柱体,周围包以细胞膜的螺旋形微生物,有 3~5 根轴丝插入原生质圆柱体的两端。轴丝收缩,使菌体扭曲呈螺旋样。

学习笔记

其细胞壁与 G⁻ 细菌相似，但革兰氏染色不易着色。其运动方式为沿长轴转动或为菌体细胞的屈曲。由于其弱折射的性质，故用暗视野显微镜或免疫荧光显微镜检视。根据螺旋的数目、大小和规则程度可将螺旋体分为螺旋体、脊螺旋体、密螺旋体、疏螺旋体和钩端螺旋体五个属，其中密螺旋体和疏螺旋体存在于口腔中。口腔中的螺旋体多为绝对厌氧并且其生长需很低的氧化还原电势（在 −185mV 以下），也需一些促生长的物质如动物血清和腹水，多数菌株以氨基酸为主要能源。由于其不易被普通染色剂着色，故可用镀银或吉姆萨染色。口腔内的密螺旋体（*Treponema*）有栖牙密螺旋体（*T. denticola*）、嗜麦芽糖密螺旋体（*T. maltophilum*）、中间螺旋体（*T. medium*）、食果胶密螺旋体（*T. pectinovorum*）、索氏螺旋体（*T. socranskii*）等 5 个菌种。

2. **致病性**　对螺旋体的致病毒力因素所知不多，内毒素可能在致病中起作用。梭螺菌混合感染可导致急性坏死性溃疡性龈炎和樊尚咽峡炎。在进展性牙周炎病损中也可检出螺旋体。

（二）支原体

支原体（mycoplasma）是能生长在细菌培养基中最小的原核生物，实际上它无肽糖成分的细胞壁，仅由含脂肪和固醇（包括胆固醇）组成的原浆细胞膜包绕，因此具有形态的特性。在口腔中存在的支原体有Ⅰ、Ⅱ、Ⅲ型口腔支原体和肺炎支原体、唾液支原体等。

1. **生物学特性**　直径大小为 0.2~0.3μm，细胞或呈球形或为杆状、棒状和丝状。革兰氏染色阴性，吉姆萨染色呈淡紫色。多数为兼性厌氧，也有厌氧或嗜氧者。其赖以生长的能源为葡萄糖，或为精氨酸，还需补充固醇或胆固醇，其营养要求高于一般细菌，除了基础营养物质外尚需人或动物血清以提供胆固醇和长链脂肪酸。在固体培养基上的菌落呈半球形，直径 10~150μm，中央为有颗粒的不透明圆形，向下嵌入培养基中，边缘为扁平透明的环带，状如"荷包蛋"样。但肺炎支原体的菌落边缘无透明区，形态为桑葚状。口腔内几种支原体的生化反应见表 1-13。

表 1-13　口腔内几种支原体的生化反应

种类	精氨酸	葡萄糖	甘露糖	磷酸酯酶
口腔Ⅰ型支原体	+	−	−	−
口腔Ⅱ型支原体	+	−	−	+
口腔Ⅲ型支原体	+	−	+	−
唾液支原体	+	−	−	−

2. **致病性**　口腔内的几种支原体多栖息在牙菌斑生物膜和龈沟口腔黏膜等部位，也有定植在呼吸道者，为正常口腔中寄居数量较少的微生物，对其与口腔生态系的关系以及致病性尚待研究。

（三）病毒

病毒（virus）为非细胞形态的微生物，体积微小，结构简单，由 DNA 或 RNA 组成核心，外覆蛋白质外壳，专性细胞内寄生，以复制方式增殖。本节简述 DNA 和 RNA 两类病毒中与口腔有联系的病毒。

1. **DNA 病毒**

（1）人乳头瘤病毒（human papillomavirus，HPV）：约 40% 的健康人正常口腔黏膜中有 HPV，在中年男性占优势。此病毒可引起口腔鳞状乳头瘤和疣。

（2）疱疹病毒（herpesvirus）：此类病毒中的单纯疱疹病毒与口腔黏膜疾病有联系，一般认为，单纯疱疹Ⅰ型病毒（herpes simplex virus-Ⅰ）引致口腔和面部病损，即所谓"腰带上病损"，而单纯疱疹Ⅱ型病毒引致生殖器病损，即所谓"腰带下病损"。

（3）水痘带状疱疹病毒（varicella zoster virus）：在颌面部可引致沿三叉神经分布的带状疱疹。

（4）EB 病毒（Epstein Barr virus，EBV）：此类病毒在人群中广泛分布，大多数成年人对此病毒均有抗体，为单核细胞增多症、非洲淋巴瘤（Burkitt's lymphoma）、中国南部男性人群中的鼻咽癌、口腔舌缘毛状白斑等疾病的致病因子。

2. **RNA 病毒**　此类病毒包括正黏病毒（orthomyxoviridae）和副黏病毒（paramyxoviridae），分别为流感和副流感的致病因子。另外，麻疹病毒和柯萨奇病毒亦属 RNA 病毒，麻疹病毒引致麻疹，柯萨奇病毒 A 引致手 - 足 - 口病，而柯萨奇病毒 B 可引致新生儿心肌炎。

学习笔记

（四）真菌

真菌（fungi）不同于细菌之处为它是真核生物，而细菌是原核生物。随着临床上抗生素和皮质激素等药物的广泛应用，机体的正常菌丛受干扰，生态平衡失衡而致防御功能减弱，遂使栖息在机体某些区域中的真菌成为机会致病菌而导致真菌病。真菌有酵母菌和霉菌两种基本结构形式，某些真菌在不同时间内以两种形式存在，而某些真菌只能以一种形式存在，这种形态的转换基于周围环境和营养物质的提供。一般，二形性的真菌在天然环境中以霉菌形态生存，而在组织中以酵母形态生存。酵母菌为圆或卵圆形的单细胞，在光镜下所有的酵母菌均呈相同的形态。霉菌为多细胞、带有发挥特殊功能的各种特殊结构。真菌分类为酵母菌、纤毛样真菌和二形性真菌。与口腔疾病有关者为酵母菌中的念珠菌（*Candida*），其中包括白色念珠菌（*C. albicans*）、热带念珠菌（*C. tropicalis*）、假热带念珠菌（*C. pseudotropicalis*）和星状念珠菌（*C. stellatoidea*）等。因口腔中能检出的主要是白色念珠菌，故在此对其生物学特性和致病性进行简述。

1. **生物学特性**　白色念珠菌细胞为圆形或卵圆形 $3.5\mu m \times (5\sim10)\mu m$ 大小的芽生酵母细胞，在较低温度或营养不足的条件下培养时可见到假菌丝。在沙保培养基上呈奶白色扁平或半球形菌落，略带啤酒样香味，也可形成圆的厚壁孢子。

2. **致病性**　在半数人群的口腔和肠道中均有念珠菌栖息，在正常状态下念珠菌很少引起疾病，只有在造成易感染条件时，念珠菌可引致体表或系统的念珠菌病，如黏膜念珠菌病、皮肤念珠菌病、呼吸道或尿道的念珠菌病，其导致的感染均为内源性，虽然也可出现交叉感染，但感染方式多为母亲 - 婴儿或婴儿 - 婴儿。造成口腔念珠菌病的易感染因素颇多，如慢性局部刺激、过多过度地使用广谱抗生素和激素、头颈部放射治疗、口腔黏膜上皮发育不良、内分泌或免疫功能紊乱、恶性肿瘤、不良修复体、严重的吸烟习惯等。上述诸因素之外，年龄因素也是不可忽视的，婴幼儿以及高龄人群也易感染念珠菌病。

第四节　口腔生物膜疾病与微生物的关系

正如前文所述，生物膜是附着于有机或无机物体表面的被胞外基质包裹的有组织的细菌群体，是细菌在物体表面形成的高度组织化的多细胞结构。这种特殊的生存方式可以帮助细菌抵御苛刻的环境变化，起到屏障作用。这是细菌所具有的一种非常重要的环境适应机制，事实上绝大多数微生物都是以生物膜形式存在于自然环境之中，在人体内也是同样。生物膜对微生物而言构成了一个稳定的生态环境，并与宿主达成共生关系，但在某些情况下，生物膜内的平衡机制被打破时则会造成条件致病菌的感染。而根据美国疾病预防与控制中心统计，65% 的人类细菌性感染都与生物膜有关。人类口腔内的牙菌斑生物膜即是典型的细菌性生物膜，同样，危害人类口腔健康的两大主要疾病——龋病与牙周病也是典型的生物膜病。

对于微生物的感染性疾病，如果特异性的病原菌能被确定，将极大地有利于疾病的预防与治疗。传统上，一个病原菌的确认必须符合郭霍法则（Koch's postulates），其规定为：①在所有患者身上都能分离出同种微生物，而在健康人身上则不能分离出该微生物；②能从疾病组织中分离出病原菌，并能在人工培养基上进行培养、分离纯化；③用纯化的该微生物接种易感动物可引发相同的疾病；④能在感染者身上再次分离出该微生物，重新获得病原菌纯培养。随着免疫学的进展，又补充了一点就是在感染期间可以检出高滴度的抗体，继而对机体提供保护作用。郭霍法则的提出，时至今日对确定新的病原菌仍有重要指导意义，可避免从病灶中分离获得某菌就轻易将其定义为病原菌的结论。但随着科学的发展，研究者们认识到此法则过于偏重病原菌的致病作用，而忽视了机体的防御功能。目前研究认为与这些生物膜疾病相关的微生物以群的形式存在，然而这些与疾病相关的微生物群在健康人群中同样存在，尽管只有极少的数量，而疾病的发生往往是宿主与生物膜中微生物群之间生态平衡受到干扰而致。因此，针对牙菌斑生物膜致病的郭霍法则有必要作出部分修改：①微生物致病必须要有足够的数量优势；②该微生物能产生高水平的抗体滴度；③致病微生物应该带有相关毒力因子；④该微生物能在动物模型上复制疾病的发生；⑤去除该微生物能导致临床症状的改善。

一、龋病相关微生物群

龋病是在以细菌为主的多种因素影响下，牙体硬组织发生的慢性进行性破坏的一种疾病，它是人类的常见病、多发病之一，在各种疾病的发病率中，龋病位居前列。在 WHO 的报道中，龋病仅列于心脑血管疾病之后，成为危害人类健康的一类主要疾病。因而针对在牙体组织表面形成的牙菌斑生物膜中微生物菌群的研究成为龋病病因学研究中最重要的一环。

（一）龋病作为微生物感染性疾病的证据

对龋病病因中细菌因素的认识，经过了一个相当漫长的过程。早在 1673 年，显微镜的发明人 Antony van Leeuwenhoek 就用他自制的世界上第一台显微镜观察到了牙垢中的微生物。1890 年，W.D. Miller 提出了著名的化学细菌学说，认为是口腔细菌代谢糖类产生的酸使牙釉质脱矿从而导致龋病的发生，这一学说奠定了现代龋病病因学的基础。1924 年，Clarke 最早从人类龋病样本中分离培养出变异链球菌（*Streptococcus mutans*），但当时尚未能揭示出该菌在龋病发生中的可能作用。真正能证明龋病是细菌感染性疾病的证据却形成于 20 世纪 50 年代。当时，无菌动物广泛应用于科学实验中，学者们经过一系列的实验研究发现，无菌动物本身无龋，即使饲以高度致龋的食物（如高糖高黏度的食物等）也不会罹患龋齿。而当这些无龋动物与其他龋活跃的动物同笼饲养时，则会有龋齿发生，进一步的证据来自于将啮齿动物龋坏部位分离获得的链球菌接种于这些无菌动物口腔后，很快就能观察到猛性龋（猖獗龋）的发生。此外，对于啮齿动物口腔采用大剂量抗生素抑制微生物的生长也能显著的抑制龋病的发生。而从病理学检查上也证实所有龋病牙本质样本中均有细菌的存在，这些都提供了完整的证据链证明龋病是微生物的感染性疾病。

自从证明了龋病是细菌感染性疾病后，大量的研究被引导去研究龋病发生过程中的"特异性"致病菌，众多学者开始对大量龋坏部位，病变好发部位进行采样、分离，许多与龋病的发生发展有着密切关联的菌群被分离鉴定。尽管对健康与疾病状态下的菌斑进行了大量的采样与培养工作，以及从无菌动物上进行了多次感染模型的研究，直到目前为止，菌斑中还没有任何一种微生物被证明完全符合郭霍法则。

（二）变异链球菌的作用

变异链球菌群（*Mutans streptococci*）在最早的研究中是作为一个单一菌种提出的，但随着生化与分子生物学鉴定技术的发展，研究者们认识到这其实是一组菌，在这一组菌中实际包括了 7 个菌种（*S. mutans*，*S. sobrinus*，*S. cricetus*，*S. ferus*，*S. rattus*，*S. macacae* 与 *S. downei*）与 8 个血清型（a~h）。变异链球菌（*Streptococcus mutans*）血清型 c、e、f 与远缘链球菌（*Streptococcus sobrinus*）血清型 d、g 多见于人类口腔，其中血清型 c 最为常见，其次分别是血清型 d 与 e。

而对于变异链球菌群致龋的证据主要来自于以下几点：①在唾液与牙菌斑生物膜中变异链球菌群（*Mutans streptococci*）计数与龋病的患病率（prevalence）与发病率（incidence）呈正相关；②在对龋病发病的队列研究（longitudinal survey）中，变异链球菌群常在龋病发生前的牙齿表面被分离出；③在龋患牙齿上，龋病进展与变异链球菌群计数呈正相关；④在动物实验（啮齿类动物与非人类灵长动物）中，变异链球菌群是致龋能力最强的一组菌；⑤变异链球菌群代谢糖类后能够快速的产生乳酸等有机酸；⑥相比其他菌斑内微生物而言，变异链球菌群能更快的使菌斑内 pH 环境降到临界 pH 之下；⑦在低 pH 环境中，变异链球菌群仍可以维持生长并继续产酸；⑧变异链球菌群可以代谢蔗糖产生胞外多糖（extracellular polysaccharides，EPSs），而胞外多糖作为生物膜的基质有助于微生物之间的聚集以及对牙面的黏附；⑨变异链球菌群能产生如糖原（glycogen）等胞内多糖（intracellular polysaccharides，IPSs），而这些可作为储备能量在外源性糖类不足的情况下供细菌利用；⑩利用变异链球菌免疫动物，可在动物体内产生特异性抗体，并能显著降低实验动物的龋病发病率。

但同样值得注意的是，并不是所有的变异链球菌群成员都拥有上述这些特性，因此即使在同一群中，不同菌种在致龋性上也有差别。同时，尽管变异链球菌与龋病有着这些明显的相关性依据，但在许多研究龋病发生的队列研究中仍不能证明变异链球菌是龋病的特异致病菌。

（三）乳酸杆菌的作用

乳酸杆菌在过去曾被认为是龋病的主要致病菌，当时的依据在于：①它们可在大多数龋病样本中被分离出,且为优势菌(但其中许多研究现在认为与根面龋有明显的相关性);②在牙面上健康部位所分离的乳酸杆菌,在菌落中均不占优势;③在菌斑与唾液样本中乳酸杆菌菌落计数值与龋活性存在着正相关;④乳酸杆菌可在低pH环境中生存(pH<5),并能继续产生乳酸;⑤乳酸杆菌可代谢蔗糖,并产生细胞外与细胞内多糖;⑥乳酸杆菌的某些菌株在感染无菌动物后可致龋。

然而,从大量队列研究的资料中发现,乳酸杆菌很少在龋病发生前从菌斑中被分离,而在早期龋样本中,乳酸杆菌所占比例也很少。

尽管乳酸杆菌在龋病发生过程中的地位仍不是很明确,但普遍被接受的是:乳酸杆菌积极参与到龋病的发展过程中(早期龋样本中乳酸杆菌量较少,但在深龋样本中乳酸杆菌所占比例显著增高)。此外,组织病理学的研究也证实乳酸杆菌在龋病病变的前沿区,主要在龋坏牙本质深层中多有检出。

(四)放线菌的作用

现有的证据表明放线菌是与根面龋的发展相关联的,主要表现于:①体内实验发现,根面龋样本中放线菌所占比例显著增高;②采用体外纯培养的放线菌可导致牙骨质的脱矿;③在啮齿类动物实验中,利用放线菌可引发龋病。

尽管放线菌(尤其是黏性放线菌 A. viscosus)在绝大多数根面龋病变的样本中被大量检出,但某些研究也报道了在这些部位同时伴有变异链球菌(S. mutans)与乳酸杆菌(Lactobacillus spp.)的感染,而有这些菌混合感染的根面位点通常有着更高的患龋率。因此,对于放线菌在龋病发生发展中的作用目前尚无定论。

(五)其他有助于抑龋的微生物

在对龋病相关菌的研究过程中,微生物的产酸与耐酸能力成为其致龋的主要毒力因子,但在牙菌斑生物膜这样一个稳定的生态系内,同样存在着许多有助于维持环境稳定的其他细菌,例如韦荣菌与血链球菌、唾液链球菌等。韦荣菌是一类革兰氏阴性球菌,其在龈上菌斑中大量存在,由于韦荣菌在生长过程中需要乳酸(lactate),但该菌无法代谢饮食来源的糖类,它们就需要利用其他菌产生的乳酸,并将之转化为相对致龋能力较弱的其他有机酸,如丙酸(propionic acid)等,从而减少了菌斑中乳酸的含量。而唾液链球菌与血链球菌等则能在相对较低的pH环境下,利用自身的尿素酶(urease)或精氨酸脱氨酶(arginine deiminase)产生氨等碱性物质,从而减缓菌斑pH降低的幅度,以维持环境的稳定,因此这些口腔微生物被认为有助于抑制龋病的发生,而这一保护作用目前也已在体外研究与动物实验中获得了验证。

(六)对致龋微生物的新认识

正如前文所述,目前已发现龋病可能并不存在特异的致病病原菌,而这一疾病的发生,更可能是在多因素作用下,生态系统环境改变后而引发的内源性感染性疾病,因此,生态菌斑致龋学说逐渐被学界所接受。这一学说认为致龋相关的微生物也作为口腔常居菌的一员存在于牙菌斑生物膜内,但在中性环境下,这些微生物并不在菌群中居于优势地位,在此生态环境中,牙面发生的脱矿与再矿化过程处于平衡状态。但随着食物中糖类在牙菌斑生物膜中滞留时间的延长,微生物酶解糖产酸,使菌斑pH持续下降从而导致环境的改变,而酸性环境更有利于变异链球菌群与乳酸杆菌等的增殖,这一生态种群的变化更促进了酸性代谢产物的释放,使牙面pH降至临界pH(5.5)以下,牙体硬组织脱矿。而在这一过程中,其他微生物都有着不同程度的参与,尽管其产酸的能力可能有所差异,但在生态种群的改建中并不存在着特异性的选择,这也解释了为何并非所有龋病部位都能检出变异链球菌群或乳酸杆菌的存在。生态菌斑致龋学说参见图1-4。

生态菌斑致龋学说不仅仅强调了致龋相关微生物的作用,更指

图1-4 生态菌斑致龋学说模式图

出了龋病预防中同样需重视那些可能引起生态改变的其他因素(如食物中摄取的糖与影响到糖滞留的宿主因素)。同时,生态菌斑致龋学说也不再刻意突出某些致龋相关菌的地位,而是强调了功能微生物群的作用,能产酸与耐酸的微生物都可能是致龋菌,从而在龋病的防治上可能更需要注重生态的维持。

二、牙周病相关微生物群

牙周病是特指只发生于牙周支持组织的(牙龈、牙周膜、牙槽骨与牙骨质)的各种疾病,也是人类口腔的常见病、多发病,包括仅累及牙龈组织的牙龈病和波及深层牙周组织的牙周炎两大类疾病。目前已公认牙周病是多因素疾病,而大量的临床试验、流行病学资料与动物实验研究都证明了牙菌斑生物膜,尤其是龈下菌斑中的细菌及其产物是引发牙周病必不可少的始动因子。

(一)微生物作为始动因子的证据

在动物实验中,研究者们观察到,仅有牙石或丝线结扎等异物刺激,并不会引起无菌动物的龈炎;而用加有细菌的食物饲养这些动物,则很快可以造成牙周炎症,组织学研究也显示细菌积聚的程度与牙周破坏、骨吸收有着密切的关系。同时,大量的流行病学调查结果发现牙周病的患病率、严重程度等均与该人群的口腔卫生情况、菌斑积聚呈正相关。1965年,Löe等征集了牙周健康的志愿者,在停止口腔卫生措施使菌斑在牙面堆积后,所有受试者均于3周内发生了实验性龈炎,而当恢复口腔卫生措施,清除牙面菌斑后,炎症状态的牙龈在1周内又能全部恢复健康。大量的临床观察也证实抗菌疗法,如用甲硝唑、四环素、螺旋霉素等,治疗龈炎与牙周炎症均能有效缓解其临床症状。同时,在牙周病患者的血清与龈沟液内,也能检出那些致病相关菌高滴度的特异抗体,且这些抗体反应在牙周治疗后可显著下降。此外,某些抗体形成能力障碍的人群,极易发生严重而广泛的牙周炎。

龈沟的生态环境显著区别于口腔其他部位,龈沟深部是个厌氧的环境,且充满着龈沟液。在疾病状态时,龈沟形成一个病理性的盲袋,袋内氧化还原电势(Eh)降至很低的水平,更适于厌氧菌的增殖。龈沟液也能为其内的细菌提供丰富的蛋白质与糖原,因此,大多数牙周病相关细菌主要通过蛋白水解获得能量,而不像龋病相关细菌那样需要酵解食物中的糖类。随着疾病的发生与进展,牙周生态环境也发生着动态的改建,因而在不同的牙周感染程度下,相关微生物群的组成也有着显著的变化。

(二)龈炎相关微生物群

龈炎是机体组织长期暴露于牙龈菌斑内多种混合细菌而致的一种病理反应。随着病变从初期病损向确立期病损转变,龈沟内的微生物群体也发生着显著的变化。在初期病损时,革兰氏阳性菌与兼性厌氧菌,主要是链球菌属占主体;在早期病损时,放线菌(Actinomyces spp.)伴随着嗜二氧化碳的细菌如二氧化碳噬纤维菌(Capnocytophaga spp.)与一些专性厌氧菌在龈沟内逐渐增多。有研究报道,在从初期病损(不伴出血的龈炎)向早期病损(龈炎伴出血)进展时,龈沟内衣氏放线菌(A. israelii)与内氏放线菌(A. naeslundii)的量几乎翻了一倍,而随着疾病的进一步发展,微生物群落的结构进一步发生改建,一些产黑色素的厌氧杆菌如牙龈卟啉单胞菌(Porphyromonas gingivalis)与中间普氏菌(Prevotella intermedia)等与螺旋体(Spirochaetes)等显著增多。

(三)慢性牙周炎相关微生物群

慢性牙周炎是最常见的一类牙周病,约占牙周炎患者的95%。与慢性牙周炎相关的微生物如表1-14所示,加深的牙周袋为微生物提供了一个高度厌氧的寄生位点,pH环境也逐渐从中性转为偏碱性(7.4~7.8)。富含蛋白质的袋内液也促进了那些携有蛋白水解酶的厌氧菌的增殖。现有的研究发现龈下菌斑中存在着两大截然不同的结构区,一个是由革兰氏阳性的球菌与杆菌组成的附于牙面的聚集区,另一个是由革兰氏阴性菌组成的紧贴龈壁的微生物聚集区。以下讨论与慢性牙周炎密切相关的一些微生物。

1999年Socransky等对185名受试者的13 261份龈下菌斑样本通过DNA杂交分析发现,龈下细菌的聚集具有一定的规律,按其聚集特性以及与牙周状态的关系,可分为6个主要微生物复合体,并用不同的颜色对这些微生物复合体命名。其中,红色复合体包括牙龈卟啉单胞菌

图片:ER1-22
龈下菌斑中的
微生物复合体

29

（*Porphyromonas gingivalis*）、福塞斯坦纳菌（*Tannerella forsythia*）和齿垢密螺旋体（*T. denticola*），这些红色复合体的细菌与牙周袋探诊深度以及探诊出血等临床体征密切相关。

表1-14　与不同牙周状态相关的龈沟内微生物群

牙周状况	主要微生物	
健康牙周	*Streptococcus sanguis*	主要为革兰氏阳性球菌与少量螺旋体或能动杆菌
	Streptococcus oralis	
	Actinomyces naeslundii	
	Actinomyces viscosus	
	Veillonella spp.	
慢性龈炎	*Streptococcus sanguis*	革兰氏阳性菌约占55%，偶见螺旋体与能动杆菌
	Streptococcus milleri	
	Actinomyces israelii	
	Actinomuces naeslundii	
	Prevotella intermedia	
	Capnocytophaga spp.	
	Fusobacterium nucleatum	
	Veillonella spp.	
慢性牙周炎	*Porphyromonas gingivalis*	革兰氏阴性菌占75%左右，其中90%以上为绝对厌氧菌，螺旋体与能动杆菌显著增多
	Prevotella intermedia	
	Fusobacterium nucleatum	
	Tannerella forsythia	
	Aggregatibacter actinomycetemcomitans	
	Selenomonas spp.	
	Capnocytophaga spp.	
	Spirochaetes	
侵袭性牙周炎	*Aggregatibacter actinomycetemcomitans*	此类疾病常与细胞免疫或基因缺陷相关，微生物群落中65%~75%的细菌为革兰氏阴性菌，伴少量的螺旋体与能动杆菌
	Capnocytophaga spp.	
	Porphyromonas gingivalis	
	Prevotella intermedia	

1. **螺旋体**（*Spirochaetes*）　在健康的牙周组织中，螺旋体的检出只有极少数的报道，检出量也是极少的。而在慢性牙周炎患者的牙周袋内，螺旋体的数量显著增多。因此，曾有学者认为，当龈下菌斑样本中螺旋体所占比例增高时，提示该部位将要或正处于活动性牙周病变中。然而并非在所有病例中都能验证这一结果，目前的研究尚无法对于螺旋体的这一预测指标提供确证，一种或多种密螺旋体（*Treponema spp.*）可能只是与牙周的病变进展相关联。

2. **产黑色素菌群**（black-pigmented bacteria）　这是一群革兰氏阴性、专性厌氧、无运动特性、无芽胞形成、多形性的杆菌。在早期的研究中是归属于拟杆菌属中一大类能产生羟基血色素衍生物的厌氧杆菌，因此曾被称为"产黑色素类杆菌"，近年随着微生物分类学的进展，这类菌被分至新的种属，分别为不能酵解糖，产生黑色素的卟啉单胞菌属（*Porphyromonas*）（也有译作"紫单胞菌"，porphyro- 应来源于希腊文"紫色"）；以及酵解糖，产生黑色素（如 *Prevotella intermedia*）的普雷沃菌属（*Prevotella*）与坦纳菌属（*Tannerella spp.*）如福塞斯坦纳菌（*Tannerella forsythia*）。

这些菌与慢性牙周炎密切相关的证据主要来自于：①许多临床研究中，均报道这些菌能在牙周袋内被大量分离获得,并与多种牙周炎症密切相关;②这组菌在体外均能产生许多可干扰宿主免疫防御与破坏牙周组织的毒力因子,包括蛋白酶、胶原酶、透明质酸酶与各种内毒素;③这组菌在实验动物体外的感染可以引发软组织的破坏,并直接引致骨组织的吸收。

(四)侵袭性牙周炎

大多数罹患侵袭性牙周炎的患者都有着外周血淋巴细胞功能障碍,而这一缺陷可能是与大量伴放线聚集杆菌(*Aggregatibacter actinomycetemcomitans*)与二氧化碳嗜纤维菌(*Capnocytophaga spp.*)的增殖密切相关。

伴放线聚集杆菌可以引致多种疾病,包括放线菌病(actinomycosis)、腹部与脑部的脓肿、败血病与感染性心内膜炎等,其与侵袭性牙周炎相关的证据源于以下的发现:①在病变部位的龈下菌斑中该菌有着很高的检出率;②患者体内存在的伴放线聚集杆菌抗体滴度相当高,且当疾病获得有效控制时,该抗体滴度也有显著下调;③该菌有着一系列毒力因子如白细胞毒素(leukotoxin)等,值得注意的是并非所有的伴放线聚集杆菌菌株都有着同等的白细胞毒性,某些菌株甚至也可能无白细胞毒素;④辅以四环素类药物的治疗在控制病症的同时也可有效抑制病灶处的伴放线聚集杆菌数量。

(五)坏死性溃疡性龈炎

坏死性溃疡性龈炎是一种由厌氧微生物复合感染引起的疾病,其主要致病微生物是具核梭杆菌(*Fusobacterium nucleatum*)与口腔密螺旋体(*Treponema spp.*),也有名为梭杆菌螺旋体性龈炎。

对于这一微生物复合体感染的主要致病依据源于:①病灶部位微生物的检出情况分析;②梭杆菌螺旋体复合体在人体其他部位如扁桃体等也能引起组织破坏;③动物实验中这一感染复合体可以复制出疾病模型;④采用甲硝唑治疗,可以有效地消除梭杆菌螺旋体复合体并控制疾病;⑤具核梭杆菌与螺旋体均能侵入至牙龈组织内;⑥组织培养的方法提示在病灶部位总菌中,螺旋体占比达30%,具核梭杆菌约为5%,其余依次为中间普氏菌、韦荣菌与链球菌等。

(六)牙周脓肿(periodontal abscess)

牙周脓肿是由急慢性牙周炎症在活动期时,牙周组织破坏而于牙周袋内形成的脓肿。脓肿往往是由龈下菌斑内多种常居菌引发的混合感染,以下这些菌常能从脓肿部位分离而得:厌氧革兰氏杆菌,主要是产黑色素卟啉单胞菌(*Porphyromonas spp.*)、普氏菌(*Prevotella spp.*)与具核梭杆菌(*Fusobacteria nucleatum*)等;链球菌属特别是溶血性链球菌与厌氧链球菌等;螺旋体(*Spirochaetes*),二氧化碳嗜纤维菌(*Capnocytophaga spp.*)与放线菌(*Actinomyces*)等。

(七)对牙周病相关微生物的新认识

从前文可知,不同类型牙周病损中的优势菌各不相同,与健康龈沟中的优势菌也有着很大的差别,因而许多研究者们开始探讨这些牙周致病相关菌来源于何处。近年来的许多研究发现,产黑色素厌氧菌、二氧化碳噬纤维菌、梭杆菌与螺旋体等均可从舌背与口底分离获得。有一项研究报道,牙龈卟啉单胞菌、福塞斯坦纳菌与伴放线聚集杆菌在幼儿舌面的检出率分别为23%、11%与30%,因而舌黏膜可能是这些牙周致病相关菌的天然贮库,也有研究发现部分菌甚至可侵入颊黏膜上皮而持续存在。

一般而言,这些牙周致病相关菌与健康龈沟内的正常菌丛无法竞争,从而仅极微量的存在。当大量菌斑持续堆积,并引发宿主的炎症反应时,龈沟液的流速增加(龈炎时龈沟液流速可增至正常时流速的140%,而牙周炎时甚至可达到30倍的流速),不仅将宿主免疫成分带入到龈沟内,也带入了大量的宿主蛋白,如转铁蛋白(transferrin)与血红蛋白(haemoglobin)等。这些物质的进入有助于蛋白水解活性的革兰氏阴性厌氧菌的富集,大量的蛋白水解产物导致了局部 pH 的升高与氧化还原电势的降低。这样一个环境的变化可以上调某些疾病相关菌毒力因子的表达(如牙龈卟啉单胞菌的蛋白酶活性增加),并进一步提高这些致病相关菌在环境中的竞争能力,从而引发生态种群的迁移,使这些菌逐步在疾病区域成为优势种群。

实验研究也为这样一个牙周的生态菌斑致病学说提供了依据。将龈下菌斑培养于人类血清(serum 用于模拟龈沟液),可以选择性地富集产黑色素厌氧杆菌、厌氧链球菌、梭杆菌、螺旋体等牙周破坏相关菌,然而将菌斑直接培养于培养基中,这些菌则几乎很难被检出。另一项研究也报道,将 pH 从 7.0 提高至 7.5,可使牙龈卟啉单胞菌在产黑色素菌群中不足 1% 的检出率提高至大于 99%。因此,与龋病相似,牙周病也是由于生态失衡而致的内源性感染性疾病。牙周病生态菌斑致病学说见图 1-5。

牙周生态菌斑致病学说,也揭示了牙周病的防治不仅可从致病相关微生物入手,同样也应针对引起生态改变的因素,例如降低炎症反应强度、改变袋内氧化还原电势以防止绝对厌氧菌的过度增殖,其他可以干扰宿主 - 微生物间生态平衡的因素还包括创伤、系统疾病、吸烟或药物治疗后所致的免疫状态的改变。

图 1-5　牙周病生态菌斑致病学说

(黄正蔚)

参考文献

1. 刘正 . 口腔微生物学 . 南京:南京出版社,1995
2. 岳松龄 . 岳松龄现代龋病学 . 北京:科学技术文献出版社,2009
3. 周学东 . 实用口腔微生物学与技术 . 北京:人民卫生出版社,2009
4. MARSH P D, MARTIN M V. Oral microbiology. 5th ed. Amsterdam:Churchill Livingstone,2009
5. 李德懿 . 牙周病微生物学 . 天津:天津科技翻译出版公司,1994
6. LAMONT R J, JENJINSON H E. Oral microbiology at a glance. Hoboken:Wiley Blackwell,2010
7. SAMARANAYAKE L P.Essential microbiology for dentistry. 3rd ed. Amsterdam:Churchill Livingstone,2006
8. KEIJSER B J.Pyrosequencing analysis of the oral microflora of healthy adults.J Dent Res,2008,87:1016-1020

第二章　口腔生物化学

>> **提要：**

　　本章主要介绍牙及周围组织的化学组成、唾液及龈沟液的生化特点、牙菌斑生物膜的生物化学、牙体硬组织的生物矿化。要求掌握牙釉质无机成分、牙本质有机成分、牙周组织胶原的组成和特点；唾液、龈沟液的主要成分；牙菌斑生物膜内糖代谢的主要产物及生物学作用，牙菌斑生物膜-牙面的矿物质转换的作用；生物矿化、仿生矿化、再矿化的基本概念。熟悉唾液、龈沟液的生理功能；牙菌斑生物膜内糖代谢的主要途径；牙釉质与牙本质生物矿化的基本过程。了解牙菌斑生物膜内氮源化合物代谢过程，唾液-牙菌斑生物膜的矿物质转换的方式；生物矿化的一般过程和调控机制。

第一节　牙及周围组织的化学组成

一、牙釉质

　　牙釉质被覆在牙冠表面，是一种半透明的钙化组织，呈乳白或淡黄色，是人体中最坚硬的组织，对机械磨损有较大的抵抗力。

　　（一）无机成分

　　牙釉质内无机物占重量的 95%~96%，占体积的 86%，主要无机物是钙、磷。X 线衍射技术证实，钙、磷是以羟基磷灰石晶体 $[Ca_{10}(PO_4)_6(OH)_2]$ 的形式存在，约占 90%。其他还有碳酸钙、磷酸镁和氟化钙，以及少量的钠、钾、铁、铅、锰、锶等。

　　1. **钙和磷**　牙釉质中钙含量的平均值为 33.6%~39.4%，磷为 16.1%~18.0%。钙、磷浓度由牙釉质表面到釉牙本质界呈下降趋势。从表层到内层，钙的含量变化范围为 37.8%~34.5%，磷的含量变化范围为 18%~15%。钙、磷的质量比为 2.1~2.3。牙釉质表面的钙、磷比较内层低。钙在牙釉质中的分布不均匀，在牙颈部含量较高。

　　2. **碳酸盐**　牙釉质中碳酸盐占重量的 1.95%~3.66%。在釉牙本质交界处，含量较高，牙釉质表面含量较低。碳酸盐的分布特点与成釉细胞的代谢活动有密切关系，反映成釉细胞在成釉过程中的活跃程度。早期，成釉细胞功能旺盛，大量的碳酸盐结合进入牙釉质矿化部分。但在牙釉质表面，成釉细胞代谢活动的终止时间比内层早，因而表面成釉细胞分泌功能弱于内层，碳酸盐形成相应减少，最终使牙釉质表层碳酸盐明显少于内层。

　　3. **钠**　在牙釉质无机物中，钠占重量的 0.25%~0.9%。牙釉质内层的钠含量显著高于牙釉质表面，其原因可能是因为牙釉质内层水含量高而钠易与水结合所致。牙萌出前后牙釉质钠变异相当小。

　　4. **镁**　在牙釉质无机物中，镁占重量的 0.25%~0.56%。牙釉质内镁的分布同碳酸盐和钠，近釉牙本质界处镁含量是表面的 3 倍。另外，牙釉质中镁含量不受口腔环境的影响，牙萌出前后镁含量变化不大。

　　5. **氯**　在牙釉质的无机物中，氯占重量的 0.19%~0.3%。从牙釉质表面到釉牙本质界，氯含量呈梯度降低。牙萌出之前,氯的分布已确定,不受口腔环境影响。

6. 氟 牙釉质中,氟占重量的 0.005%~0.5%,其表面含氟量明显高于釉牙本质界。在所有无机物中,氟浓度的变化最大,其原因在于牙釉质内氟浓度受多种因素影响:①牙釉质蛋白,在牙发育时期,氟总是与牙釉质内的牙釉质蛋白结合,牙釉质蛋白含量高时,氟浓度也高,随牙釉质的成熟,蛋白质含量逐渐减少,氟浓度也随之下降。②组织液,牙钙化形成后,数月或几年后才会萌出,牙在含氟的组织液中要浸润较长时间,表面牙釉质缓慢吸收氟,导致氟的大量堆积。③外环境,牙萌出后,不断从环境中摄取氟,使表面牙釉质氟浓度进一步增加。饮水氟对牙釉质含氟量的影响较大。④生理性磨损,牙萌出后的生理性磨损可造成牙釉质丢失,表面氟含量减少。在咀嚼磨损的切缘,氟含量相对减少;在牙颈部,氟则大量堆积。

7. 其他微量元素 已发现牙釉质中含有 40 多种微量元素(trace element),它们附着在羟基磷灰石晶体表面,或在晶体内部取代钙或磷,或位于晶体的空隙之中。

铁在牙釉质中含量为 8~219mg/L,表层牙釉质含铁量较表层下牙釉质高,牙釉质含铁量随年龄增加呈上升趋势。锌分布在牙釉质各层,含量为 2~9mg/L,表层含量高于内层。锡有向牙釉质表面堆积的趋势。尤其是有银汞合金修复体时,牙釉质表层锡含量明显增加。乳牙牙釉质中硒的含量不同于恒牙,前者为 2.6mg/L,后者为 1.5mg/L。铅的含量随年龄而增加,成年后则维持平衡状态,主要分布在牙釉质表面,约为 9mg/L。

(二) 有机成分

成熟牙釉质中有机物占其重量的 0.4%~0.8%,包括蛋白质、酶、脂类、枸橼酸盐、碳水化合物和水。大部分有机物分布在牙釉质的带状结构内,如釉板、釉丛、釉柱间质和芮氏线(striate of Retzius)。

1. 蛋白质 牙釉质是由成釉细胞合成、分泌釉基质,然后矿化形成的。牙釉质蛋白质是细胞外基质蛋白,在牙胚发育后期,由成釉细胞合成分泌进入釉基质。新形成牙釉质内蛋白质的含量为 25%~30%,以后随牙釉质成熟而减少,逐渐由磷灰石晶体取代。早期研究根据亲水性和酸碱度将发育牙釉质中的基质蛋白分成两大类:疏水性釉原蛋白(amelogenin)和酸性釉蛋白(enamelin)。釉原蛋白含大量脯氨酸、谷氨酰胺、亮氨酸和组氨酸,是一类疏水性、低分子量的蛋白。发育期釉基质内釉原蛋白的含量为 90%,随着牙釉质的矿化、成熟而降解、消失。釉蛋白在发育期牙釉质中比釉原蛋白含量少,主要含谷氨酸、甘氨酸、脯氨酸和天门冬氨酸。目前研究认为,釉蛋白是由数个不同的蛋白质组成,因此将由成釉细胞合成、分泌,与釉原蛋白不同的一族蛋白命名为非釉原蛋白。该蛋白是一类分子质量大小不等,亲水性和糖基化的蛋白家族,占发育期牙釉质有机成分的 10%,并部分保留在成熟的牙釉质中。目前已知非釉原蛋白包括:釉丛蛋白(tufetlin)、成釉蛋白(ameloblastin)和釉蛋白。详见第三章。

2. 蛋白水解酶 主要有基质金属蛋白酶 20(MMP20)和丝蛋白酶。MMP20 是主要的釉原蛋白加工酶,在牙釉质发育的早期和中期表达。丝蛋白酶由成牙本质细胞和成釉细胞在牙釉质形成期间表达,在牙釉质成熟阶段行使降解牙釉质蛋白质的功能。

3. 其他成分 牙釉质中,水占其体积的 12%,重量的 4%。一部分水与无机成分结合,另一部分与有机成分结合。在牙釉质内,羟基磷灰石晶体与水结合,水构成晶体的水合外壳,使离子更易发生吸附和交换。

成熟牙釉质中脂类占重量的 0.5%~0.6%,枸橼酸盐占 0.02%~0.1%;糖含量也极低,包括半乳糖、葡萄糖、甘露糖等。

(三) 牙釉质晶体的理化特征

羟基磷灰石晶体是牙体硬组织无机盐基本的结构形式。无机物在牙釉质中占 95%~96%。因此,牙体组织的化学性质、机械性质、热传导性质和膨胀系数、相对密度等均和羟基磷灰石近似。

1. 羟基磷灰石的基本组成 羟基磷灰石是一种磷酸钙物质,属于种类繁多的磷灰石中的一种。磷灰石(apatites)则是广泛存在于自然界中的矿物盐的总称,具有相同晶体结构,化学表达式为 $M_{10}(ZO_4)_6X_2$。表达式中 M、Z、X 各代表不同的元素。在羟基磷灰石中,M 为钙元素,Z 为磷元素,X 为氢氧根。所以羟基磷灰石的分子式表示为 $Ca_{10}(PO_4)_6(OH)_2$。

2. 牙釉质晶体的物理性质 牙釉质为长形羟基磷灰石晶体,晶体间有有机质和水,由于晶体组成了牙釉质的大部分,牙釉质的性质与羟基磷灰石相似。

(1) 硬度:不同牙之间、不同牙面之间的硬度有一定差异。牙萌出后硬度逐渐增加,老年恒牙硬度 > 年轻恒牙 > 成熟乳牙 > 不成熟乳牙。

(2) 密度:牙釉质的密度具有以下特点:①表面牙釉质密度最高,近釉牙本质界处则最低。②未萌牙的牙釉质密度低于已萌牙,乳牙牙釉质的密度低于恒牙,这可能与萌出后牙釉质的继续矿化有关。

(3) 晶体的基本构型:牙釉质内晶体最初以长、薄条状出现,排列无规律性。随着晶体的不断生长,薄条状晶体变为六角形,排列逐渐有序。晶体形态可分为偏平六角形,无规则六角形,柱状六角形,少数为长方形。宽为60~100nm,厚为26.3~35.0nm,长约为250~1 000nm。偏平六角形晶体占多数,其宽与厚之比为1:99。每个晶体周围均有一层蛋白质包绕。由于标本制作时晶体的断面不同,电镜下晶体有三种不同的表现:①窄,但密度高;②宽,但密度低;③板状结构,观察时应加以注意。晶体的长度一致,而厚度和宽度不同说明晶体在核化过程中有融合现象。牙釉质发育过程中,靠近造牙本质细胞层最初每平方微米有1 240个晶体,而距牙釉质表面200μm内每平方微米有781个晶体,成熟牙釉质内每平方微米为588个晶体,约减少了35.5%。

3. 牙釉质晶体的化学性质 矿化组织中磷灰石晶体成分总是处在不断变化当中,这种变化同磷灰石晶体的性质有关。①吸收性,当晶体中的离子直径较大或电位不适合时,其他离子可以被吸收,而不会影响晶体的构型。②离子交换(ionic exchange),晶体中的离子可以同环境中的离子发生交换。例如 Ca^{2+} 可以被 Na^+、Si^{2+} 等阳离子取代,OH^- 离子可以被 Cl^-、F^- 等阴离子取代。在牙釉质晶体内存在的水合层(hydration layer),使离子更易发生吸收和交换(图2-1)。

图 2-1 羟基磷灰石晶体的水合层和离子吸收层

4. 牙釉质晶体的表面化学 牙釉质表层晶体排列疏松决定了表层牙釉质具有一定的渗透性,不断地同口腔环境进行着物质交换。牙釉质萌出前期,其表面晶体与邻近的组织液之间处于动态平衡,生理体液中的大量离子进入晶体的水合层内和晶格表面。进入萌出后期,牙釉质表面和唾液之间持续的物质交换,使表面牙釉质的组成发生变化,造成牙釉质无机组成从表面到内部出现浓度梯度。表层和表层下牙釉质成分的差异随年龄增大趋于稳定。由于表层的存在,成熟牙釉质表面对酸的溶解性降低,对龋蚀破坏有一定的抵抗力。组织学和显微放射照相研究早期牙釉质龋损,发现牙釉质表层下出现明显的脱矿,而表层相对完整。表层的形成为早期龋的再矿化治疗提供了理论依据。表层无机物含量大,矿化程度高,密度及硬度大,溶解性小。龋损脱矿中首先被溶解的是镁和碳酸盐,而表层镁及碳酸盐含量远较表层下低,约为釉牙本质界处的1/3。钙和磷酸盐则明显高于表层下。表层氟含量高出表层下5~10倍,氟与磷灰石结合成氟磷灰石,大大降低了表层在酸中的溶解性。有报道锶、铅、锂等微量元素也能增强牙釉质表层的抗龋力。牙萌出后,距表面 50μm 内的牙釉质继续矿化,表层牙釉质氟化物含量在一生中均有所增加。因此学者们认为早期牙釉质龋损存在相对完整的表层是由牙釉质表层的固有特性所决定的。

二、牙本质和牙骨质

牙本质的化学组成主要是矿物质,占其重量的 70%,有机物和水为 30%。在有机成分中 90% 是胶原纤维,矿物质构成以羟基磷灰石为主,但其矿化程度和体积均小于牙釉质的羟基磷灰石晶体。

牙本质是矿化的结缔组织,呈淡黄色,分布于牙冠和牙根部。硬度低于牙釉质,且具有弹性形变。不同部位的牙本质其组成也有不同。牙骨质是一薄层覆盖于牙根表面的矿化组织,位于牙根部牙本质表面,其有机基质中含有致密的胶原纤维和相对稀疏的颗粒基质,有机基质绝大部分为 I 型胶原,约占 95%,以及少于 5% 的 V 型胶原和少量的非胶原糖蛋白。

牙骨质矿物质占其重量的 45%~50%,有机物和水为 50%~55%。牙骨质同其他矿化组织的结构不同,它的基础代谢很低,无血液供给,无淋巴系统和神经系统。研究表明,从牙骨质基质提取的非胶原糖蛋白具有促进成纤维细胞合成、生长、黏附和移行的作用,同时还发现病变的牙骨质不能支持成纤维细胞的合成、生长,受慢性感染破坏的牙骨质也无结缔组织的再黏附。

(一) 无机成分

牙本质、牙骨质的无机成分主要是碳、磷酸矿物盐,和少量的钠、镁、氯以及各种微量元素。牙本质的羟基磷灰石晶体的钙磷质量比为 1:2.13,晶体比牙釉质要小得多,宽约为 20~30nm,厚为 3~4nm,长约为 60~70nm。牙本质晶体的大部分与胶原纤维伴行,沉积在纤维内。部分晶体沉积在胶原纤维的周围,形成长牙本质由矿化基质和牙本质小管排列而成。还有部分晶体与纤维不发生关系,而是沉积在钙球内。

(二) 有机成分

牙本质的有机物约占 20%,是成熟牙釉质的 40 倍,主要包括胶原、非胶原蛋白、枸橼酸盐以及脂类等成分。和牙本质相似,牙骨质的有机物含量也较高,是其重量的 22%,其中大部分是胶原基质,其他非胶原蛋白和无定形基质含量较少。

1. **胶原** 牙本质有机成分中,约 90% 为胶原,主要为 I 型胶原,及少量的 V 型胶原。

胶原(collagen)是由牙本质细胞合成,分泌后进入前期牙本质,排列成纤维。胶原纤维网在接近成牙本质细胞体处并不致密,但在前期牙本质、釉牙本质界处则含量较高。牙本质胶原所含的氨基酸具有与骨、腱相似的组成,甘氨酸、丙氨酸、脯氨酸、羟脯氨酸四种氨基酸占残基总量的 2/3,但牙本质胶原中羟赖氨酸的含量高于皮肤。牙本质胶原有以下特点:①胶原原纤维对矿物盐有较大的吸收力,其表面有一层硫酸黏多糖,能吸引矿物盐到牙本质基质中,确切机制尚不清楚,目前认为有磷酸钙或羟基磷灰石晶体的晶核沉积在原纤维之间的黏合物质或原纤维上。随着沉积,晶核变大,小颗粒的晶核融合成球体,形成钙球而矿化。牙本质胶原的排列比软组织杂乱,一般需要放大数倍方可观察到单个纤维成分。牙本质内胶原细胞内的纤维间隙 0.6nm,而软组织内仅 0.3nm。磷离子的直径约 0.4nm,可以渗入硬组织的分子间隙。因此,牙本质内胶原纤维有足够的间隙容纳羟基磷灰石晶体。②牙本质胶原比软组织胶原稳定,不易溶于酸和中性溶液。这种稳定性是由于胶原的高度交链结构所致,最基本的交联键是二羟赖氨酸正亮氨酸(dihydroxylysinonorleucine,DHLNL)(图 2-2)。

牙骨质的有机成分中大部分为不溶性胶原,主要为 I 型胶原,其余为少量的非胶原蛋白和无定形基质。牙骨质胶原中同样有大量的交叉链。

2. **非胶原蛋白** 牙本质基质中约 9%~10% 是非胶原蛋白(non-collagenous proteins,NCPs)。该蛋白为带负电荷、富酸性的蛋白。根据蛋白的来源不同,将牙本质非胶原蛋白分为成牙本质细胞源性和非成牙本质细胞源性。前者包括主要存在于牙本质中的牙本质磷蛋白和牙本质涎蛋白,主要存在于矿化组织中的牙本质基质蛋白 I、骨涎蛋白、骨钙素,以及多组织非特异性的骨桥素和糖胺多糖。后者主要指血清来源蛋白,即由身体其他细胞(主要是肝细胞)合成并分泌进入血清的蛋白,这些蛋白虽不由成牙本质细胞合成,但对牙本质有高度亲和力,可由血液循环进入牙本质中,又称

为牙本质亲和性蛋白。(详见第三章)

3. **脂类**　牙本质中脂类含量约为0.33%。包括中性脂、磷脂两大类。前者主要由游离脂肪酸、甘油一酯、甘油二酯、甘油三酯、胆固醇、胆固醇酯构成;后者则包括磷脂酰胆碱(卵磷脂)、磷脂酰乙醇胺(脑磷脂)、磷脂酰肌醇、磷脂酰丝氨酸、磷脂酸、髓鞘磷脂、二磷脂酰甘油(心磷脂)等成分。

4. **枸橼酸盐**　广泛分布于矿化组织中的一种有机阴离子体,约占牙本质重量的1%,常与钙离子形成复合物。用中性或酸性EDTA脱矿,可以分解枸橼酸盐和磷酸钙的沉淀物。

三、牙周组织

(一)牙周组织的胶原

胶原是牙周组织的主要蛋白成分,不同类型的胶原在不同的组织和部位呈特征性分布。在正常的牙龈结缔组织,I型和III型胶原是主要的胶原类型,另有少量的IV和V型胶原,其中I型胶原在胶原中的含量为85%~87%,III型胶原为12%~13%。牙周膜以I型和III型胶原为

图2-2　牙本质I型胶原多肽链的空间分布(单位:10^{-2}nm)

主,另有少量的V型胶原。牙槽骨与其他骨组织一样,其胶原主要为I型胶原;而牙骨质的胶原为I型胶原和少量的III型胶原。

牙周病变过程中牙龈胶原的改变如下:

1. **胶原含量的减少**　比较正常和牙周炎部位牙龈结缔组织胶原含量,发现病变部位牙龈胶原的含量明显减少。对牙龈胶原的生化分析显示,病变部位牙龈胶原量减少了60%~70%,对手术切除的严重炎症的牙龈组织的生化分析发现,炎症牙龈组织胶原含量的下降主要为酸溶性胶原的下降,而盐溶性胶原无明显下降。炎症部位牙龈胶原含量的下降,有两方面的机制,一是在炎症过程中,成纤维细胞、中性粒细胞、单核巨噬细胞对胶原纤维的吞噬活性增强,胶原的破坏增加;二是胶原的产生受到抑制。这是局部胶原含量下降的重要原因,并可能也是炎症部位牙龈胶原减少的主要原因。

2. **胶原类型的变化**　在牙周炎的牙龈结缔组织中,不仅胶原的量发生了变化,胶原的质也发生了改变,其变化包括三个方面:①V型胶原的含量明显上升:在正常的牙龈结缔组织中,V型胶原约占总胶原量的2%,但在炎症部位的牙龈结缔组织中,V型胶原量高于8%。②出现I型胶原三聚体:I型胶原三聚体是由三条相同的α1(I)组成,正常I型胶原为[α1(I)]₂α2(I)。正常的牙龈组织中不存在这种三聚体,但存在于皮肤、胚胎组织和某些肿瘤组织中。③III型胶原的含量下降:在炎症的牙龈结缔组织中,III型胶原在总胶原中的含量小于5%。炎症部位牙龈结缔组织胶原的这种变化,一方面可能是由于不同类型的胶原对胶原酶的敏感性不同,如III型胶原对胶原酶的敏感性远高于V型胶原,这可以部分地解释为什么在炎症部位III型胶原相对减少而V型胶原相对增加;另一方面可能是炎症部位牙龈成纤维细胞生物行为的改变,从牙周炎部位来的牙龈成纤维细胞在体外培养中,其分泌的胶原蛋白也有类似的变化。

3. **参与胶原破坏的因素**　牙周病变过程中,牙周炎相关细菌产生的内毒素、胶原酶等诸多因素参与了胶原的破坏,胶原酶作为胶原降解的始动因子在胶原损伤中起重要作用。胶原酶有两类:

①细菌来源的胶原酶;②宿主来源的胶原酶。二者降解胶原的机制不同,前者作用于胶原的甘氨酸残基,使胶原降解成许多小片段;后者只有一个作用点,将胶原切成 1/4 和 3/4 两个片段,再由其他蛋白酶继续降解。宿主来源的胶原酶可由上皮细胞、单核巨噬细胞及中性粒细胞产生。牙周膜中发现的胶原酶来源于宿主。细菌及其代谢产物能趋化中性粒细胞游走至牙周膜,分泌胶原酶造成胶原破坏。

牙周袋内挥发性硫基复合物(volatile sulphur compounds, VSCs)是口腔微生物对蛋白质代谢作用的产物,主要包括硫化氢和甲基硫醇(methyl mercaptan)。VSCs 在活跃性牙周病时增多,是引起口臭的主要原因。VSCs 可通过抑制脯氨酸的转运降低胶原合成,其巯基(S)还可直接结合到胶原的肽链上,增加胶原对酶降解的敏感性,促进胶原分解。

细菌内毒素是引起牙周炎的一个重要因素,可侵入深层牙周组织,直接作用于成纤维细胞或间接通过刺激产生的细胞因子如前列腺素、白细胞介素 -1、肿瘤坏死因子等促进胶原的吞噬和降解,在牙周表面组织没有明显破坏的情况下引起深层牙周膜纤维的损伤。

(二) 牙周组织蛋白多糖

蛋白多糖(proteoglycans, PGs)是牙周组织的非胶原细胞外基质,由核心蛋白和共价连接到蛋白的糖胺聚糖(glycosaminoglycans, GAGs)组成。其结合到每个核心蛋白的糖胺聚糖从 1 个分子到 150 个分子不等。糖胺聚糖是长的、不分支的、以二糖为重复单位的多糖。糖胺聚糖的二糖单位中总有一个氨基糖(N- 乙酰氨基葡萄糖或 N- 乙酰氨基半乳糖)。在多数情况下,这个氨基糖是硫酸化的。第二个糖是葡萄糖醛酸,其中只有硫酸角质素例外,它含的是 D- 半乳糖而不是葡萄糖醛酸。常见的糖胺聚糖有透明质酸、4- 硫酸软骨素、6- 硫酸软骨素、硫酸角质素、硫酸肝素。核心蛋白在蛋白多糖中的比例变化很大,氨基酸组成也颇具特点,丝氨酸、甘氨酸、脯氨酸和谷氨酸是核心蛋白的主要氨基酸。

1. 牙龈的蛋白多糖 采用电泳、酶解和化学鉴定技术证实,人牙龈组织含有透明质酸、硫酸肝素、硫酸皮肤素和 4- 硫酸软骨素。就量而言,硫酸皮肤素是存在于牙龈的主要糖胺聚糖,在总糖胺聚糖中占 60%,硫酸肝素含量较少,为 7%,而透明质酸和硫酸软骨素为剩下的 33%。硫酸糖胺聚糖的分子量从硫酸肝素的 15kD 到硫酸皮肤素的 25kD,透明质酸的分子量最大,为 360kD。人牙龈成纤维细胞体外培养能合成上述四种糖胺聚糖,且糖胺聚糖之间的比例也与体内一致。

同牙龈结缔组织一样,牙龈上皮中也存在糖胺聚糖。放射自显影技术、电子显微镜技术和生化分析技术证实,牙龈上皮的糖胺聚糖约占组织干重的 0.07%,包括透明质酸、硫酸肝素、硫酸皮肤素和 4- 硫酸软骨素,其中硫酸肝素最多,约占总氨基多糖的 60%。

对牙龈上皮和结缔组织蛋白多糖的研究显示,至少有三种蛋白多糖,它们的糖胺聚糖组成和相对分子量各不相同。这些蛋白多糖含硫酸肝素、硫酸皮肤素或硫酸软骨素,其中含量最多的是一个分子量非常小的富含硫酸皮肤素的蛋白多糖,另外有一个中等分子量的富含硫酸软骨素的蛋白多糖和一些大分子量的硫酸软骨素蛋白多糖和硫酸肝素蛋白多糖。人牙龈或纤维细胞体外培养也能合成上述三种蛋白多糖。

2. 牙周膜的蛋白多糖 牙周膜的蛋白多糖至少在两个方面起着重要作用:①由于其高度亲水性,有助于牙周膜在咀嚼压力下水分排出后对水的再吸收;②与牙周膜内大量的胶原纤维发生相互作用。研究证实透明质酸、硫酸肝素、硫酸皮肤素和硫酸软骨素存在于牙周膜中,其中硫酸皮肤素是牙周膜中主要的糖胺聚糖。牙周膜中有两种蛋白多糖,即硫酸皮肤素蛋白多糖和硫酸软骨素 - 硫酸皮肤素蛋白多糖,蛋白多糖中糖胺聚糖的分子量为 18~20kD。

3. 牙槽骨和牙骨质的蛋白多糖 对牙槽骨蛋白多糖的研究甚少,目前的资料来自于对长骨的研究。4- 硫酸软骨素是骨的主要糖胺聚糖,另外还有少量的透明质酸、6- 硫酸软骨素、硫酸皮肤素和硫酸角质素。有两种主要的蛋白多糖存在于骨组织,一种存在于矿化的基质中,一个小的核心蛋白结合有 1~2 个硫酸软骨素链;另一个大的蛋白多糖发现于新形成的骨,在胶原纤维间与纤维平行排列。组织化学研究表明,牙骨质蛋白多糖的分布与组成可能与骨和牙本质类似。

4. 蛋白多糖的降解 软骨中蛋白多糖的降解首先是核心蛋白降解。在炎症的牙龈组织中,蛋白多糖的降解是通过对核心蛋白的水解完成的。人中性白细胞分泌的中性蛋白酶或组织蛋白酶 β

样蛋白酶可能是降解核心蛋白的酶。

四、口腔黏膜组织

(一)口腔黏膜上皮与结缔组织交界——基底膜的生化特征

1. 胶原性蛋白质 IV型胶原是所有基底膜的主要结构成分,位于致密层,不具备其他胶原的纤丝状和带状外观。由于IV型胶原保留了终端肽非螺旋部分,因此,它更像一种原胶原。IV型胶原由 3 个多肽 A 链组成,其多肽链比其他胶原要大,且由二硫键连接。两个主要多肽是前 -α1 和前 -α2,其分子量分别为 185kD 和 170kD。IV型胶原比其他成分更易屈曲。3,4- 羟脯氨酸的比例、总羟脯氨酸和脯氨酸的比例、羟脯氨酸和赖氨酸的比例都较大。碳水化合物的含量也较高,主要是与羟赖氨酸结合的葡萄糖和半乳糖等。

2. 非胶原性糖蛋白 是基底膜的另一类主要组成成分。

(1) 层粘连蛋白:是主要的非胶原性糖蛋白,位于基底膜的透明层,呈十字形分子构型。其分子量为 100kD。层粘连蛋白含有 3 条短臂 A 链(分子量 20kD)和 1 条长臂 B 链(相对分子量 40kD)。

(2) 蛋白多糖:蛋白多糖位于致密层的上下两侧。其分子量为 75kD,具有等量的蛋白质和共价结合的硫酸乙酰肝素。目前认为,所有基底膜均含有蛋白多糖,其中有些蛋白多糖可与层粘连蛋白、纤维结合蛋白以及IV型胶原的不同部分发生相互作用。

(3) 纤维连接蛋白:是一种广泛存在于多种组织中的糖蛋白,特别在成纤维细胞的表面和结缔组织基质中含量高,血清和血浆中其含量也较丰富。分子量为 24kD,具有较高的生物学活性。过去认为纤维连接蛋白仅存在于结缔组织中,因为上皮细胞不能产生该类蛋白。近期的研究证明,角朊细胞能合成纤维连接蛋白,该蛋白还可调节细胞的生物学活性。

(4) 大疱性类天疱疮(BP)抗原:BP 抗原主要存在于口腔等复层鳞状上皮的基底膜,其他如尿道、膀胱、支气管和胆囊上皮的基底膜也可能存在该抗原。其分子量约为 22kD,是一种跨膜糖蛋白,在细胞内与半桥粒有关,在细胞外层与透明层有关。

(5) 获得性大疱性表皮松解症(EBA)抗原:由于该抗原首先在 EBA 患者血清循环抗体中检出,故称为 EBA 抗原。EBA 抗原位于致密层中或致密层下区,分子量为 29kD,由两个亚单位通过共价键相连所成。

(二)口腔黏膜结缔组织的生物化学

1. 胶原纤维 是一种糖蛋白,其中糖的含量约为 0.3%~0.5%,主要由己糖、半乳糖和葡萄糖等成分组成。蛋白质部分含有较多的甘氨酸、羟脯氨酸及羟赖氨酸。

胶原纤维的主要结构是一种多肽链,构成其蛋白分子的肽链有两类,分别为 α1 和 α2。其中,α1 又分为 α1(I)、α1(II)、α1(III)、α1(IV)四型。每个胶原分子由三条肽链作螺旋缠绕而成,每条肽链约由 1 000 个氨基酸残基组成。胶原纤维的这种三股螺旋结构非常稳定,不易被一般的蛋白酶所水解,但可被胶原酶从分子 3/4 处水解为 2 个片段。口腔黏膜的胶原纤维代谢异常主要见于两类疾病,一类为恶性肿瘤,胶原酶的活性增高使胶原纤维破坏与肿瘤细胞的侵袭行为密切相关;另一类疾病为癌前状态,典型的疾病如口腔黏膜下纤维变性。

2. 弹力纤维 弹力纤维在极易变形的衬里黏膜中含量最丰富。与胶原纤维相比,弹力纤维更细且含量较少。HE 染色不能显示弹力纤维,需用特殊的染色法如酸性地衣红法等。在口腔黏膜组织中,弹力纤维相互交织成立体网状,缠绕于胶原纤维束周围。用透射电镜观察,发现弹力纤维由直径为 10~12nm 的电子致密原纤维包埋于较透射的无定形弹性蛋白中。在成熟的弹力纤维中,弹性蛋白的含量在 90% 以上。弹性蛋白分子的结构为单条多肽链,其分子量为 69.4kD。该多肽链富含非极性疏水氨基酸,而极性氨基酸如天冬氨酸、谷氨酸、赖氨酸和精氨酸的含量则不足 5%,不含色氨酸、胱氨酸和甲硫氨酸。甘氨酸约占该肽链氨基酸总量的 1/3,但并非像在胶原纤维中那样有规律地分布。在弹性蛋白分子中,某些小片段肽链如缬 - 脯 - 缬 - 甘及赖 - 丙 - 丙 - 丙 - 赖将重复出现,前者是构成弹性蛋白特有的二级结构(β- 螺旋构型)所必需的成分,后者则在交联中起重要作用。弹力纤维分子不含羟脯氨酸,但胱氨酸含量极高,说明其中有大量的二硫键。

图片:ER2-2 口腔黏膜的胶原纤维示意图

图片:ER2-3 口腔黏膜的弹力纤维

白酶的水平与牙周袋深度和骨丧失程度显著相关。

（3）碱性磷酸酶（alkaline phosphatase）：其活性与骨代谢和嗜中性白细胞脱颗粒密切相关。牙周炎部位龈沟液中溶酶活性与牙周袋深度和平均牙槽骨丧失显著相关，并与病变活性显著相关，炎症活动部位的龈沟液中此酶活性较血清中高出20倍。

（4）β-葡萄糖苷酸酶（β-glucuronidase）和芳基硫酸酯酶（aryl sulfatase）：两者活性与牙周炎炎症程度、牙周袋深度及牙槽骨丧失显著相关。

（5）天门冬氨酸氨基转移酶（aspartate aminotransferase）：为一种胞质酶，在细胞死亡之后释放出来。该酶在龈沟液中的水平可能与牙周病活动性相关。在实验性牙周炎的发展与恢复过程中，龈沟液中该酶的活性与牙龈炎症密切相关。

（6）其他酶类：包括弹性蛋白酶（elastase）、胰蛋白酶（trypsin）、糜蛋白酶（chymotrypsin）和甘氨酰脯氨酰二肽酶（glycyl-prolyl dipeptidase），均存在于炎症部位的龈沟液中，且可能与炎症的严重程度相关。

（7）炎症的介导因子：主要有白三烯（leukotriene）类物质和前列腺素（prostaglandins），前者为由细胞膜类脂层的花生四烯酸由磷脂酶 A_2 分解经脂氧化酶代谢产生，在牙龈炎症早期明显升高。前列腺素（PG_2）是牙槽骨吸收的主要介导者，龈沟液中前列腺素 E_2（PGE_2）水平与局部附着丧失密切相关。

（8）内毒素：是 G^- 菌的胞壁外膜脂多糖成分，对牙龈组织和牙周组织有很强的毒性作用。龈沟液中的内毒素浓度与牙龈炎症程度及牙周炎有高度相关性。

（9）其他：龈沟液中存在对所感染细菌抗原成分的抗体；纤维连接蛋白分子；骨结合蛋白（osteonectin）；氨基多糖；细菌产生的多种分解宿主的细胞外间质的酶，如蛋白酶、透明质酸酶等；及细菌分解糖和氨基酸产生多种酸性或碱性终末产物，如氨、胺等。这些龈沟液中存在的成分大多对组织有一定毒性作用，但它们在龈沟液中的浓度与局部牙周病变的关系尚有待进一步研究。

（二）龈沟液的生理功能及临床意义

1. 龈沟液的抗菌防御作用 龈沟液通过缓冲作用可将细菌及其代谢产物带出龈沟；通过龈沟液中存在的有活性的白细胞、溶菌酶、乳铁蛋白等吞噬抑制或杀灭细菌；通过龈沟液中的抗体来调理、趋化吞噬细胞，以及激活补体系统来发挥抗菌作用。

2. 龈沟液成分变化作为牙周病变的评判指数 虽然龈沟液成分较多，经过系统研究分析后发现，只有少数几种成分的含量与局部牙周病变程度密切相关，主要包括碱性磷酸酶、β-葡萄糖苷酸酶、天门冬氨酸氨基转移酶、前列腺素 E_2 等。

（王松灵）

第三节 牙菌斑生物膜的生物化学

牙菌斑生物膜内的物质代谢（metabolism）活动颇为复杂，其中有很多过程尚不清楚。总的为两个方面：牙菌斑生物膜内微生物的物质代谢活动和牙菌斑生物膜内的矿物质转换。由于龈上和龈下菌斑生物膜不同的细菌组成和生态环境，其代谢活动具有较大的差异。下面将以龈上菌斑生物膜为例讲述牙菌斑生物膜的物质代谢。

一、牙菌斑生物膜内主要物质代谢

细菌是牙菌斑生物膜内物质代谢活动的主体。牙菌斑生物膜内的细菌不断地进行着新陈代谢。新陈代谢是由无数复杂的生化反应组成的，而这些生化反应需要在酶的催化下进行。新陈代谢包括物质的分解代谢和合成代谢两个方面。分解代谢为细菌提供生命活动所需的能量和生物合成所需的前体，合成代谢是分解代谢的基础。这些代谢活动的进行必须有可被细菌利用的物质，即代谢底物的存在。牙菌斑生物膜内的优势微生物与代谢底物有关，代谢底物来源于食物、唾液和龈沟液，主要成分有碳水化合物、蛋白质、氨基酸、肽类、脂类、尿素、糖蛋白和细胞外多糖等。从代谢角度而言，牙菌斑生物膜细菌可分成两组，即利用含氮物质产生碱性物质使 pH 升高的细菌和酵解碳水化合物产酸降低 pH 的细菌。

参与牙菌斑生物膜糖代谢的酶

1. 葡萄糖激酶	18. 磷酸葡萄糖酸水解酶
2. 磷酸葡萄糖异构酶	19. 2- 酮 -3- 脱氧 -6- 磷酸葡萄糖醛缩酶
3. 磷酸果糖激酶	20. 果糖 -6- 磷酸乙酮醇酶
4. 果糖二磷酸醛缩酶	21. 乙酸激酶
5. 磷酸丙糖异构酶	22. 磷酸乙酰转移酶
6. 3- 磷酸甘油醛脱氢酶	23. 乙醛脱氢酶
7. 3- 磷酸甘油酸激酶	24. 乙醇脱氢酶
8. 磷酸甘油酸变位酶	25. 乳酸脱氢酶
9. 烯醇酶	26. 磷酸乙酮醇酶
10. 丙酮酸激酶	27. 1- 磷酸果糖激酶
11. 6- 磷酸葡萄糖脱氢酶	28. 腺苷酸环化酶
12. 6- 磷酸葡萄糖酸脱氢酶	29. 磷酸二酯酶
13. 核酮糖磷酸异构酶	30. 丙酮酸甲酸裂解酶
14. 核糖磷酸异构酶	31. 糖原磷酸化酶
15. 转酮醇酶	32. 磷酸葡萄糖变位酶
16. 转醛醇酶	33. ADP- 葡萄糖焦磷酸化酶
17. 果糖二磷酸酶	

图片:ER2-4 糖类和氮源化合物代谢的关系

(一)糖的分解代谢

1. 丙酮酸的生成途径 进入牙菌斑生物膜的糖经细菌的转运系统转运到细胞内,经过复杂的代谢,变成能被细菌糖分解途径降解的形式。细菌的糖代谢中,丙酮酸是一关键性的中间产物,几乎所有的六碳、五碳和四碳都是先转变为丙酮酸,然后由丙酮酸进一步降解或合成其他物质。葡萄糖是作为细菌碳源的主要碳水化合物,它可以四种不同的途径转变为丙酮酸,这些途径是以发现和确定途径学者的名字或按照该途径的主要成分来命名的,它们是:①EMP 途径;②HMP 途径;③ED 途径;④磷酸乙酮醇酶途径。

(1)Embden-Meyerbof-Paras(EMP)途径:此途径又称己糖二磷酸途径,即经 1,6- 二磷酸果糖的降解途径,是细菌中广泛存在的一种代谢途径。主要步骤见图 2-3。

此途径的特点是:①葡萄糖进入细菌后,被磷酸化作用激活,生成 6- 磷酸葡萄糖,如葡萄糖是通过细胞膜上磷酸化(PTS)方式进入细胞,则葡萄糖从胞外进入胞内时就生成了 6- 磷酸葡萄糖,此时磷酸直接来自细胞内的磷酸烯醇式丙酮酸(PEP)。②催化 6- 磷酸果糖生成 1,6- 二磷酸果糖的磷酸果糖激酶是兼性厌氧菌 EMP 途径中唯一不涉及其他碳水化合物降解的一个酶。因此,这个酶在葡萄糖的利用方面起着重要的作用。同时,它可能是 EMP 途径的速度限制因子。③1,6- 二磷酸果糖醛缩酶是 EMP 途径的第二个关键酶。它催化 1,6- 二磷酸果糖裂解成两个可以互变的磷酸丙糖,即 3- 磷酸甘油醛和磷酸二羟丙酮。只要 EMP 途径运行,反应就朝着 3- 磷酸甘油醛方面进行。④PEP 是关键的中间产物之一。⑤1 分子的葡萄糖经 EMP 途径可净生成 2 分子 ATP 和 2 分子的 NADH+H⁺(还原型烟酰胺腺嘌呤二核苷酸),它们可在丙

葡萄糖
(1) ↓ ATP / ADP
葡萄糖-6-P
(2) ↕
果糖-6-P
(3) ↓ ATP / ADP
果糖-1, 6-二磷酸
(4) ⋀
磷酸二羟丙酮 ↔ 甘油醛-3-P
(5)
(6)P ↓ NAD+ / NADH+H⁺
1,3-二磷酸甘油酸
(7) ↓ ADP / ATP
3-磷酸甘油酸
(8) ↓
2-磷酸甘油酸
(9) ↓ H₂O
磷酸烯醇式丙酮酸
(10) ↓ ADP / ATP
丙酮酸

图 2-3 葡萄糖分解的 EMP 途径
图中数字序号代表的酶见本页上方表格

酮酸进一步降解时分别用于生物合成和作为氢供体。总反应式如下：

$$葡萄糖 +2ATP+2NAD^+ \longrightarrow 2\,丙酮酸 +4ATP+2(NADH+H^+)$$

（2）Hexose-Monophosphate（HMP）或 Warburg-Dickens 途径：即己糖单磷酸途径，又称为己糖磷酸旁路或磷酸戊糖途径。其基本过程是，葡萄糖经磷酸化生成 6- 磷酸葡萄糖后，在 6- 磷酸葡萄糖脱氢酶的催化下，脱氢、水解生成 6- 磷酸葡萄糖酸。然后在 6- 磷酸葡萄糖酸脱氢酶作用下，脱氢、脱羧生成 5- 磷酸核酮糖。5- 磷酸核酮糖受两种异构酶作用，生成 5- 磷酸木酮糖和 5- 磷酸核糖。5- 磷酸核糖是生物合成嘌呤、嘧啶和芳香族氨基酸的前体。5- 磷酸木酮糖和 5- 磷酸核糖在转酮醇酶作用下，裂解成 3- 磷酸甘油醛和 7- 磷酸景天庚酮糖。此两个中间产物在转醛醇酶作用下，裂解成 6- 磷酸果糖和 4- 磷酸赤藓糖。4- 磷酸赤藓糖与 5- 磷酸甘油醛在转酮醇酶作用下裂解成 3- 磷酸甘油醛和 6- 磷酸果糖。HMP 途径的反应步骤见图 2-4。

图 2-4　葡萄糖分解的 HMP 途径

图中数字序号代表的酶见第 47 页表格

由于转酮醇酶和转醛醇酶催化的裂解反应结果生成了 3- 磷酸甘油醛和 6- 磷酸果糖，故 HMP 途径与 EMP 途径就能连接起来了。

（3）Entner-Doudoroff（ED）途径：此途径与上面两条途径的区别是，6- 磷酸葡萄糖酸在磷酸葡萄糖酸水解酶作用下，脱水，生成 2- 酮 -3- 脱氧 -6- 磷酸葡萄糖，然后在 2- 酮 -3- 脱氧 -6- 磷酸葡萄糖酸醛缩酶作用下，裂解成丙酮酸和 3- 磷酸甘油醛，3- 磷酸甘油醛可参与 EMP 途径形成丙酮酸，同时可利用 HMP 途径中相同的酶，反方向运转，生成嘌呤、嘧啶和芳香族氨基酸生物合成所需要的前体（图 2-5）。

（4）磷酸乙酮醇酶途径（phosphoketolase，PK）：除了上面所提到的三种主要途径外，少数细菌如双歧杆菌不存在或仅有微量的 1,6- 二磷酸果糖醛缩酶和 6- 磷酸葡萄糖脱氢酶，异（杂）发酵乳杆菌缺乏 1,6- 二磷酸果糖醛缩酶和转醛醇酶，它们基本上不存在 EMP、HMP 和 ED 途径。它们主要通过 PK 途径利用葡萄糖，分解葡萄糖，产生 CO_2、乳酸、乙醇或乙酸（图 2-6，图 2-7）。

葡萄糖代谢的四种途径中，有许多酶和中间产物是共同的。然而，有些酶是个别途径所特有的，因它只存在于那个特定的途径中，这些酶称为关键酶。例如，磷酸果糖激酶（EMP）、6- 磷酸葡萄糖酸脱氢酶（HMP）、2- 酮 -3- 脱氧 -6- 磷酸葡萄糖酸醛缩酶（ED）、磷酸酮醇酶（PK）。这些酶在区分

学习笔记

葡萄糖

(1) ↓ ⟜ ATP
ADP

葡萄糖-6-P

(11) ↓ ⟜ NADP⁺
NADPH+H⁺

6-磷酸葡萄糖酸

(18) ↓

2-酮-3-脱氧-6-磷酸葡萄糖酸

(19) ↓

果糖-6-P ＋ 甘油醛-3-P ────→ 丙酮酸

↓ EMP
丙酮酸

(15) ↓

果糖-6-P 赤藓糖-4-P 木酮糖-5-P ──(13)──→ 核酮糖-5-P

(16) ↓

景天庚酮糖-7-P 甘油醛-3-P

(15) ↓

木酮糖-5-P 核糖-5-P

图 2-5 葡萄糖分解的 ED 途径
图中数字序号代表的酶见第 47 页表格

葡萄糖

(1) ↓ ⟜ ATP
ADP

葡萄糖-6-P

(2) ↓

果糖-6-P

(20) ↓

乙酸 ⟵ ATP ADP ⟵ 乙酰磷酸 赤藓糖-4-P 果糖-6-P

⟜ CoA
P

乙酰CoA (16)

(23) CoA ⟜ NADH+H⁺ 甘油醛-3-P 景天庚酮糖-7-P
NAD⁺

乙醛 (15)

(24) ⟜ NADH+H⁺ 木酮糖-5-P 核糖-5-P
NAD⁺

乙醇 (26)

甘油醛-3-P

丙酮酸

(25) ⟜ NADH+H⁺
NAD⁺

乳酸

图 2-6 双歧杆菌利用葡萄糖的 PK 途径
图中数字序号代表的酶见第 47 页表格

各种代谢途径中起着重要的作用。

四条不同的代谢途径中,每一条途径都能在代谢活动中的某些方面起作用。EMP 途径可供给更多的 ATP,但是它不能提供生物合成嘌呤、嘧啶等所需的重要前体 5-磷酸核糖和 4-磷酸赤藓糖。相反,HMP 途径能产生生物合成嘌呤、嘧啶所必需的前体,但它产生的 ATP 只有 EMP 途径的一半。此途径不能直接产生丙酮酸,需要 EMP 途径的酶才能由 3-磷酸甘油醛和 6-磷酸果糖形成丙酮酸。ED 途径可能存在逆向的 HMP 途径,但可直接形成丙酮酸,使它可能独立于其他两个途径。EMP、HMP 和 ED 三条途径间的联系见图 2-8。

这四条代谢途径对某种细菌来说,往往以一条途径为主,而辅以另一条途径,也有部分细菌只有一条途径。除 PK 途径目前只发现存在于少数细菌外,其余三条途径广泛存在于菌斑细菌中。

一般兼性厌氧菌,如链球菌以 EMP 为主,辅以 HMP 途径。同(纯)发酵乳杆菌,如嗜酸乳杆菌、唾液乳杆菌以 EMP 为主。而异(杂)发酵乳杆菌,如发酵乳杆菌以 PK 途径为主。而兼性异(杂)发酵乳杆菌,如干酪乳杆菌、胚芽乳杆菌兼有 EMP 和 PK 途径。双歧杆菌没有完全的 EMP 途径。主要靠 PK 途径。少数 G^- 菌只能通过 ED 途径降解葡萄糖。

图 2-7 异(杂)发酵乳杆菌的 PK 途径
图中数字序号代表的酶见第 47 页表格

图 2-8 细菌分解葡萄糖三条主要途径之间的联系
图中数字序号代表的酶见第 47 页表格

其他糖,如果糖、乳糖、半乳糖作为能源时,必须通过诱导酶的作用,转变成固有糖分解途径中的中间产物才能被利用。而糖醇,如山梨醇、甘露醇在进入糖分解途径前需经脱氢酶脱氢。例如果糖,通过 PEP- 果糖磷酸转移酶系统磷酸化后进入细胞,再经磷酸果糖激酶催化生成 1,2- 二磷酸果糖方进入 EMP 途径。转移酶系统和磷酸果糖激酶均系诱导酶,葡萄糖和果糖分解的起始过程见图 2-9。

乳糖由透性酶系统转运入细胞内。一进入细胞内即被 β- 半乳糖苷酶水解为葡萄糖和半乳糖,而透性酶和半乳糖苷水解酶是乳糖诱导下产生的诱导酶,半乳糖能诱导细菌合成半乳糖激酶或半乳糖脱氢酶等,在这些诱导酶作用下,半乳糖变成 1- 磷酸半乳糖或半乳糖酸,分别进入 EMP 和 ED 途径。甘露醇、山梨醇经 PTS 转运系统磷酸化,分别转变成 1- 磷酸甘露醇和 6- 磷酸山梨醇后进入细胞内,再分别经 1- 磷酸甘露醇脱氢酶和 6- 磷酸山梨醇脱氢酶的作用脱氢,转变为 EMP 途径中的中间产物——6- 磷酸果糖。

图 2-9　葡萄糖与果糖分解的起始反应

2. 糖的分解代谢及产物　糖经以上四种不同的代谢途径最终都转变成为丙酮酸,丙酮酸以后的代谢在不同的细菌中不完全相同,同时环境中的氧、二氧化碳含量,糖的种类和量对其代谢也有影响,丙酮酸经不同的代谢途径可产生不同的产物。

在牙菌斑生物膜表层,有氧存在,主要为有氧分解代谢,通过需氧菌的作用,丙酮酸进入三羧酸循环,经氧化脱羧作用彻底氧化生成二氧化碳和水,并产生大量能量。在牙菌斑生物膜深层,由于氧不易进入,同时菌斑外层的需氧菌将其耗尽,使牙菌斑生物膜深层呈缺氧状态,所以牙菌斑生物膜深层主要是无氧酵解。

酵解是微生物细胞内发生的一种氧化还原反应,在反应过程中,有机物氧化放出的电子直接交给基质本身未完全氧化的某些中间产物,同时放出能量和产生各种不同的代谢产物。显然酵解是在一种厌氧条件下发生的,不以氧或无机物作为电子受体而是以有机物作为最终电子受体的生物学过程。酵解类型随微生物的种类而异,它主要取决于细菌的酶系统和环境条件。丙酮酸的主要酵解类型及其终末产物见图 2-10。

图 2-10　碳水化合物发酵的终末产物

从图 2-10 中看出,丙酮酸酵解的终末产物为有机酸,如乳酸、甲酸、乙酸、丙酸及乙醇等。有机酸以质子形式移到细胞外,集聚在胞外基质中,当外源性糖易于获取时,胞外高浓度的有机酸(主要是乳酸)可抑制产酸,以致最后中止代谢。

细菌种类不同,发酵的终末产物也不同。在链球菌、乳杆菌和双歧杆菌,丙酮酸可降解成乳酸、乙酸、乙醇和甲酸。放线菌可将丙酮酸降解为琥珀酸、乳酸、甲酸、乙酸、乙醇和二氧化碳。韦荣菌可使丙酮酸形成琥珀酸、乙酸、丙酸。梭杆菌、梭状芽胞杆菌和优杆菌可产生丁酸。

即使同一种细菌，在不同的环境条件下，代谢产物也不同。如链球菌，在外源性糖丰富时，可经乳酸脱氢酶作用生成大量乳酸。乳酸脱氢酶是一固有酶，总是以高浓度存在于细菌内，它的活性取决于1,6-二磷酸果糖的存在。有丰富外源糖供给时，1,6-二磷酸果糖增加，使乳酸脱氢酶活化。在外源性糖供应不足时，通过丙酮酸甲酸裂解酶(pyruvate formatelyase, PFL)作用形成乙醇、甲酸和乙酸。

丙酮酸甲酸裂解酶的合成受到糖分解中间产物3-磷酸甘油醛和磷酸二羟丙酮的调节，它们是丙酮酸甲酸裂解酶的抑制因子，在外源性糖供应不足时，这两种中间产物缺乏，可诱导丙酮酸甲酸裂解酶产生。所以在外源性糖不足时，细菌可通过丙酮酸甲酸裂解酶通路获取能量。此酶对氧极其敏感，所以必须在厌氧条件下才可利用此通路。在放线菌，当CO_2缺乏时，可形成乳酸。但在有CO_2时，可形成琥珀酸、甲酸、乙酸，因在烯醇式丙酮酸经烯醇式丙酮酸羧化激酶作用生成草酰乙酸的反应中CO_2是必需的。在有氧时，放线菌主要形成乙酸和CO_2。代谢的终末产物可被一些细菌进一步降解，使环境的酸度发生改变。例如，韦荣菌能利用乳酸生成乙酸和丙酸，丙酸和乙酸的pKa值较乳酸高，所以，可作为缓冲剂，升高基质的pH。乳酸也可被丙酸杆菌、梭状芽胞杆菌和真杆菌利用。

$$2CH_3CHOHCOOH \longrightarrow CH_3CH_2COOH + CH_3COOH + CO_2 + H_2$$
(乳酸 pKa=3.08，丙酸 pKa=4.87，乙酸 pKa=4.75)

一些弯曲菌和拟杆菌可利用甲酸作为能源，在与硝酸盐、延胡索酸盐反应中，甲酸作为电子供体，使硝酸盐、延胡索酸盐分别还原成亚硝酸盐和琥珀酸盐。梭状芽胞杆菌、真杆菌能利用乙酸生成丁酸、己酸，而丁酸、己酸使环境酸度增加的能力小于乙酸，从而使环境的酸度降低。

牙菌斑生物膜内的酸产物来自各种细菌分解糖的代谢产物，而不等于任何一种细菌的代谢产物。饥饿牙菌斑生物膜有机酸分析表明，主要的酸是丙酸、丁酸、甲酸，pH为中性，或略偏碱性。一旦牙菌斑生物膜与糖接触后总酸量立即增加，其中乳酸的量明显增加。

（二）糖的合成代谢

牙菌斑生物膜内糖的合成代谢主要有两个途径，即细胞内和细胞外途径。

1. 细胞内途径　在外源性糖丰富时，将环境中的糖转化为胞内多糖（主要是糖原）贮存于细胞内。细胞内多糖可由任何可转变成1-磷酸葡萄糖的糖合成，在外源性糖丰富或一些营养成分限制了细菌的生长时，细胞内1,6-二磷酸果糖和其他糖分解中间产物增加，ADP-葡萄糖焦磷酸化酶(ADP-glucose-pyrophosphorylase)活化，促进了糖原的合成。

胞内多糖(intracellular polysaccharide, ICP)在外源性糖缺乏时，可作为能源，且使细菌继续产酸，胞内多糖受外源性糖的调节，当外源性糖有限时，胞内磷酸烯醇式丙酮酸水平增加，糖原磷酸化酶(glucogen-phosphorylase)活化，促进了糖原的分解。

外源性糖缺乏时，在严格的厌氧条件下，变异链球菌细胞内多糖可通过丙酮酸甲酸裂解酶作用产生大量的甲酸、乙酸和乙醇，而在有氧条件下细胞内多糖主要形成乳酸和丙酮酸，因丙酮酸甲酸裂解酶对氧极其敏感，有氧时即失去活性。在厌氧条件下产酸的总量较有氧时多，由此看出，在变异链球菌的细胞内多糖的代谢中，丙酮酸甲酸裂解酶的作用较乳酸脱氢酶重要。在外源性糖丰富时，除了以细胞内多糖作为贮能形式外，一些细菌还以多聚β-羟丁酸或多聚磷酸盐形式贮能。在外源性碳源化合物缺乏时，多聚β-羟丁酸可被分解，生成乙酰CoA，乙酰CoA进一步分解，放出能量和产生生长所需的前体物质。

2. 细胞外途径　在细胞外，通过糖基转移酶（即胞外多糖合成酶）的作用把一个糖分子从糖苷转移到另一个糖苷上，合成细胞外多糖(extracellular polysaccharides, ECP)。牙菌斑生物膜中的一些细菌能产生糖基转移酶，如葡萄糖基转移酶(glucosyltransferase, GTF)和果糖基转移酶(frucosyltransferase, FTF)。它们能以蔗糖为底物，将蔗糖裂解后产生的葡萄糖、果糖分别合成葡聚糖(glucan)和果聚糖(fructan)。有的细菌可合成杂聚糖(heteropolysaccharides)。所形成的多聚糖可作为引物，使糖基转移酶将糖基加入到正在生长的多糖链上。反应式如下：

$$X \text{ 蔗糖} + (葡萄糖)_n \xrightarrow{\text{GTF}} (葡萄糖)_{n+x} + X \text{ 果糖}$$
葡聚糖　　　　　葡聚糖

$$\text{X 蔗糖} + (\text{果糖})_n \xrightarrow{\text{FTF}} (\text{果糖})_{n+x} + \text{X 葡萄糖}$$
$$\qquad\qquad\quad \text{果聚糖} \qquad\qquad \text{果聚糖}$$

GTF 和 FTF 是固有酶,存在于菌细胞外。它们在菌斑的复杂环境中能保持活性,与其以下特性有关:①对蔗糖有高度特异性,即只能利用蔗糖作为底物,合成细胞外多糖,而不能利用其他糖。这是因为蔗糖的两个组成部分,葡萄糖和果糖是由还原官能团——苷键连接起来的,此键容易破裂,变成稳定的葡萄糖和果糖。此键裂解时能释放出大量自由能,此自由能被 GTF 或 FTF 利用,分别将葡萄糖、果糖合成葡聚糖和果聚糖,自由能的释放使蔗糖合成多糖的酶促反应一直向右进行,即只要有蔗糖存在,就能自发地合成多糖。②有广泛的 pH 适应度(pH 5.2~7.0),其适应范围与菌斑 pH 相符,GTF 的最适 pH 是 5.5,当 pH 降低到 4.5 以下则失去活性。③由于是细菌自发合成的固有酶,它的合成不需诱导,它的量与培养基有关,在含蔗糖的培养基中,酶的产量较含葡萄糖的高。

根据其水溶性,葡聚糖有水溶性和水不溶两种。其水溶性与分子结构有关,水溶性葡聚糖又称右旋糖酐(dextran),以 α-1,6- 糖苷键为主,占分子中总糖苷键的 65%~96%。分子的分支程度低,呈线型分子结构;而水不溶性葡聚糖又称变聚糖(mutan),α-1,3- 糖苷键相对多些,可达 35%~75%,分支程度高,呈高度交链结构。果聚糖又称左旋糖酐(levan),是 D- 呋喃果糖通过大量的 β-2,6- 糖苷键构成主链及少量 β-2,1 糖苷键构成侧链聚合而成,分子的分支少,为水溶性。

牙菌斑生物膜内细菌合成多糖的能力与细菌的酶系统有关,并且与其致龋性密切相关。水不溶性细胞外多糖参与牙菌斑生物膜基质(matrix)的组成,促进细菌的黏附、集聚,加速牙菌斑生物膜的形成。多糖还具有生物屏障作用,使牙菌斑生物膜内、外物质的出入受到限制。一些大分子物质或带电荷的物质被阻止在牙菌斑生物膜外,而一些低分子糖类或不带电荷的简单分子容易渗入。同时,牙菌斑生物膜内的细菌代谢产物,如有机酸不容易扩散出去,作为贮能形式,在外源性糖源缺乏时,可降解成单糖,放能、产酸。

(三)氮源化合物代谢

牙菌斑生物膜内,除糖代谢外,氮源化合物代谢对牙菌斑生物膜细菌的生长也很重要,氮源化合物代谢可为细菌的生长提供必需的氨基酸。当氨基酸的量多于更新蛋白质的需要量时,氨基酸也可作为能源,提供能量。同时,氮源化合物代谢的碱性产物对菌斑 pH 的调节起了重要作用。

1. 氨 是口腔细菌可利用的最简单的氮源。牙菌斑生物膜中,氨的浓度约为 18mmol/L,主要来自唾液。唾液中氨的浓度约 2~6mmol/L,主要来自唾液中的尿素,唾液中尿素的浓度约为 2mmol/L,尿素经细菌尿素酶的作用水解成二氧化碳和氨。

$$(NH_2)_2CO + H_2O \xrightarrow{\text{尿素酶}} 2NH_3 + CO_2$$

氨也可来自氨基酸,氨基酸经脱氨基作用释放出氨。氨也可被牙菌斑生物膜细菌利用合成氨基酸。

2. 蛋白质 微生物利用蛋白质一般首先通过蛋白水解酶使蛋白质水解成胨、肽,最后被肽酶水解成氨基酸。微生物不同,利用蛋白质的能力也不同。一般来说,真菌利用蛋白质的能力强,而且能利用天然蛋白质。而大多数细菌不能利用天然蛋白质,只能利用某些变性蛋白和它们的降解产物如胨、肽等。

蛋白质不同,催化它们降解的蛋白酶也不同。微生物合成的蛋白水解酶大多数分泌到细胞外,在适宜条件下将蛋白质水解成多肽。微生物不同,合成蛋白酶的能力也不同。梭杆菌、芽胞杆菌、假单胞菌合成的胞外蛋白酶的活性很高,葡萄球菌、链球菌合成的胞外蛋白酶的活性低,乳杆菌不合成胞外蛋白酶。细菌的致病性与其产生的酶相关。如龈下菌斑中的一些细菌产生的胶原酶可降解胶原而破坏牙周组织。

3. 氨基酸

(1) 氨基酸的合成代谢:牙菌斑生物膜中游离氨基酸的浓度约为唾液的 10 倍,主要来自唾液、龈沟液和菌斑基质蛋白的水解。

细菌还可通过各种途径合成氨基酸。除通过转氨反应合成外,一些细菌可将氨与有机物结合生成氨基酸。糖类物质代谢过程的中间体,如 3- 磷酸甘油酸、丙酮酸、磷酸烯醇式丙酮酸、4- 磷酸

赤藓糖等可经一系列的生物化学反应合成氨基酸,如:

$$\alpha\text{-}酮戊二酸 + NH_3 \xrightarrow[\text{谷氨酸脱氢酶}]{NADPH+H^+ \frown NADP^+} L\text{-}谷氨酸 + H_2O$$

$$丙酮酸 + NH_3 \xrightarrow[\text{丙氨酰酸脱氢酶}]{NADH+H^+ \frown NAD^+} L\text{-}丙氨酸 + H_2O$$

$$L\text{-}谷氨酸 + NH_3 \xrightarrow[\text{谷氨酰胺合成酶}]{ATP \frown ADP} L\text{-}谷氨酰胺 + H_2O$$

$$\alpha\text{-}酮戊二酸 + 谷氨酰胺 \xrightarrow[\text{谷氨酸合成酶}]{NADH+H^+ \frown NAD^+} 2L\text{-}谷氨酸 + H_2O$$

细菌中,合成氨基酸的能力有很大差异,如乳杆菌和链球菌合成氨基酸能力较差。

(2) 氨基酸的分解代谢:游离氨基酸能进一步降解,为细菌代谢提供能量。菌斑中,相当多的厌氧菌和兼性厌氧菌能进行氨基酸的分解代谢。分解氨基酸的微生物远比分解蛋白质的微生物多,但微生物不同,分解氨基酸的能力也不同。如 G^+ 菌中的乳杆菌、链球菌分解氨基酸能力较差,而 G^- 菌中的变形杆菌、假单胞菌几乎能分解所有氨基酸。氨基酸的分解可通过脱氨、转氨和脱羧作用等方式完成。

脱氨作用:氨基酸失去氨基的脱氨基作用是氨基酸分解代谢的一种重要方式。细菌的脱氨基作用有氧化脱氨和非氧化脱氨两种形式,它随细菌细胞内酶的组成而定。氧化脱氨基作用在菌斑细菌中不常见。在菌斑中,多数厌氧菌和兼性厌氧菌是通过非氧化脱氨基作用脱氨的。

氧化脱氨过程可由两种类型的酶来催化完成,一类是氨基酸氧化酶在有氧条件下分两步催化氨基酸脱氨,生成 α-酮酸、过氧化氢和氨,反应式如下:

$$1\frac{1}{2}O_2 + R-\underset{NH_2}{CH}-COOH + H_2O \xrightarrow{\text{氨基酸氧化酶}} R-\underset{NH}{C}-COOH + 2H_2O_2$$

$$R-\underset{NH}{C}-COOH + H_2O \rightarrow R-\underset{O}{C}-COOH + NH_3$$

另一类氨基酸脱氢酶在厌氧条件下可以分为两步催化氨基酸生成 α-酮酸和氨,反应式如下:

$$R-\underset{NH_2}{CH}-COOH \xrightarrow[\text{氨基酸脱氢酶}]{NHDP^+ \frown NADPH+H^+} R-\underset{NH}{C}-COOH$$

$$R-\underset{NH}{C}-COOH + H_2O \rightarrow R-\underset{O}{C}-COOH + NH_3$$

氨基酸氧化酶是一类专一性不高的酶,通常一种氨基酸氧化酶能催化多种氨基酸分解,但它们催化每种氨基酸脱氨的能力不同。氨基酸脱氢酶是一类不需氧的氨基酸氧化酶,它催化氨基酸分解脱下的氢不直接交给氧,而以辅酶 NAD(或 NADP)为受氢体,再通过电子传递链将氢交给氧,生成水并产生 ATP。

非氧化脱氨基作用有还原脱氨基、水解脱氨基等方式。在严格无氧条件下,一些含氢化酶的微生物能以还原脱氨基方式使氨基酸脱去氨基,生成相应的饱和脂肪酸和氨,反应式如下:

$$R-\underset{NH_2}{CH}-COOH + 2H \xrightarrow{\text{氢化酶}} R-CH_2-COOH + NH_3$$

氨基酸在水解酶作用下脱氨基,生成羟醛酸和氨,反应式如下:

$$R-\underset{NH_2}{CH}-COOH + H_2O \xrightarrow{\text{水解酶}} R-\underset{OH}{CH}-COOH + NH_3$$

转氨基作用:是 α- 氨基酸的氨基通过转氨酶作用转移到 α- 酮酸的酮基位置上,生成与原来的酮酸相应的氨基酸,原来的氨基酸转变成相应的 α- 酮酸。此反应可用下列反应式表示:

$$\begin{matrix} COOH & COOH & & COOH & COOH \\ | & | & 转氨酶 & | & | \\ CH-NH_2 & +C=O & \longrightarrow & C=O & +CH-NH_2 \\ | & | & & | & | \\ R_1 & R_2 & & R_1 & R_2 \end{matrix}$$

氨基酸的转氨基作用既是氨基酸分解的重要方式,也是氨基酸合成的途径。氨基酸通过转氨作用生成的 α- 酮酸可以不同的方式进入糖的分解途径进一步降解。

脱羧基作用:氨基酸分解代谢除脱氨、转氨作用外,脱羧基作用也是氨基酸分解的一种方式,但不是主要方式。在低 pH 时,氨基酸可通过菌斑细菌的氨基酸脱羧酶的作用脱羧,生成胺和二氧化碳。如:

$$\begin{matrix} NH_2 & & NH_2 \\ | & & | \\ (CH_2)_3+H^+ & 脱羧酶 & (CH_2)_3 \\ | & \longrightarrow & | & +CO_2 \\ CH-NH_3 & & CH_2 \\ | & & | \\ COOH & & NH_2 \end{matrix}$$

鸟氨酸　　　　　丁二胺

氨基酸脱羧酶是一类专一性很强的酶,一般一种氨基酸具有一种脱羧酶,细菌脱羧酶的最适 pH 为 4.5~6.0,它们仅在氨基酸存在和低 pH 时被诱导合成。当菌斑 pH 降低时,脱羧反应增加,胺产生,使 pH 升高。实验证明,脱羧反应中和酸的作用只有在菌斑葡萄糖浓度低时才能发挥作用。脱羧反应产生的胺不足以中和饮食中高浓度的蔗糖产生的酸。胺在胺氧化酶作用下可生成相应的醛和氨,酸进一步氧化生成有机酸,再按有机酸分解方式进行分解。

氨基酸脱去氨基后进一步降解,一般来说,这些反应的产物有乙酸、丙酸、丁酸、异丁酸、异戊酸、氨等,有时有 CO_2 形成。这些代谢产物对菌斑 pH 的影响不大,然而精氨酸和唾液素(sialin)的代谢有其特殊性,精氨酸系碱性氨基酸,唾液素系四肽氨基酸(甘氨酸 - 甘氨酸 - 精氨酸 - 赖氨酸),它们能通过精氨酸通路产生碱性产物。

$$\begin{matrix} NH & & NH_2 \\ | & & | \\ CNH_2 & & C-O \\ | & 精氨酸脱氨酶 & | \\ NH & \longrightarrow & NH & +NH_3 \\ | & & | \\ (CH_2)_3 & & (CH_2)_3 \\ | & & | \\ CH-NH_2 & & CH-NH_2 \\ | & & | \\ COOH & & COOH \end{matrix}$$

精氨酸　　　　　瓜氨酸

$$\begin{matrix} NH_2 & & NH_2 & & \\ | & & | & & \\ C-O & & (CH_2)_3 & & CO-NH_2 \\ | & 转移酶 & | & & | \\ NH & +Pi \longrightarrow & CH-NH_2 & + & OH_2PO_3 \\ | & & | & & \\ (CH_2)_3 & & COOH & & \\ | & & & & \\ CH-NH_2 & & & & \\ | & & & & \\ COOH & & & & \end{matrix}$$

瓜氨酸　　　　鸟氨酸　　　氨甲酰磷酸

精氨酸通路在细菌中广泛存在,如血链球菌、变链球菌、米勒链球菌和粪肠球菌等,此通路作为在厌氧条件下的能量来源,并由于氨的产生使菌斑 pH 增高,精氨酸通路由精氨酸的增加而诱导产生。此通路也作为鸟氨酸的一个来源。

氨基酸的降解反应多由龈沟、牙周袋的厌氧细菌产生,这些区域的组织破坏和蛋白水解可产生大量的氨基酸。菌斑中,糖代谢与氮源化合物代谢是相互关联的,糖可用于合成氨基酸的碳链结构,经氨基化或转氨基作用生成相应的氨基酸。如糖分解产生的丙酮酸与氨作用生成丙氨酸,此外,糖分解过程中产生的能量可供氨基酸、蛋白合成之用。一些生糖氨基酸,如甘氨酸、丙氨酸、丝氨酸、天门冬氨酸、谷氨酸、脯氨酸、精氨酸、赖氨酸等在脱氨基后转变成丙酮酸,再经糖异生作用逆糖酵解方向合成糖。

二、牙菌斑生物膜内矿物质的转换

牙菌斑生物膜内的矿物质转换主要是牙菌斑生物膜与牙釉质之间的矿物质转换,此转换与菌斑的矿物质浓度和 pH 密切相关。参与这种转换的物质主要位于菌斑的细胞外液中,唾液中的离子浓度直接影响菌斑的矿物质代谢。

(一)牙菌斑生物膜 - 唾液间的矿物质转换

唾液是牙菌斑生物膜矿物质的主要来源,唾液中矿物质浓度和存在形式直接影响到牙菌斑生物膜内的矿物质浓度。唾液中的钙、磷和氟的浓度随不同个体而不同,同一个体,又随唾液的流速而不同。但因钙、磷常与蛋白结合,以复合物形式存在,不可能立即获得游离的活性形式,而钙、磷的离子活性与磷灰石的溶解性密切相关,唾液中的钙、磷离子浓度分别为 0.5mmol/L 和 2mmol/L。正常情况下,唾液中氟的浓度为 0.01mmol/L,主要以离子形式存在。

唾液和牙菌斑生物膜中离子形式的钙、磷和氟等矿物质可以相互转换。此转换主要以离子扩散的方式进行,离子扩散过程取决于浓度梯度,即浓度差,扩散的速度随浓度差的缩小而降低。扩散的过程是一可逆的过程,最终在唾液 - 菌斑间达到一动态平衡,唾液和牙菌斑生物膜中钙、磷、氟等离子浓度的变化可影响扩散的方向和速度。

(二)牙菌斑生物膜 - 牙面间的矿物质转换

牙菌斑生物膜 - 牙面间的矿物质转换是在牙菌斑生物膜的液相环境中进行的。牙菌斑生物膜内的矿物质含量明显高于唾液,因为:①牙菌斑生物膜作为一离子屏障,可阻挡牙面离子的扩散;②牙菌斑生物膜中的矿物质与蛋白结合;③牙菌斑生物膜中的细菌具有结合一些离子的能力,一些矿物质实际上是牙菌斑生物膜细菌的代谢产物。如一些口腔链球菌可合成多聚磷酸盐。

牙菌斑生物膜中的钙、磷、氟除少数以离子形式或与蛋白结合存在于菌斑液中外,多以各种磷酸盐形式存在,如羟基磷灰石$[Ca_{10}(PO_4)_6(OH)_2]$、氟磷灰石$[Ca_{10}(PO_4)_6F_2]$、磷酸氢钙$(CaHPO_4)$、磷酸八钙$[Ca_8(PO_4)_4(HPO_4)_2 \cdot 5H_2O]$、磷酸三钙$[Ca_3(PO_4)_2]$等。磷酸盐的性质是由钙、磷的相对浓度和菌斑基质 pH 决定的。Ca/P 比高的固相不易溶解;反之,Ca/P 比低的固相易溶解。在酸性环境下,作为固相存在的磷酸钙会变成 Ca/P 离子比例低的易溶相,钙离子释放入菌斑液中;反之,在碱性环境下,低溶性的、Ca/P 比例高的相形成,磷酸根离子释放。所以,pH 可调节磷酸盐的存在形式及其生物性能。

1. **牙菌斑生物膜 pH 与龋病** pH 降低可引起牙釉质溶解性增加。在 pH 7~4 范围内,pH 降低 1 个单位,羟基磷灰石的溶解性可增加 7 倍。其原因是:①OH^- 的浓度与 H^+ 浓度成反比,H^+ 增加,OH^- 则减少;②磷酸根的形式取决于溶液的 pH,pH 降低,较多的 PO_4^{3-} 变成 HPO_4^{2-} 和 $H_2PO_4^-$。这样,菌斑液中的活性离子的量大大减少,从而加速羟基磷灰石的溶解。

酸性条件下,作为固相的磷酸钙,主要是羟基磷灰石变成 Ca/P 比例低的易溶相,Ca^{2+} 释放入基质中。反应式如下:

微酸条件下,磷酸氢钙(CaHPO₄)是较稳定的盐,但仍会逐渐地、缓慢地离解成离子成分,释放入液相中。反应式如下:

$$CaHPO_4+H^+ \longrightarrow Ca^{2+}+H_2PO_4^-$$

由于磷酸氢钙离解速度很慢,它对下面的羟基磷灰石实际上起到了一保护套的作用。磷酸氢钙离解的速度取决于菌斑液中钙、磷离子的浓度。离子浓度越高,速度越慢;反之,离解速度快。

当牙菌斑生物膜内的酸逐渐被与羟基磷灰石的反应、细菌的碱性代谢产物和唾液的缓冲作用中和后,牙菌斑生物膜的 pH 增高,趋于恢复到稳定状态。这时,磷酸氢钙变成 Ca/P 比例高的磷灰石,最终变成羟基磷灰石。在中性条件下,羟基磷灰石是最稳定的形式。其反应式如下:

$$10CaHPO_4+8OH^- \longrightarrow Ca_{10}(PO_4)_6(OH)_2+4HPO_4^{2-}+6H_2O$$

羟基磷灰石的结构复杂,迄今,其形成过程尚不完全清楚。一些学者认为,磷酸氢钙可能先进行分子重构,形成非晶形的磷酸盐作为中间体,其步骤可能如下:

$$3CaHPO_4 \longrightarrow Ca_3(PO_4)_2+HPO_4^{2-}+H^+ \qquad ①$$
$$3Ca_3(PO_4)_2 \longrightarrow Ca_9(PO_4)_6 \qquad ②$$
$$Ca_9(PO_4)_6+Ca(OH)_2 \longrightarrow Ca_{10}(PO_4)_6(OH)_2 \qquad ③$$

反应①、②趋于使 pH 降低,因为它们分别产生 H⁺ 和移去 OH⁻。所以,高 pH 的维持有助于反应的进行,特别在 F⁻ 存在时。

正常的生理矿化过程受到有机基质的调控,是有序的。而羟基磷灰石溶解后再沉积,形成羟基磷灰石的过程是无序的,它难以形成原来牙釉质整齐、规则的结构。但随着仿生矿化研究的深入,已经可能在脱矿的牙釉质表面形成有序的晶体结构。相见第二章第四节。

在牙菌斑生物膜-牙釉质界面,随着 pH 的变化不断地进行着磷灰石的溶解、再沉积。如牙菌斑生物膜-牙釉质界面的 pH 长期维持在低 pH 状态,使牙面长期受到酸的攻击,溶解再沉积过程就不再完全可逆,而逐渐导致钙、磷从牙釉质,特别是在富含镁和碳酸盐的区域恒久地失去。开始,脱钙区域形成相对完整的表层,临床上表现为白垩斑。随后,不规则的表层破坏,细菌侵入,更多的牙菌斑生物膜形成,引起更严重的酸的攻击,最终牙釉质破坏,形成龋洞。

唾液、牙菌斑生物膜液和牙釉质间的分子相互交换取决于浓度梯度。一般,带电荷的离子或分子比中性分子扩散困难。不带电荷的、非离解形式的乳酸更容易扩散入牙釉质,在牙釉质中离解,降低内部 pH,攻击深层牙釉质。同样,Ca²⁺ 也能以不带电荷的乳酸钙形式从牙釉质失去。

综上所述,牙菌斑生物膜内磷灰石晶体的溶解性变化可归纳为:①正常牙菌斑生物膜维持与唾液相似的 pH,磷酸钙处于饱和且稳定的状态。②致龋菌斑生物膜的 pH 较平均 pH 低,在 pH=5 以下时,磷酸钙处于非饱和状态,易于溶解。③致牙石菌斑生物膜的 pH 较平均 pH 高,导致磷酸钙的沉积。

2. 牙菌斑生物膜 pH 与牙石 唾液和龈沟液中矿物质是牙菌斑生物膜矿化过程中无机物的主要来源,钙、磷较葡萄糖更易渗入牙菌斑生物膜内。牙菌斑生物膜基质中含有高浓度的钙、磷,它们以离子形式存在,或与蛋白结合形成磷酸钙-蛋白复合物,特别是在唾液腺导管口处,牙菌斑生物膜基质浓缩来自唾液的钙、磷,这些钙、磷在高 pH 时可形成磷酸钙晶体,导致牙菌斑生物膜钙化,形成牙石,也称为牙结石。

牙石(calculus)主要由 75% 的磷酸钙,15%~25% 的水、有机物、磷酸锰、矿酸钙及微量的钾、钠、铁所构成。按其部位分为龈上牙石(supragingival calculus)和龈下牙石(subgingival calculus)。

牙石的形成是生物矿化中的病理性矿化过程,机制尚不清楚。一般认为牙菌斑生物膜中过饱和的钙、磷等矿物质不能自发沉积,它必须依靠引晶介质(seeding agents)来介导钙盐的沉积,并导致小的钙化中心膨大并融合形成钙化的团块。牙菌斑生物膜的细胞间基质是矿物质沉淀的基础,其中的蛋白质多糖复合体可以通过从唾液中螯合钙离子并将其移出而引发钙化过程,形成钙化的核心,并介导随后的矿物质沉积。牙菌斑生物膜中的细菌也被看作是可能的引晶介质。

第四节 牙体硬组织的生物矿化

生物矿化(biomineralization)是指生物体内的钙磷等无机离子在多种生物因子的调控下通过

化学反应产生难溶性盐,并与有机基质结合,形成机体矿化组织。生物矿化有生理性和病理性之分。生理性矿化是指机体生长发育成熟过程中,无机离子通过生物因子调控在机体的特定部位与有机基质中的生物大分子结合形成具有一定结构的矿化组织。矿化组织中的矿化物包括存在于牙和骨骼中的难溶性磷酸盐、磷灰石晶体、海藻、海绵中的硅酸盐以及重金属氧化物和氢氧化物等。病理性矿化则是由于机体对生物矿化调控作用失衡,无机离子在不该矿化的部位形成异位矿化或异常矿化组织,或造成矿化组织矿化过度或不足。病理性矿化组织主要成分是非晶体化的钙盐。异位矿化包括口腔中的牙石,消化系统中的胃结石、胆结石、胰结石,泌尿系统的肾结石、膀胱结石。异常矿化包括变性坏死的组织细胞在组织愈合过程中形成钙化团,如结核病灶的钙化(calcification)。

一、生物矿化组织的组成结构

(一)矿化组织的组成

人类矿化组织包括骨骼、牙釉质、牙本质和牙骨质,其无机成分主要为磷灰石晶体和大量的非晶体化的磷酸钙盐类。磷灰石晶体主要为羟基磷灰石,其分子式为$Ca_{10}(PO_4)_6(OH)_2$,表示由两个分子组成的晶体结构,其分子量为1004.8D,理论钙、磷原子比为1.67,理论钙、磷重量比为2.16。

普遍认为牙和骨骼中的晶体为不纯的羟基磷灰石,其中的Ca^{2+}能被Mg^{2+}、Na^+、Sr^{2+}置换,PO_4^{3-}能被CO_3^{2-}、HCO_3^-、HPO_4^{2-}置换,OH^-能被Cl^-、F^-取代,形成氟磷灰石(fluorapatite)或氯磷灰石(chlorapatite)。因此生物矿化组织在干重情况下,除了钙、磷外,CO_3^{2-}占5%,枸橼酸盐占1%~2%,Na^+占1%~2%,Mg^{2+}占0.5%~1%,KCl占0.2%~0.5%,另外还有微量的F^-、Zn^{2+}、Mn^{2+}、CO^{2+}、Fe^{3+}、Cu^{2+}、Pb以及Sr、Sn、Al等元素。所有这些因素都将影响晶体中钙磷比值。(图2-11,图2-12)

图2-11 羟基磷灰石晶体(扫描电镜)

图2-12 羟基磷灰石晶体(透射电镜)

(二)羟基磷灰石晶体的结构

羟基磷灰石晶体(hydroxyapatite crystal)由六棱柱的晶胞构成,有一条c主轴,三条a轴;a轴与c轴垂直相交,a轴互成120°。每个晶胞由10个Ca^{2+},6个PO_4^{3-}和2个OH^-构成。沿c轴从上向下投影呈蜂窝状结构垂直排列,OH^-位于晶胞中央,周围6个Ca^{2+}分两层形成两个平行的三角形,位于蜂窝状六边形的每个顶上,两个三角形互成60°;在最外层,又有6个PO_4^{3-}分两层形成两个平行的三角形,磷位于三角形的顶点,PO_4^{3-}是以磷为中心的平行四边形,氧位于四边形的四个顶。由于OH^-中氧原子半径较大,因此OH^-与Ca^{2+}不在同一平面,氧在平面的上方或下方(图2-13,图2-14)。

二、生物矿化的机制

(一)生物矿化的过程

生物矿化常局限于机体需要高机械强度、脆或硬的部位,如骨骼、牙,偶尔也发生在指甲等部

图 2-13 羟基磷灰石晶体的结构解析

图 2-14 羟基磷灰石晶体的空间结构模式图

位,而不会发生在软组织。生物矿化是特殊的反应介质、基质对矿化的指导和细胞参与的结果。生物矿化组织与一般矿物质相比,在结构上高度有序,矿物质既在有机质中形成,又被包埋在基质中,矿物质既参与组织的矿化-脱矿平衡,又参与代谢过程。生物矿化的结晶过程包括成核、成长、集聚以及固相转化。结晶形态和大小与 pH、矿物质饱和度、温度、压力等因素有关(图 2-15)。

1. **成核** 晶体的成核包括种晶和初晶形成、晶核形成等过程。种晶(crystallite seeds)是晶体形成需要的最初基本诱导单位。晶核(crystal nucleus)是在种晶的基础上经过离子的集聚,形成的具有晶体基本结构的最初结晶体,它是指导晶体生长的基础。

离子结晶必须先形成晶核,初始晶核从无任何颗粒或表面存在的情况下由均匀溶液产生,称为均相成核。均相成核时离子相互结合,集聚成有序的簇状结构,簇达到一定数目即临界簇时发展成晶核。

羟基磷灰石作为晶核引起更多的钙磷沉淀和晶体的生长,此时形成的核为均相成核。

均相成核在没有固相存在时,初始固相形成非常困难,必须克服一个较大的能阈,需要特定的理化条件,如一定的矿物饱和度,一定的温度,一定的压力,一定的 pH 等。矿物离子过饱和度越高,表面能越低,成核越快。在过饱和度没有达到一个临界值时,成核极慢,无固相析出,溶液处于亚

● 钙　● 磷　⚶ 蛋白质　○ 晶核　■ 羟基磷灰石晶体

图 2-15　生物矿化模式图
A. 成核　B. 晶核生长　C. 集聚　D. 固相转化

稳态,一旦达到临界饱和度,成核速率突然增加,晶核形成。

除均相成核外,人体组织液中含有固相组织,固体表面能促进过饱和液中新的晶体形成,任何固体表面对促进晶核形成都有一定的作用,若固体表面与新形成的固体有相似的结构,将更易形成晶核,此时所形成的晶核为异相成核。

2. **晶核成长**　是晶体在特有方向和空间生长的有序过程。晶核成长包括两个基本过程:溶质由溶液向晶体附近运送和结合到晶体中,即运送过程和表面过程。

结晶与溶解是同时发生的,在过饱和溶液中,结晶速率大于溶解速率,晶体成长速率为正值。表面过程则包括离子在成长的晶面上的吸附与解吸、结合与释放。

3. **集聚**　是晶体形成中的过程之一。固相颗粒变大有时并非晶体成长,而是小颗粒的集聚,该过程和颗粒所带电荷有关。带相同电荷时,不发生集聚。当溶液中阴阳离子浓度比刚好等于它们在固相中的组成比或在某些离子影响下,颗粒电荷减少时,悬浮的颗粒集聚并沉淀。集聚有两种:一种是基本不靠基质,仅靠电荷的相互作用;一种为多聚电解质如糖蛋白作为“黏合剂”促进颗粒集聚。

4. **固相转换**　钙磷结晶首先是形成无定形磷酸钙或磷酸八钙,然后在 pH 为 6.2 时转化为羟基磷灰石。

由此可见,羟基磷灰石晶体的形成包括结晶的成核和晶体成长动力学与集聚和固相转化动力学两方面,两者互相交错。

（二）生物矿化的调控机制

生物矿化是细胞及基质共同参与的结果,整个过程是在基因调控下完成的。

1. **基质效应**　生物矿化发生在机体内的特定矿化部位,而不发生在软组织,这与组织液中基质成分有关。这些基质成分,如蛋白质、磷脂、胶原和碳水化合物等,能够控制晶体形核位点、晶体取向、晶体形状以及最终生成的物相,并在矿物生长阶段所起到的调节作用。

在矿化过程中,有机成分内或表面存在一定形式的电荷,它与羟基磷灰石的离子晶格配对时,作为晶体的晶核。Ca^{2+}、HPO_4^{2-} 由于静电引力而吸附到作为晶核的基质表面,形成与羟基磷灰石晶体相似的晶格。有机核心的存在降低了离子集聚的能量屏障,这样稳定的集聚能够利用包围在其周围的过饱和溶液中的离子沉淀促进其增长,产生更大和更稳定的集聚,逐渐形成矿化组织中的羟基磷灰石晶体。对骨、牙本质和牙骨质来说,目前认为这种有机核心最可能是胶原纤维。组织学显示在磷灰石中,胶原丰富且均匀一致地分布于骨、牙本质和牙骨质,几乎所有的磷基灰石晶体均位于胶原纤维内部。电镜观察羟基磷灰石微晶囊与胶原纤维长轴方向平行排列,位于胶原纤维64nm 的空间区域。实验也证实,64nm 空隙的胶原纤维能够在生理的 Ca^{2+}、HPO_4^{2-} 溶液中矿化,并且晶体与胶原纤维平行有规律地排列在相关的 64nm 空间。但真正促进磷灰石成核的,是与钙离子能配位结合而又能与胶原蛋白结合的磷蛋白。磷蛋白的立体排布与所形成的固相晶格匹配,同时磷蛋白能与骨架蛋白——胶原蛋白结合,磷酸根与 Ca^{2+} 结合,成为胶原蛋白与矿物质间的“黏合剂层"。

基质中存在矿化促进成分,同时存在矿化抑制剂,如焦磷酸根离子($P_2O_7^{4-}$)。$P_2O_7^{4-}$ 吸附于羟基磷灰石晶体表面,竞争性抑制 HPO_4^{2-} 的吸附,$P_2O_7^{4-}$ 基团太大不适合羟基磷灰石晶格,导致晶体停止生长。尽管细胞内的焦磷酸盐被焦磷酸酶很快破坏,但焦磷酸盐广泛存在于体液,阻止机体组织矿化。在矿化部位,细胞外的碱性磷酸酶将 $P_2O_7^{4-}$ 降解成 2 分子磷酸根,增加矿化部位无机磷酸根的浓度。因此,碱性磷酸酶在矿化部位的主要功能是破坏焦磷酸盐,而不是释放无机磷酸根。

综上,目前认为生物矿化中有机基质的作用为:①控制矿物形核:控制形核位点和组织形式、无机相的结构和晶体学位向;②调控空间组织:控制生长的具有半渗透功能的微环境的空间分割;③修饰机械性能:例如力学性能中强度和韧性的修饰,以满足生物行为的需要;④辅助矿物稳定:通过矿物溶解或相的转变达到矿物的稳定。

2. 细胞效应 在机体不同的发育阶段,组织中存在不同的细胞类型,通过特定的时空表达相应蛋白,调节矿化。即通过合成分泌基质、转运钙离子以及浓缩钙磷离子,对生物矿化起重要的调节作用,特别是在硬组织的初始矿化阶段。生物体内矿化相关细胞有成釉细胞、成牙本质细胞、成牙骨质细胞、成骨细胞。细胞外液的 Ca^{2+}、PO_4^{3-} 浓度高于细胞内,两者通过自由扩散进入细胞内,与细胞膜、线粒体膜内的磷脂结合,形成三元配合物 Ca-磷脂-PO_4^{3-},使 Ca^{2+}、PO_4^{3-} 经线粒体浓集,最后与细胞脱离关系后,无定形的离子转换成针形晶体,胞囊中的水逐渐失去,囊内 Ca^{2+}、PO_4^{3-} 浓度不断增高,最终沉淀形成无定形的磷酸钙[$Ca_3(PO_4)_2XH_2O$](X 为系数),而不是羟基磷灰石,然后通过固相转换成更稳定的羟基磷灰石。

综上,细胞通过形成基质和离子转运创造了局部矿化条件;通过合成和分泌非胶原蛋白,诱导和调节矿化过程;通过基质囊泡和酶的作用调控晶体形成,促进矿化。

3. **基因调控** 生物矿化本质上是一个受基因精确表达与调控的过程。在纳米尺度上,矿化组织的组装受蛋白质-蛋白质相互作用和蛋白质-晶体相互作用所限制。而特定蛋白质的分泌是由基因控制的。在中等尺度上,组织的分级组装是由多种细胞活动控制的,而这些细胞活动也是通过基因表达调控的。基因调控的过程包含了基因活化、转录起始、转录后加工、mRNA 降解、蛋白翻译、翻译后加工修饰和蛋白降解等过程,其中任一环节发生异常变化,均会影响整个基因的表达水平。

三、牙釉质与牙本质的生物矿化

牙体硬组织的矿化是由基因调控、细胞因子介导、矿化细胞完成的生物矿化过程。

(一)牙釉质的生物矿化

1. **牙釉质矿化的机制** 牙釉质的最初矿化是在前期牙本质形成之后开始的。由于牙釉质晶体与牙本质晶体在釉牙本质界处的高度延续性,许多学者认为,牙本质晶体对牙釉质基质的初始晶核形成有诱导作用。研究发现,用高浓度的 Ca^{2+} 溶液灌注大鼠后,在切牙的成釉细胞之间及牙本质基质内,广泛分布着高浓度的电子致密颗粒,上皮细胞(成釉细胞)与牙本质细胞之间有钙离子沉集的区域。牙釉质基质可与牙本质晶体相连,在牙本质晶体的诱导下牙釉质晶核形成。牙釉质基质为牙釉质晶核的形成提供了适当环境,这些有机质对晶体的生长、排列可能有调控作用。牙釉质矿化时,所需的矿化物质可以通过两种方式进入矿化区,即细胞周围的被动扩散和成釉细胞的跨细胞转运,后者为主要的方式。随着基质中蛋白成分的降解,有机质和水分逐渐排除,牙釉质的矿化程度不断增加。有机质的降解、排除,为矿化物质沉集、晶体生长提供空间。

2. **牙釉质矿化的步骤** ①在成釉细胞顶端分泌釉原蛋白和非釉原蛋白;②羟基磷灰石晶体开始形成,晶体被紧包在非釉原蛋白中,其外是连续性的釉原蛋白;③上述这些过程在釉牙本质界处发生,而晶体长轴与釉牙本质界呈垂直延伸;④成釉细胞后退,留出空隙,这些细长的空隙与基质接触;⑤釉柱在空隙中形成,长轴与空隙方向平行,组装有序化;⑥釉原蛋白减少,晶体长大成熟,最后基本只留下非釉原蛋白作为基质(图 2-16)。

(二)牙本质的生物矿化

1. **牙本质矿化的机制** 牙本质发生中,成牙本质细胞首先分泌细胞外基质,主要为 I 型胶原,占 90%。以此为细胞外基质支架,发生矿物晶体沉积。基质蛋白中的其余部分,主要为非胶原蛋白,

图 2-16　牙釉质生物矿化模式图
A. 成釉细胞顶端分泌釉原蛋白和非釉原蛋白　B. 羟基磷灰石
晶体开始形成　C. 成釉细胞后退,晶体垂直于釉牙本质界有
序组装　D. 晶体长大成熟,非釉原蛋白融入基质

如牙本质磷蛋白。牙本质形成的最初阶段,成牙本质细胞进行牙本质基质成分的合成、分泌和重吸收,最先形成的是罩牙本质基质,包括胶原和非胶原成分,随后形成前期牙本质。前期牙本质由一层 $15\sim20\mu m$ 宽的细胞外基质组成,其近中侧是成牙本质细胞体,远中侧是矿化前沿。胶原在近胞体处分泌,形成原纤维,发生分子间和分子内的交联。胶原网在矿化前沿发生矿化。

2. 牙本质矿化步骤　①在成牙本质细胞层的顶端分泌胶原蛋白,成为牙本质的前身,为矿化作准备;②合成磷蛋白并把它直接分泌在矿化前沿的胶原蛋白层上;③部分磷蛋白与胶原蛋白结合,部分降解;④磷酸钙的微晶或钙离子与磷蛋白结合;⑤在结合的钙离子或晶体上形成 HA 晶体,而且按胶原纤维排成有序结构(图 2-17)。

四、氟对牙体硬组织生物矿化的影响

氟属卤族元素,是自然界中最活泼的非金属元素,常以氟化物或络合物形式广泛分布于土壤、水和动植物体内。氟是人体的必需元素之一,通过生物矿化作用参与牙、骨骼的构成,影响牙釉质发育。氟对牙齿发育的影响如下:

(一)增加晶体结构的稳定性

牙发育过程中,若组织液中存在低浓度的氟,则氟离子可进入正在形成的矿化的磷灰石中,形成氟磷灰石[$Ca_{10}(PO_4)_6(F)_3$],使磷灰石晶体的稳定性得到增强。牙硬组织中的矿化物是一种不纯的羟基磷灰石。羟基磷灰石晶体呈六方棱柱体,其晶体结构中 Ca^{2+} 围绕 c 轴呈三角形分布于两个平面,OH^- 的氧原子半径大,3 个 Ca^{2+} 不能在同一平面上围绕 OH^-,只与 H^+ 共在一平面,O_2^- 离该平面约 0.03nm,可位于平面上方,也可位于平面下方。当 F^- 取代 OH^- 以后,F^- 半径较小,与 3 个 Ca^{2+} 位于同一平面;F^- 强负电荷与 Ca^{2+} 形成强烈的静电引力,增加了晶体结构的稳定性,使晶格排列更有序和致密,降低了牙釉质的溶解度,增强了牙釉质对口腔微生物产生有机酸的抵抗力(图 2-18)。

同时,晶体稳定性的改变还可改善牙的形态,减少牙的直径和牙尖高度,使牙的沟裂变浅。这些形态的改变有利于牙的自洁作用,增强了牙的抗龋力。

形成的磷灰石晶体参与牙的构成,主要发生在牙萌出前牙釉质发育阶段。氟进入磷灰石晶体

图 2-17 牙本质生物矿化的步骤

A. 成牙本质细胞分泌胶原蛋白和磷蛋白　B. 磷蛋白部分与胶原结合,部分降解　C. 磷酸钙微晶或钙离子与磷蛋白结合　D. 羟基磷灰石晶体形成,包裹胶原成有序结构

图 2-18　磷灰石中 OH⁻、F⁻、Cl⁻ 置换的原子结构

的反应方式主要是 F^- 置换磷灰石中的羟基(OH^-)、碳酸根(CO_3^{2-})和柠檬酸根($C_6H_5O_7^-$)等;或者直接填补羟基磷灰石中的空缺位置。

(二)影响发育期牙釉质晶体的形成

牙齿发育过程中,若摄入过量的氟,则可引起牙釉质的矿化不良。研究认为氟离子影响牙釉质晶体形成的机制可能有:影响基质的合成、分泌;直接或间接作用于基质蛋白酶,阻碍釉原蛋白的移除;干扰晶体的矿化。

1. **氟与牙釉质基质蛋白的合成和分泌**　许多研究表明在牙釉质形成期摄入过量的氟可抑制牙釉质基质蛋白的合成,使分泌期牙釉质的量减少。氟可能通过结合 ATP 酶,抑制其活性,影响氨基酸运输,使细胞摄入氨基酸减少,但对蛋白质和氨基酸的组成没有明显影响。

2. **氟与釉原蛋白的移除**　牙釉质成熟过程中,蛋白质的移除是牙釉质最后矿化的关键步骤。在牙釉质分泌期,釉原蛋白开始水解和清除,至牙釉质成熟期,移除的速度逐渐加快。氟延缓釉原蛋白降解的可能机制是过量氟影响分泌期或成熟期的釉原蛋白,减少蛋白酶分解和降解产物的吸收;氟也可直接抑制蛋白酶的活性。

3. **氟与牙釉质晶体的矿化**　研究认为,氟离子本身可以加速局部钙离子向牙釉质晶体的沉积,改善其矿化动力学,并且加快磷酸八钙等前体物质向磷灰石转化。但过量氟离子使局部牙釉质晶体出现过度矿化,相应的在过度矿化周围,出现钙离子显著降低的区域,这些区域的牙釉质晶体和基质矿化出现停滞,晶体形态异常。过度矿化不可逆转,在过度矿化的牙釉质与新形成的牙釉质之间,始终可以见到矿化不良的或宽或窄的区域,该区域晶体不能形成釉柱形态,排列方向异常,其受损程度与氟的剂量、作用时间呈正相关。这便形成了氟化牙釉质的组织学特征——过度矿化与矿化不足相伴随。

五、再矿化与仿生矿化

牙借助生物矿化发育完成,在口腔中萌出后,又处于再矿化的环境中。生物矿化与再矿化最大区别在于前者有基因调控、细胞和基质参与。体现为生物在特定的部位,在一定的物化条件下,在有机物质的控制或影响下的有序过程。再矿化则更趋于是一个由酸碱调节的无机离子的沉积过程。近年来,又提出了仿生矿化的新概念。仿生矿化是在体外模拟机体环境,利用生物矿化的机理,制备形成结构性能优异的矿化物,其基本原理和再矿化不同,前者强调体外对生物过程的模拟,后者则主要是一个化学过程。再矿化和仿生矿化在牙体硬组织损伤修复中均具有重要作用。

(一) 牙体硬组织的再矿化

再矿化(remineralization)是指牙萌出后,在没有细胞参与调控的情况下,通过钙、磷、氟等无机离子沉积达到修复或者替代牙体硬组织的一种自然过程。牙体硬组织处于脱矿 - 再矿化的动态平衡中,一定条件下,再矿化过程能逆转脱矿过程。

牙釉质的再矿化可发生在以下两种情况:①生理状态下牙萌出后的再矿化;②病理状态下脱矿区域的修复。从结晶学的角度来看,两者几乎没有差别。在病理状态下脱矿区的再矿化有以下 3 种形式:

1. **晶体部分溶解的修复**　边缘溶解的晶体通过磷灰石晶胞的增加可使锯齿状边缘逐渐变平滑,但是晶格的未完全连接;在中心穿孔处,通过体积较小的晶体不断地生长和融合形成新的晶体,最终修补穿孔的空间。

2. **新晶体的形成**　在牙釉质龋损的任何区域均可有新晶体的形成。但是,因为新晶体是在病理状态下形成,并没有成釉细胞的参与,所以不能观察到中轴暗线。在 c 轴剖面,新晶体呈规则的六边形或者扩大的六边形,晶格条纹相互间形成 60° 的夹角,但是晶格条纹间距却存在着差异:规则六边形晶体的晶格条纹间距为 0.817nm,扩大的六边形晶体的晶格条纹间距为 0.812nm。前者为氟磷灰石晶体,后者为羟基磷灰石晶体。

3. **残余晶体的生长**　在牙釉质龋损区残余的牙釉质晶体表面有晶体继续生长的迹象。中心暗线可以作为判断晶体生长方向的一个参考。

再矿化区内晶体的主要成分是氟磷灰石和无定形的氟化钙,以及少量的白磷钙石、磷酸氢钙、磷酸八钙等。再矿化区晶体结构完整,但排列紊乱,大小不规则,有体积较大的羟基磷灰石,稍小的氟磷灰石等。但新晶体的厚度有限,最大的厚度仅 20~30μm,在微观结构、物理性能、生物力学性能等方面同天然牙体硬组织仍有较大差异。单纯再矿化的化学方法是无法在体外实现晶体的调控生长的。

(二) 牙体硬组织的仿生矿化

仿生矿化(biomimetic mineralization)是指将生物矿化的机制引入材料制备,在体外模拟机体环境,通过分子仿生合成、分子自组装等技术,以基质材料为模板,在其表面形成无机矿化物,并控制无机矿化物的形成过程及成分,从而制备出具有独特微细结构,并具有优异的生物学性能的复合材料。由于萌出后成釉细胞的消失,在口腔环境中,牙釉质缺乏自我再生的能力,仿生矿化为牙体硬组织的修复提供了新的途径。

仿生矿化同体内的生物矿化相似,是一个程序化的过程(图 2-19)。①有机基质大分子的预组装为矿化过程提供构造有序的反应环境,该阶段将决定矿化发生的起始位置;②有机-无机界面的分子识别,包括晶格匹配、静电作用、螯合作用、空间电荷分布、立体化学互补等,决定晶体的形核、长大和聚集;③化学矢量调节控制晶体的生长及组装,决定了晶体的形状、大小、取向与结构;④细胞参与下的调控与加工,构建更大尺度或更高层级的结构,这种复杂多级结构是天然生物材料与人工材料在性能上差别显著的重要原因,也是仿生矿化的最终目标。

● 钙　● 磷　仿生矿化模板(○ 官能团)　■ 新生晶体　■ 原有晶体

图 2-19　牙体硬组织仿生矿化模式图
A. 有机基质大分子提供仿生矿化模板　B. 有机大分子吸附于原有晶体表面　C. 有机大分子的矿化官能团吸引钙磷形成晶体　D. 化学矢量调节晶体的生长与组装

仿生矿化研究中,设计和构造有机大分子模板,为无机相多尺度的分级组装提供理想的模板是关键之一。目前研究的有机大分子模板主要有:天然生物大分子,如糖类、蛋白质等;人工合成大分子,如具有氢键识别功能的大分子、聚电解质、嵌段大分子、树枝状大分子等。

目前,牙体硬组织的仿生矿化修复已经取得了一定成果,一些研究在体外实验中实现了羟基磷灰石的成核、沉积,并形成像牙釉质一样高密度排列、有序的结构;在牙本质也观察到牙本质胶原纤维间和纤维内的矿化。随着对仿生矿化机制的进一步研究,将使在口内环境中牙体硬组织表面直接形成新生矿化组织成为可能。

(李继遥)

参考文献

1. EDGAR W M,O'MULLANE D M.Saliva and Oral Health.2nd ed.Margate:Thanet Press Limited,1996
2. WANG S L,ZHAO Z T,LI J,et al. Investigation of the clinical value of total saliva flow rates. Arch Oral Biol,1998,43:39-42
3. 王松灵.涎腺非肿瘤疾病.北京:科学技术文献出版社,2001
4. 周学东.口腔生物化学.成都:四川大学出版社,2002
5. PALMER L P,NEWCOMB C J. Biomimetic Systems for Hydroxyapatite Mineralization Inspired By Bone and

图片:ER2-7
PAMAM 及其诱导牙体硬组织仿生矿化

Enamel. Chem Rev,2008,108:4754-4783

6. BUSCH S. Regeneration of human tooth enamel. AngewandteChemie-International Edition Angew Chem Int Edit, 2004,43(11):1428-1431

7. XU A W,MA Y,CÖLFEN H. Biomimetic Mineralization.Journal of Materials Chemistry,2007,17(5):415-449

8. LIANG K,YUAN H,LI J,et al. Remineralization of Demineralized Dentin Induced by Amine-Terminated PAMAM Dendrimer. Macromolecular Materials & Engineering,2015,300(1):107-117

9. CHEN L,YUAN H,TANG B,et al. Biomimetic Remineralization of Human Enamel in the Presence of Polyamidoamine Dendrimers in vitro.Caries Research,2015,49(3):282-290

第三章　口腔疾病分子生物学

> **提要：**
>
> 　　分子生物学是研究生物分子的特征、相互关系及其对生命活动影响的学科,分子生物学在医学中的应用有助于从根本上理解生物的生理及病理机制与过程。通过本章学习,掌握基因的基本结构、功能及表达的调节,熟悉分子生物学研究的主要方法与原理,了解牙发生中的分子机制及口腔常见致病菌的毒力因子及检测方法,理解分子改变所导致遗传病的原理。

第一节　分子生物学基础

一、概述

　　19 世纪末,生物学家就已经认识到细胞内染色体是遗传信息的载体。染色体由蛋白质和核酸组成。核酸仅由 4 种亚基构成,而蛋白质的基本组成单位——氨基酸有 20 种,这些基本单位通过不同的排列组成核酸和蛋白质,因此后者的多样性比前者显然高得多。故当时认为只有蛋白质才可能负载含有巨大信息量的遗传信息。

　　直至 20 世纪 40 年代,才确认 DNA 是细菌的遗传物质。随后也相继证实真核生物的遗传物质也是 DNA。少量病毒不含 DNA 而只有 RNA,现已证明这类病毒的遗传物质是 RNA。因此,可以认为生命的遗传信息是由核酸负载的。

　　不同物种的 DNA 数量有较大差异。大肠杆菌基因组 DNA 约有 500 万碱基对,人类基因组 DNA 约有 30 亿碱基对,含约 3 万个基因,可编码约 10 万种蛋白质。DNA 上碱基 A、T、G、C 可以有各种排列顺序,这种无穷无尽的变化便是物种多样性无可穷尽的原因。

二、基因

　　基因是一段 DNA 序列,其转录产物是编码一条多肽或蛋白的 RNA 或具独立功能的 RNA(tRNA 或 rRNA),基因决定遗传性状。基因在基因组上位置固定并世代相传。

　　基因组(genome)是指细胞或生物体的整套 DNA,基因组包含整套基因的编码序列,同时还包括基因内的非编码序列及基因间序列。这些序列也同样含遗传指令。

　　1. **基因的结构**　基因包括结构基因与转录调控序列,结构基因是指可转录成 mRNA 的序列,而转录调控序列是指结构基因以外与转录相关的序列。

　　真核基因结构特点:

　　1) 内含子和外显子:在真核生物中,基因由若干个不连续的 DNA 片段组成。由此出现了两个概念,即内含子(intron)和外显子(exon)。所谓内含子,即插入序列,位于基因的内部,是能够被转录的一段 DNA。但在转录之后,与之相应的那部分转录产物在拼接(剪接)中被去掉了。所谓外显子,就是基因中与成熟的 mRNA 相对应的 DNA 片段,它包括为蛋白质编码的部分及 5′ 和 3′ 末端不翻译的侧翼序列。例如釉原蛋白基因在染色体全长约 8kb(千碱基对),含有 7 个外显子和 6 个内含子,经拼接后约 800bp(碱基对)编码釉原蛋白(图 3-1)。

图片:ER3-1
不同物种基因组大小示意图

图片:ER3-2
基因直线排列示意图

图 3-1 釉原蛋白基因表达示意图

2）启动子（promoter）：位于基因转录起始点上游 100~200bp 内的转录调控序列，能与 RNA 聚合酶结合并相互作用而启动基因的转录。常含有以下元件：

TATA 框（TATA box），位于 5' 端上游 25~35bp 处的一个保守序列，由 7 个碱基组成，与转录起始位点的准确定位有关。

CAAT 框（CAAT box），位于转录起始点 75~80bp 的一段由 9 个碱基组成的保守序列，与 TATA 相比较为少见。CAAT 框常导致定量高效转录。

GC 框（GC box）为 GGCGGG 序列，位于 CAAT 框的两侧，GC 框能与转录因子 SP1 相结合，有激活转录的功能。

3）增强子（enhancer）：一般是启动子上游或下游的一段 DNA 序列。它能增强基因的转录效率，在基因的上游或下游都能起作用，且相对不受距离变化的影响，即使序列颠倒仍起作用。

4）沉默子：是一种负调控顺式元件，使基因转录或关闭。沉默子的作用可不受序列方向的影响，也能远距离发挥作用，可对异源基因的表达起作用。

5）终止子（terminator）：由一段回文序列和特定的 5'-AATAAA-3' 序列组成。回文序列是转录终止信号，这一序列是多聚腺苷化的附加信号。

2. 基因的功能 基因主要是通过编码蛋白发挥功能的。在 20 世纪 40 年代就提出一个基因一种酶的假说，大量的研究证实了这一假说，但也提出了很多补充。由于有的酶或蛋白是由几条多肽组成，特别是那些多条不同肽链组成的蛋白质，如成人血红蛋白 A 由四条多肽链组成，两条相同的 α 链和两条相同的 β 链（$\alpha_2\beta_2$）。显然 α 和 β 多肽链是由不同基因所控制的，所以又提出"一个基因一条多肽链"（one gene-one polypeptide chain）的假说。

随着 RNA 剪接的研究不断深入，人们认识到在高等真核生物中，大多数的前体 mRNA 含有多个内含子，通常情况下内含子被有序切除，由外显子前后相连成为一个成熟的 mRNA。但当 RNA 序列中出现多种不同剪接信号时，同一个前体 mRNA 也可以不同的剪接方式而产生多种 mRNA，翻译出多个不同蛋白质，这种剪接方式称为选择性剪接（alternative splicing）。高等真核生物中有 35%~60% 的基因能以这种方式剪接，形成的多种蛋白产物既具有相同的同源结构或功能域，又有特异性质的差别。

因此，一个基因可编码多条多肽链，在不同的组织、发育阶段发挥不同作用。

3. 基因与基因组 虽然大多数基因在染色体 DNA 链上有序地先后排列，相互独立，但也有一部分基因表现为相互重叠，形成"你中有我，我中有你"的关系。

（1）重叠基因：两个或两个以上的基因共用一段重叠的核苷酸序列称重叠基因（overlapping gene）。重叠基因有多种重叠方式：

1）大基因之内包含小基因：其阅读框可以相同也可以不相同。

2）两基因前后首尾重叠：两个基因间重叠了部分核苷酸。

3）3 个基因的三重重叠：如 G 病毒的 A、B、K 基因采用不同的阅读框，共用一段核苷酸序列。

```
G4 DNA 序列        T T C T G A T G A A A
基因 A        ……… T T C T G A T G A A A ………
               Ser   Asp   Glu
基因 B        ……… T T C T G A T G A A A ………
               Phe   终止
基因 K        ……… T T C T G A T G A A A ………
                起始   Val
```

4) 反向重叠:DNA 的两条链均转录,分别作为不同基因的编码链,其转录方向相反,形成不同的蛋白质。如人的Ⅰ型神经纤维瘤(neurofibromatosis type Ⅰ,*NFI*)基因的第一个内含子中有 3 个编码蛋白质的 *EV12A*、*EV12B* 和 *OMG* 基因,这 3 个基因的转录方向与 *NFI* 基因的转录方向相反。

由此可见,内含子同外显子的区分是相对的。*NFI* 基因的内含子序列是这 3 个基因的外显子序列,*NFI* 基因的模板链则是这 3 个基因的编码链。

(2) 基因家族:在进化早期,随物种的进化,基因的数量增加,基因增加的方式主要是基因复制倍增(duplication),复制的基因再逐渐产生差异而形成相似但功能不完全相同的基因。一个祖先基因经过重复和变异而产生的一组基因,组成一个基因家族(gene family)。基因家族的成员可以集中成簇分布在某染色体上的特殊区域,称为基因簇(gene cluster),也可以分散分布在多条或同一条染色体上。如人类白细胞抗原(HLA)系统的 7 个基因形成一个基因簇,人类的血红蛋白 α 和 β 珠蛋白基因簇分别串联排列于 16p13 和 11p15 上,组蛋白基因簇群集于 7q32-q36。

三、基因表达

DNA 的遗传信息是通过控制蛋白质的合成,再由蛋白质发挥各自特定功能而表达的。DNA 通过其本身的碱基顺序决定蛋白质的氨基酸顺序,但是蛋白质的合成并非直接以 DNA 为模板合成,而是通过另一种核酸——RNA 来完成的。

(一) RNA 的生物合成——转录

转录是在 RNA 聚合酶(RNA polymerase)作用下,以 DNA 为模板合成 RNA 的过程。在这一过程中,遗传信息从 DNA 传至 RNA。转录是一个复杂的生物合成过程,有很多因素参与。下面就几个主要因素进行讨论:

1. 转录的模板和方向 在 RNA 合成时,作为模板的 DNA 链称有义链(sense strand),非模板链则称为反义链(antisense strand)。

转录有固定的方向,自然界只有 5′核糖核苷三磷酸为底物的 RNA 聚合酶,新接到 RNA 链上的核苷酸总是在 3′末端,所以 RNA 的合成和 DNA 合成一样,按 5′→3′方向进行的。RNA 合成既然按 5′→3′方向进行,RNA 聚合酶只能利用 3′→5′的 DNA 链作为模板。

2. RNA 聚合酶与启动子 RNA 聚合酶是一种复合酶,能识别 DNA 上特定的序列,即 RNA 合成起始信号。RNA 聚合酶识别起始信号后即将游离的核糖核苷三磷酸的碱基跟 DNA 一条链上露出的碱基配对,随后在排列着的邻近核苷酸间形成 3′,5′磷酸二酯键。这样使核糖核苷酸逐一连接。RNA 在合成中无需引物的存在。

细菌染色体启动子由两个共同序列组成,都是 6 个核苷酸,分别位于 -10 和 -35 区域(转录起始点为 +1,即位于转录起始的 5′端 10 个核苷酸和 35 个核苷酸区)。在细菌的基因中存在着几种启动子,其中最常见的是 -10 区的 TATAAT,-35 区的 TTGACA,两者相隔 16~18 个碱基。这两段序列实际上就是 RNA 聚合酶识别并与之结合的部位。应该强调,启动子中 -10 及 -35 区的位置及序列并非绝对不变,如变异链球菌葡糖基转移酶(GTF-I)的基因启动子 -10 区为 TAGAAA,-35 区为 TTGACA,两者间隔 17 个碱基。不同的启动子其活性各不相同,所合成 mRNA 的数量也相差很大。

真核生物大部分启动子都包括一段位于转录起始位点上游(即 5′端)25~35bp 处的高度保守序列,其共有序列是 TATA(A/T)A(A/T),称为 TATA 框(TATA box)。TATA 框与原核生物中的 -10 区序列(TATAAT)很相似,不同的是前者位于上游更远处。这两个元件本质上都有相同的功能,即被 RNA 聚合酶识别,并使其准确定位于转录起始点。TATA 框附近的序列对转录起始效率有重要作用。

3. 转录的起始与延伸 在 RNA 聚合酶识别并结合启动子后,从 −10 区开始大约有 17 对核苷酸的碱基配对被打开,局部形成单链,转录模板被暴露,RNA 聚合酶开始从 −10 区 3′ 端约 10 个碱基处开始合成 RNA,并沿模板向 3′ 端移动。在合成中,前方的 DNA 双链不断被打开,新合成的 RNA 不断离开模板,而后面已经转录过的 DNA 单链不断还原成双链,直至遇到转录终止信号。此时,转录终止,RNA 聚合酶脱离模板,一次转录结束。在一定时间内,从 DNA 上一个基因区可转录上千条 mRNA 以供这一特定蛋白质合成。

原核生物中,编码蛋白质的基因的 mRNA 转录产物在翻译前很少或不需要修饰。但在真核生物中,由编码蛋白质的基因转录而来的初级 RNA 转录物必须经过一系列加工过程才能成为功能性 mRNA 分子:5′ 端修饰形成 5′ 帽子结构;3′ 端被切除并加上一条 poly(A) 尾巴,通过 RNA 剪接去掉内含子序列。

加帽,开始转录后,转录物的 5′ 端发生去磷酸,并在鸟苷酰转移酶的作用下通过 5′→5′ 共价键加上一个 G 残基,被甲基化后形成 7- 甲基鸟嘌呤核苷(m7G)。邻近的一个或者两个核苷酸中的核糖残基也可通过将一个甲基加到糖的 2′ 羟基上而被甲基化。帽子保护 mRNA 的 5′ 端不会被核糖核酸酶降解,并在蛋白质合成起始中发挥作用。

RNA 剪接,内含序列由 RNA 剪接去除,在外显子 - 内含子的交界处切开 RNA,并将外显子的末端连接起来。在进化中保守的共有序列为切割的识别位点。在大多数情况下,内含子总是以 U 开始,以 AG 结束。一些生物甚至能将两个不同 RNA 分子的外显子连接起来,这种情况称反式剪接。

加尾指在加帽的同时,mRNA 前体 3′ 端在腺苷酸聚合酶作用下,经多聚腺苷酸化(polyadenylation)附加约 200 个腺苷酸的长链,即多聚腺苷酸(polyA)尾。加尾是在 3′ 端非编码区一个 6 核苷酸信号 AAUAAA 下游的 18~20bp 的部位加上 A 碱基。多聚 A 尾促进 mRNA 从核向细胞质的搬运和保护 mRNA 的 3′ 端免受核酸酶降解。

(二) 蛋白质的生物合成——翻译

1. 遗传密码 mRNA 是蛋白质合成的模板,而遗传密码决定蛋白质中氨基酸的排列顺序。mRNA 中的遗传密码由不同排列顺序的核苷酸组成,三个核苷酸一组,代表一种氨基酸。

遗传密码的性质:①所有的密码都是由 3 个连续的核苷酸组成,相邻的两个密码之间没有间隔的核苷酸存在;②64 个密码子中,有 3 个是终止密码(UAA、UGA、UAG),其余 61 个都能编码氨基酸,其中 AUG 是起始密码;③密码具有简并性,即一种氨基酸有一个以上的密码(色氨酸与甲硫氨酸除外,它们只有一个密码);④密码具有通用性。大量研究表明,在不同物种或同一物种的各种蛋白质中,密码是相同的。

2. 蛋白质合成的步骤 蛋白质的合成有四个步骤:氨基酸活化、蛋白质合成的起始、肽链的形成和延伸、合成的终止。

(1) 氨基酸活化:氨基酸不能识别遗传密码,需首先结合至能识别遗传密码的相应 tRNA 上,才能按密码合成蛋白质。氨基酸结合至 tRNA,即氨基酸活化,由氨酰 -tRNA 合成酶催化。氨酰 -tRNA 合成酶上有 2 个识别系统,能特异性地识别某特定氨基酸及其相应 tRNA。在细胞中,至少有 20 种不同的氨酰 -tRNA 合成酶,分别识别各自的氨基酸和 tRNA。氨基酸与 tRNA 结合后,由 tRNA 根据遗传密码将氨基酸按顺序排列合成蛋白质。

(2) 蛋白质合成的起始:蛋白质合成在核糖体上进行,核糖体由 rRNA 和核糖体蛋白质构成,前者占细菌中总 RNA 的 80%。在细菌中,蛋白质合成的第一个氨基酸是甲酰化的甲硫氨酸(fMet)。它与相应的 tRNA 结合成甲酰甲硫 tRNA,只有它才能识别起始密码并进入核糖体的特定部位,从而启动蛋白质的合成。

(3) 肽链的延伸:蛋白质合成启动后,根据 mRNA 模板,相应的 tRNA 携带特定的氨基酸与核糖体结合,在酶作用下,n 与 n+1 氨基酸间形成肽键。随后 mRNA 相对于核糖体向 5′ 方向移动一个密码位置,下一个氨基酸依次连接在肽链上。

(4) 蛋白质合成的终止:当核糖体沿 mRNA 不断延伸肽链遇到终止密码时,肽链终止继续合成,脱离核糖体。

3. 新生多肽的加工 新合成的多肽常常没有活性,需经适当修饰才能变成有生物学活性的蛋白质。如前所述,蛋白质合成由甲酰甲硫氨酸起始,多肽合成完毕后,这个氨基酸要被水解掉。同时多肽链可折叠,互相间形成二硫键以达到一定空间结构。另外,新生肽还有磷酸化、糖基化、甲基化等修饰。

细胞合成的蛋白质有些在细胞内发挥功能,有些需分泌到细胞外发挥作用。通常分泌性蛋白合成后,其 N 端有一段由碱性和疏水氨基酸残基组成的肽链在分泌至胞外的过程中被剪切除去,这段肽称信号肽。如变异链球菌葡糖基转移酶(GTF)为胞外酶,当 GTF 合成后,其 N 端的信号肽插入、固定在细胞膜内部,其后面的多肽则穿过内膜进入膜的另一边;当酶出膜完毕后,于氨基端第 38 个氨基酸处切下信号肽,这时新合成的 GTF 已穿过细胞膜了。

四、基因表达的调节

个体发育过程是从一个受精卵增殖分化形成各种细胞组织和类型,最终形成一个完整的生物体。生物体的完整生活史是基因按一定的时空秩序,在特定的组织表达——即开启需要的基因,关闭某些基因的结果。原核生物远比真核生物简单,但也是按严格的时空秩序开启或关闭基因。基因表达的开启和关闭的时空秩序,是各种组织的调控因子和基因的上下游特定序列作用的结果。

在功能上配套或相近的酶或蛋白质的结构基因有时在基因组上位置靠近甚至前后相接,共同接受调节基因的调控,以便协调发挥功能。在变异链球菌中,与蔗糖代谢有关的酶,如蔗糖磷酸化酶(sucrose phosphorylase)、果聚糖酶(fructanase)、果糖基转移酶(fructo-syltransferase)、6- 磷酸蔗糖水解酶(sucrose-6-phosphate hydrolase)、葡聚糖结合蛋白(glucan binding protein)的结构基因集中于基因组的某一段,另两种与蔗糖代谢有关的酶,葡糖基转移酶 I 和葡糖基转移酶 S(基因分别为 *gtfB* 和 *gtfC*)又前后相接于另一段。这些相关基因集中在一起,共同接受调节,有利于协调发挥作用。在 GTF-I 和 GTF-SI 的存在下,变异链球菌对牙面有很强的黏附能力。最近发现当 *gtfB* 与 *gtfC* 表达不协调时(如 *gtfB* 过度表达),变链的黏附能力反而下降(图 3-2),这充分说明基因表达的调控在维持正常生理功能上的重要性。

根据目前人们对基因表达调控的认识,无论原核还是真核生物,基因调控主要是发生在转录水平上。因为任何一系列连锁反应过程,控制第一步反应是最经济和最有效的。限于篇幅,这里只介绍操纵子模型。

图 3-2 变异链球菌葡糖基转移酶的表达与黏附的关系

GTF-:变形链球菌 GTF-I 缺乏株;GTF++:变形链球菌 GTF-I 过度表达株;GTF+:变形链球菌野生株

乳糖操纵子模型

大肠杆菌的乳酸代谢由三种酶完成,包括 β- 半乳糖苷酶,它催化乳糖水解为半乳糖和葡萄糖;半乳糖苷通透酶,使半乳糖透入细胞;半乳糖苷乙酰化酶。当大肠杆菌在无乳糖的培养基上生长时,基本上不合成 β- 半乳糖苷酶。如加进乳糖,则 β- 半乳糖苷酶大量合成。一旦乳糖临近耗尽时,β- 半乳糖苷酶的产生便骤然减少。据此现象,Jacob 和 Monod 在 1961 年提出了操纵子模型(图 3-3)。

一个或几个结构基因(Z)与调节基因(i)、操纵基因(O)、启动子(P)构成一个操纵子(operon)。在无乳糖情况下,调节基因编码的阻遏蛋白(repressor)可以和操纵基因特异性地结合,使 RNA 聚合酶不能结合至半乳糖苷酶基因启动子上而无法转录,结构基因就被"关闭"。当作为诱导物(inducer)的乳糖存在时,乳糖能与阻遏蛋白特异性地结合而改变阻遏蛋白的构象,使阻遏蛋白不能与操纵基因结合,因而,解除了对结构基因表达的抑制,于是 β- 半乳糖苷酶、半乳糖苷通透酶、半乳糖苷乙酰化酶等基因被转录,进而翻译。

图 3-3　乳糖操纵子模型

O:操纵基因;Pi:调节基因启动子;i:调节基因;Plac:半乳糖苷酶
基因启动子

结构基因的调控有正调控和负调控两类。没有调节蛋白时操纵子内的结构基因是开启的,而调节蛋白出现后结构基因被关闭。这样的控制称为负调控,如乳糖操纵子。相反,没有调节蛋白时结构基因的转录是关闭的,而出现调节蛋白后结构基因的转录开启,称为正调控,如阿拉伯糖操纵子。

第二节　基本工具与技术

一、分子克隆的材料与方法

分子克隆(clone 的译言,意为"无性繁殖")是 DNA 分子的无性繁殖技术。这种技术的建立主要是依赖于几种因子的发现与运用。

(一)限制性内切核酸酶

限制性内切核酸酶(restriction endonuclease)是一类能识别双链 DNA 分子中特异核苷酸序列的 DNA 水解酶。所有限制性内切核酸酶都以双链 DNA 作底物,需要镁离子作辅助因子,有特异的识别序列,但不同的酶也有许多差别,根据这些差别可将限制酶命名为Ⅰ、Ⅱ、Ⅲ型。

Ⅱ型限制性内切核酸酶能在 DNA 特异序列上裂解 DNA,因此在基因工程和基因诊断中主要应用这类限制酶。迄今,人们已经分离出大量Ⅱ型限制性内切核酸酶,其中许多已常规应用于分子克隆中。

Ⅱ型限制性内切核酸酶具有以下几个特征:①有特定的识别序列,通常为 4~6 个碱基对;②切割点位于识别序列内的固定位置上,DNA 被切割后,其 5′端有磷酸基团,3′端有羟基基团;③酶切后形成黏性末端或平齐末端。因为第Ⅱ类限制性内切核酸酶具有如上特点,易于应用。目前有 100 余种已在市场上销售,为分子克隆技术的广泛应用提供了极大的便利。

(二)DNA 连接酶

DNA 连接酶(DNA ligase)能催化 DNA 中相邻的 3′- 羟基和 5′- 磷酸基团之间形成 3′,5′- 磷酸二酯键而将断开的 DNA 链连接起来。常见的 DNA 连接酶有 T4 DNA 连接酶和大肠杆菌连接酶。

ER3-11

图片：ER3-11
质粒图谱

（三）质粒

质粒（plasmid）是一种细菌细胞内独立于染色体外的环状 DNA，它具有自我复制能力，在细胞分裂时可伴随染色体分配至子细胞中去。一个细胞内质粒的数量（质粒的拷贝数）各不相同，少则 1~2 个，多则 400 个以上。质粒小的只有 2000 碱基对，大的则有数万碱基对。在分子克隆中常用的质粒是已加工组合的质粒，由以下几部分构成：①ori 区，质粒复制的起点；②par 区，保证在细胞分裂过程中，质粒被均等地分配至子细胞；③多克隆区，人为构建，该区含多个单一限制性内切核酸酶酶切点，便于在此区将质粒切开而加入外源 DNA；④选择因子，常含耐抗生素基因或 β- 半乳糖苷酶基因（lacZ）。当用质粒转化细菌后，细菌能在含某一抗生素的条件下生长，因此，排除了未转化的细菌。有的质粒载体在其基因组中含有一个大肠杆菌的 lacZ 区段，此区段含编码 β- 半乳糖苷酶基因 lacZ。在诱导物 IPTG（异丙基硫代半乳糖苷）的存在下，β- 半乳糖苷酶能作用 X-gal（5-溴 -4- 氯 -3 吲哚 -β-D- 半乳糖苷）形成蓝色化合物 5- 溴 -4 氯靛蓝。当这种质粒转化无 lacZ 基因的大肠杆菌时，由于质粒 lacZ 基因的表达，在含 IPTG 和 X-gal 的培养平板上形成蓝色菌落。当载体质粒的 lacZ 基因区插入了外源 DNA，lacZ 基因失活，经该质粒转化的大肠杆菌由于不能合成 β- 半乳糖苷酶，不能形成蓝色菌落而易于被检出。在分子克隆中，质粒常被用做外源 DNA 载体，将外源 DNA 片段插入质粒后再将该重组质粒转化大肠杆菌。该质粒能在大肠杆菌中大量繁殖，所携带基因也随之扩增。此时再从大肠杆菌中提取质粒，切割、分离出外源插入 DNA 片段，进行基因分析。

（四）噬菌体

噬菌体（bacteriophage）是感染细菌细胞的病毒。典型的噬菌体仅包含蛋白质和核酸。蛋白质组成噬菌体的外壳，包括头部和尾部。核酸分子包含在头部（图3-4）。游离于宿主细胞外的噬菌体能够存活，但不能生长繁殖。大部分噬菌体具有编码自身需要的各种蛋白质基因，然而所有噬菌体必须利用宿主细菌的核糖体、蛋白质合成因子、氨基酸和能量产生系统才能繁殖。

头
颈
颈环
鞘
基板
刺突
髓
尾丝
细菌

图 3-4　噬菌体的结构

当感染宿主细胞时，尾丝将噬菌体固定在适当地方，使鞘收缩并且用髓刺破细菌细胞壁，噬菌体 DNA 通过髓注入细胞

噬菌体感染是指噬菌体 DNA 进入宿主细胞，并在其中繁殖的过程。噬菌体 DNA 上的基因可在宿主中得到表达。噬菌体感染效率很高。一个噬菌体感染一个细胞后便迅速繁殖，形成数百个子代噬菌体，每一个子代又能感染一个新的细菌，如此反复循环。噬菌体感染细菌后可导致细菌细胞破裂、死亡，若是在琼脂平板上感染生长着的细菌，可形成细菌破裂后遗留的空斑，称为噬菌斑（plaque）。

噬菌体能将外源基因导入细菌细胞内并得到表达，因此噬菌体在分子生物学研究中是重要的 DNA 载体。目前广泛使用的噬菌体载体包括 λ 噬菌体、M13 噬菌体等。下面仅以 λ 噬菌体为例简要说明噬菌体载体的结构与应用。

野生的 λ 噬菌体 DNA 为线状双链分子，在分子两端各有 12 个碱基的单链互补黏性末端。当 λ 噬菌体 DNA 被注入寄生菌细胞后，会迅速通过黏性末端的互补作用形成双链环状 DNA（图3-5）。这种由黏性末端结合形成的双链区段，称为 COS 位点。λ 噬菌体 DNA 包括约 61 个基因，其中的一半参与了噬菌体生命周期活动，这类基因称为 λ 噬菌体必要基因；另一部分基因，当它们被外源基因取代后，并不影响噬菌体的生命功能，这类基因称为非必要基因（图3-6）。

野生型 λ 噬菌体本身不适于作为载体，需进行改造。改造后的 λ 噬菌体载体具有如下特征：①在噬菌体非必要基因区有多个单一的限制性内切核酸酶区，以便外源 DNA 片段的插入或取代；②引进某些突变以改变噬菌斑的颜色或形态，以便重组体的检出，如 β- 半乳糖苷酶基因区等；③通

学习笔记

图 3-5　λ 噬菌体线性 DNA 分子的黏性末端及其环化作用图

图 3-6　λ 噬菌体基因组模式图

过某些基因突变形成安全载体,以利于生物学防护等。

(五)转化、转染、转导

在分子生物学实验中,转化(transformation)是指受体菌捕获和表达质粒载体 DNA 分子的生命过程;转染(transfection)是专指受体菌捕获和表达噬菌体 DNA 分子的过程。从本质上讲,两者间没有根本差别。由于细菌种属与细胞壁结构的差异,转化条件与过程均不一样。受体细胞并非随时均可捕获外源 DNA,只有在一定条件下,受体细胞达到感受态(competence)时,方能获取并表达外源 DNA。即使在同一菌属中,各菌株达到感受态的条件和时机也存在差别。如变异链球菌 GS-5株和 MT8148 株,虽然同属血清型 C,但在同一培养条件下,GS-5 株在 3.5 小时达到最佳感受态,而MT8148 在 1.5 小时达到最佳感受态,而且 GS-5 转化率比 MT8148 高 100 倍。由于野生细菌细胞内存在内源性限制系统,可降解进入胞内的外源 DNA,科学家们构建了大肠杆菌 K12 突变株,该菌丧失了内源性限制系统,极大地提高了转化效率。

在基因克隆的研究中最常用的宿主菌为经改造后的大肠杆菌。为制备大肠杆菌感受态,最常用的方法是用氯化钙处理大肠杆菌,以提高细胞膜的通透性,有助于外源 DNA 进入细胞内部。

转导是利用噬菌体等为媒介,将外源 DNA 转移至受体菌并得到表达的生命过程。转导与转染虽然都是将噬菌体 DNA 导入受体菌,但转染是将裸 DNA 直接接触感受态细胞,而转导是将噬菌体感染感受态细胞,因此转导的效率高得多。在基因克隆实验中,通常将重组了外源 DNA 的噬菌体基因组在体外包装成噬菌体颗粒后再转导受体菌,提高了外源 DNA 导入受体菌的效率。

二、特异核酸的检测

(一)核酸分子杂交

1. 核酸分子杂交的原理　带有互补的特定核苷酸序列的单链 DNA 或 RNA 混合在一起时,在一定条件下,其特定的同源区(即互补区域)将根据碱基互补的原则形成双链,如果形成双链的两条 DNA 单链来自不同的生物有机体,那么如此形成的双链分子就称为杂种核酸分子。不同来源的 DNA 分子能够杂交形成杂种分子,其亲缘关系较为密切,反之,其亲缘关系则比较疏远。因此,DNA-DNA 的杂交作用可以用来检测特定生物有机体之间是否存在着亲缘关系。同时,因为 DNA-DNA 或 DNA-RNA 的杂交可以用来揭示核酸片段中某一特定基因的位置,所以这种核酸杂交技术如同 DNA 快速分离及凝胶电泳一样,都是分子生物学中 DNA 分析方法的基础。

2. 核酸杂交的类型

(1) 点杂交(dotting hybridization):是指将待测核酸(变性 DNA 或 RNA)样品通过负压抽吸在硝酸纤维素膜指定区域上,经干烤固定后,与核酸探针杂交。其主要优点是事先无需用限制性核酸内切酶消化或用凝胶电泳分离核酸样品,操作比较简便,主要用于确定样本中是否具有与探针 DNA 互补的序列,缺点是不能确定杂交片段的分子量。

(2) Southern 杂交(Southern hybridization):是指先用凝胶电泳分离经限制性核酸内切酶消化的 DNA 片段,然后在原位将 DNA 片段转移至固相基质如硝酸纤维素膜上,经变性及干烤固定,用核酸探针进行杂交,经放射自显影显示杂交结果。Southern 杂交的最大优点是能根据杂交带的位置判断待测样品中与探针杂交的 DNA 片段的分子量。

(二) 聚合酶链反应

聚合酶链反应(polymerase chain reaction,PCR)是通过酶促反应在体外扩增特异 DNA 片段的一种方法。PCR 技术可使靶 DNA 序列扩增 $2 \times 10^5 \sim 2 \times 10^6$ 倍,并且具有快速、简便、灵敏、省时、对样品纯度要求不高等优点。近年来 PCR 技术的应用范围迅速扩展,在分子生物学各个领域都已被广泛应用。

1. PCR 的原理 DNA 的合成是以一股 DNA 单链为模板,在引物(primer)存在下,DNA 聚合酶沿模板以 $5' \rightarrow 3'$ 方向延伸的过程(图 3-7)。

图 3-7 DNA 聚合酶所催化的引物延伸反应

PCR 是利用 DNA 复制的原理,合成两个与靶 DNA 两侧序列互补的引物,在体外进行靶 DNA 的重复合成。PCR 扩增包括 3 个步骤:

(1) DNA 变性:通过加热使靶 DNA 双链解离成两条单链。

(2) 引物与靶 DNA 退火:降低温度至适当水平,促使两个引物根据碱基互补的原理分别结合至靶 DNA 两条链的 $3'$ 末端。

(3) 引物延伸:在 DNA 聚合酶催化下,引物沿着靶 DNA $3'$ 末端向 $5'$ 末端延伸(DNA 两条互补链极性相反,因此引物延伸是 $5' \rightarrow 3'$ 方向的)。新合成的 DNA 链在新一轮变性解离后形成更多的模板与引物退火,在 DNA 聚合酶的催化下,合成新一轮的靶 DNA。每一轮 DNA 的合成均以所有 DNA,包括上一轮新合成的 DNA 为模板,因此,靶 DNA 的数量呈指数增加(图 3-8)。经 25~30 次循环后,产物扩增倍数理论值可达 10^9,实际值一般为 $10^5 \sim 10^7$。

2. 影响 PCR 的相关因素

(1) DNA 聚合酶:目前常用的 DNA 聚合酶是从一种水生嗜热菌(*Thermus aquaticus*)中提取(*Taq*

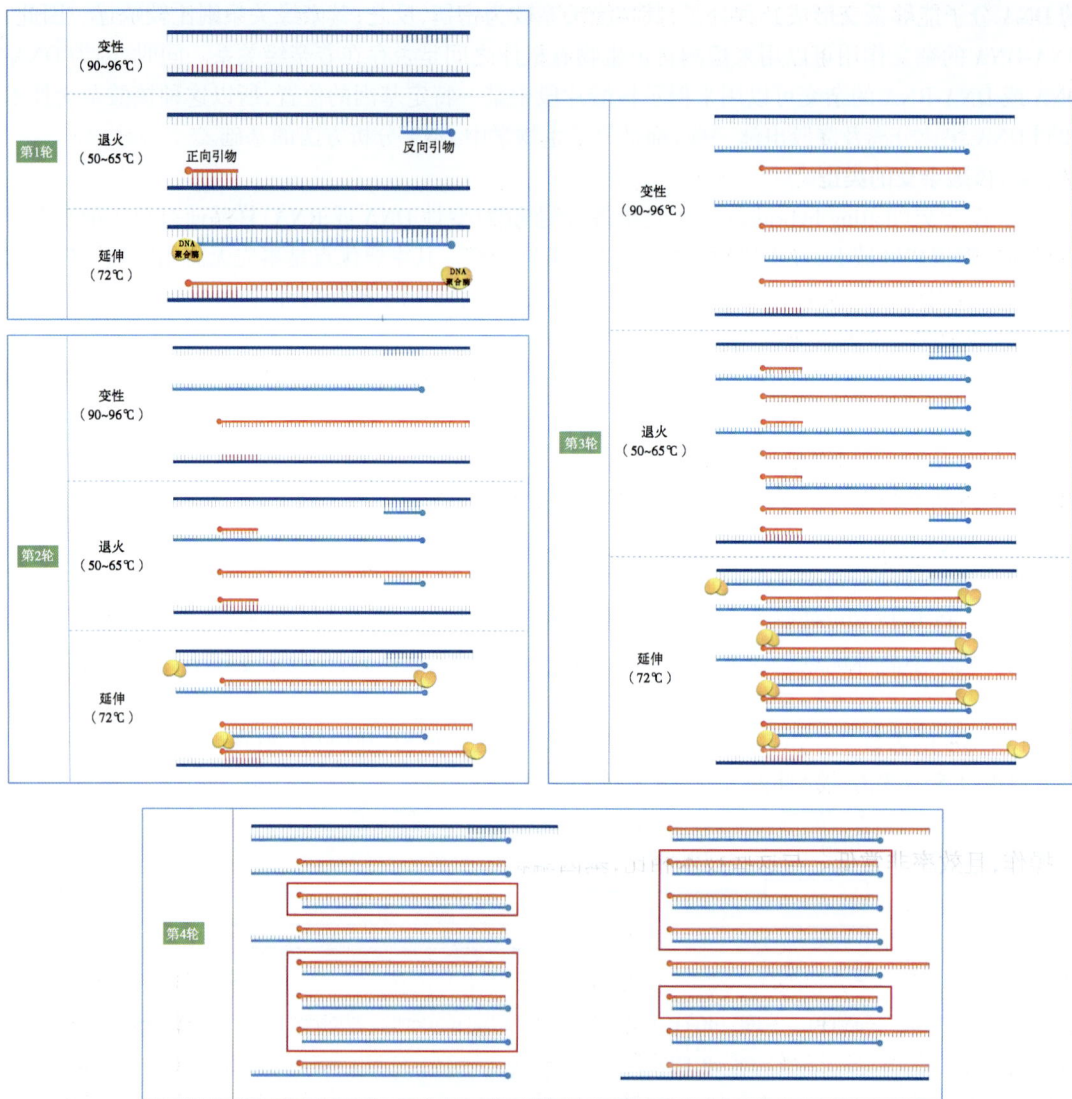

图 3-8 · 聚合酶链反应(PCR)扩增靶 DNA 示意图

DNA 聚合酶),其具有如下特点:①热稳定性:Taq DNA 聚合酶在变性(95℃)温度下不失活,因此,不必在每个周期都添加新酶,极大地简化了 PCR 的操作。②高特异性:Taq 聚合酶的最适温度为 70~75℃,因此,允许引物与模板在 55~60℃退火,在 72℃延伸。由于在较高温度下退火,避免了引物与模板间的错配,提高了扩增反应的特异性。③适宜较长 DNA 片段的扩增:PCR 在较高温度中进行,避免了DNA 分子中二级结构的形成,利于 DNA 链的延伸反应,因此,靶 DNA 扩增的长度可达 2 000~3 000bp。

(2) 模板:单、双链DNA均可作为PCR的模板。PCR可以仅用极微量的样品如细胞、发根、精子、活检组织、包埋组织中提取的 DNA 粗制品,但这些未纯化的 DNA 样品中不能含有蛋白酶、核酸酶等干扰或破坏 DNA 模板和 Taq DNA 聚合酶的成分。

(3) 引物:是决定 PCR 结果的关键。引物一般通过化学合成获得,长度为 15~30bp 为宜;(G+C)含量大约占 50%,两个引物之间不应发生互补。

(4) 底物浓度:在 DNA 合成反应中应有足够量的 dNTP(dNTP 是四种脱氧三磷酸单核苷酸dCTP、dATP、dGTP 和 dTTP 的总称)。dNTP 浓度过高,易发生错误掺入;而浓度过低,影响反应产物的产量。同时 dATP、dCTP、dGTP 和 dTTP 浓度应相同。

(5) 温度:在 PCR 中,温度的变化决定了酶促反应的阶段。PCR 中的 3 个温度按顺序分别为①变性温度,使双链 DNA 变性的温度,一般为 94℃左右,20~30 秒;②复性温度,使引物与已变性DNA 模板退火的温度,一般为 55~60℃,30 秒;③延伸温度,使 DNA 聚合酶沿模板合成新 DNA(即延伸引物)的温度,一般为72℃左右,时间视待扩增DNA片段的长度而定,一般每1 000bp需1分钟。

（6）循环次数:实验证明,经25~30个循环,既能保证DNA扩增的特异性,又能保证DNA扩增的产量。

3. PCR的应用　PCR技术的最大特点是能够特异性地从微量DNA样本中大量扩增靶DNA片段。因此,PCR在很多领域都有广泛的应用。

（1）分离已知基因:如果已知一条目的基因两侧的DNA序列,可以通过PCR技术大量扩增该基因,使得原样本中仅占总DNA量1/10 000的靶基因迅速增加至样本中的主要成分,避免了重组后海底捞针式的靶基因筛选过程。

（2）检测微量DNA:通过PCR技术可以对微量DNA样品中可能存在的某特定序列大量扩增,并随后经DNA指纹或核酸杂交进行进一步检测。这种方法在古生物学及法医学上有着无可比拟的价值。

（3）遗传性疾病、肿瘤的诊断:有些人类遗传病和肿瘤与单一基因的突变有关,通过PCR技术将可疑基因扩增并进行分析,有利于疾病的早期诊断。

三、基因编辑技术

基因编辑技术(genome editing)利用核酸内切酶靶向切割基因组特定位置的DNA双链,借助DNA双链断裂(double strand break,DSB)激活细胞内的非同源末端连接(non-honmologous and joining,NHEJ)或同源重组(homologous recombination,HR)修复机制,从而在基因组上产生改变。该技术可以根据需要对基因组特定序列进行改变,进而影响基因的功能。传统改变基因组的方法包括物理和化学诱变或基因打靶技术的方法。物理和化学诱变是可以在基因组上造成多个随机突变,但无法控制突变的位点。基因打靶技术可以在精确的位置改变基因,但需要进行非常繁琐的操作,且效率非常低。与这些技术相比,基因编辑技术具有精确和高效的特点,正被广泛地运用到生物医学研究。

基因编辑技术的种类较多,但至少都包括对特异性序列的识别和编辑两个步骤。识别是通过蛋白或RNA识别并引导编辑系统的核酸酶到特异性DNA序列上。编辑系统则包括核酸酶和细胞的DNA断裂修复机制。采用蛋白来识别特异性DNA序列的方法有锌指核酸酶技术(zinc-finger nucleases,ZFN)和类转录激活因子效应物核酸酶技术(transcription activator-like effector nucleases,TALEN),但这些技术都有设计困难的缺点,使得它们的应用受到了限制。近年来发展起来的CRISPR/Cas(Clustered regularly interspaced short palindromic repeats/CRISPR-associated protein)技术则是利用RNA识别特异性DNA序列,设计简单,目前已得到了广泛应用。

CRISPR/Cas系统是许多细菌和古生菌中一种免疫保护机制,与哺乳动物的二次免疫应答相似,细菌在受到病毒的入侵时,会"记忆"外源性遗传物质。当宿主细菌再次被侵染时,可以合成特异性RNA识别外源性遗传物质,并由Cas核酸酶将其降解。利用这一特点,通过人工合成特异性RNA(通常称为向导RNA,guide RNA,gRNA)识别自身特定的基因组DNA序列,将待编辑的自身基因组DNA视作外源性遗传物质,然后由Cas9蛋白使该位点的DNA双链断裂,再由DNA断裂修复机制修复并引入突变。目前最为常用的是CRISPR/Cas9系统。

CRISPR/Cas系统可用于细胞中敲除特定基因,从细胞水平上研究基因的功能,也可以用于体内敲除特定基因,研究基因在机体发育和疾病中的功能。比如*msx1*基因可能与人的牙发育不全和唇腭裂发生有关。运用CRISPR/Cas技术突变小鼠MSX1蛋白的羧基末端证实了小鼠易于发生牙齿缺失和腭裂。由于小鼠与人类有很大差异,很多实验需要在灵长类中进行,但以往的编辑技术在灵长类中很难发挥作用。但近年运用CRISPR/Cas技术科学家成功地在猴子上过表达*MECP2*基因并表现出类自闭症行为,为自闭症研究提供了重要的模型。CRISPR/Cas系统也有望用来治疗遗传性疾病,但仍有许多技术和伦理道德问题需要解决。

四、基因表达的操纵

基因功能的研究常通过增加或降低基因的表达量,来研究相应基因在细胞或机体中的功能。

图片:ER3-13 微量DNA检测大量疾病风险

动画:ER3-14 *CRISPI/Cas9* 基因编辑

学习笔记

随着生物技术的飞速发展,目前已经发展出了多种技术来达到改变特定基因表达水平的目的。

1. 增加基因表达水平(或称过表达,overexpression) 是指增加基因编码的蛋白在细胞或机体中的含量。

增加基因表达水平的方式主要是将基因置于合适启动子的控制下,辅以增强子、加尾信号等调控序列。根据将基因转入细胞的方式,可以把过表达的方式主要分为质粒介导和病毒介导。质粒介导是将特定基因 DNA 序列克隆到质粒中,再将质粒在转染剂的帮助下进入细胞。病毒介导是将特定基因 DNA 序列克隆到可以产生病毒(慢病毒、反转录病毒或腺病毒)的包装质粒中,再转染特定的细胞产生携带特定基因序列的病毒,用病毒直接转染细胞。病毒对许多细胞都有很好的亲和性,可以高效地将基因转入靶细胞中,特别是处于非分裂期的细胞,具有转染效率高、能够持续稳定表达外源基因的特点,且实施方便,在体内外均能有效的转染,但有致畸致癌的风险。不论是质粒介导或是病毒介导,特定基因进入宿主细胞后将利用宿主细胞的转录、翻译系统表达。

利用基因编辑等技术,也可以将基因转入生物体,制备过表达特异基因的转基因动物,从机体水平研究基因过表达后的影响。

2. 降低特异性基因表达水平 用基因编辑技术破坏编码基因的外显子,可以达到完全抑制基因表达(或称为基因敲除)的目的。但基因敲除较为费时费力,短时间降低基因表达水平一般采用 RNA 沉默(RNAi)的方法。RNA 沉默是用 siRNA 抑制特定基因的转录或翻译来抑制基因表达。siRNA 是一种人工合成的双链小分子 RNA,长度约为 21~25 个碱基。RNA 沉默的原理是将针对特定基因的 siRNA 导入细胞中,siRNA 与 Ago2 等蛋白形成 RNA 诱导沉默复合体(RISC),通过与 siRNA 碱基互补,结合并降解特定基因的 mRNA,而导致特定基因表达水平下降。将编码 siRNA 的序列采用基因编辑技术转入生物体中,也可以在体内表达 siRNA 并抑制特定基因的表达(图 3-9)。

图 3-9　RNA 沉默

第三节　牙发生的分子机制

一、牙釉质形成的分子机制

人的牙由胚胎时期的牙胚(dental germ)发育而来。

人胚胎第 7 周时,上、下颌弓表面的外胚层上皮增生变厚,并陷入上皮深面的间充质内形成唇板。此后该板从中间裂开形成唇沟,从而使上、下颌弓都分裂成为唇沟外侧的唇和唇沟内侧的龈。接着,唇板朝龈面长出数个增厚的上皮板,这些上皮板连接呈马蹄铁形伸入龈内与唇板垂直,成为牙板。人胚第 10 周时,在牙板的内侧面,间隔发生多个倒置的杯状成釉器(enamel organ)。与此同时,由头部神经嵴迁移来的外胚层细胞形成间充质(外胚间充质,ectomesenchyme)填充于杯状成釉器下方,构成牙乳头。成釉器周围的外胚间充质则形成牙囊(dental sac)。至此,由成釉器、牙乳头和牙囊共同组成了牙胚。这样,上下颌相继各产生了全部乳牙的 10 个牙胚。

(一)牙釉质的发育分期

成釉器发育到钟状期后,牙体组织便进入形成阶段。这时,在将来的牙尖部位上依次发生如下变化:①前成釉细胞的分化;②前成牙本质细胞和成牙本质细胞的分化;③牙本质的形成;④成釉细胞的分化;⑤牙釉质的形成。这些顺序不可改变,因为其中的每一环节都对下一环节发生影响。

牙本质开始形成时,介于成牙本质细胞和成釉细胞间的基板开始破裂,一旦牙本质发生矿化,成釉细胞就开始产生并分泌釉基质。釉基质含水 65%,有机物 20%,无机盐 15%。有机物中含多种蛋白质和酶。牙釉质的发生与成熟可分为两个阶段:牙釉质分泌期(secretory stage)和牙釉质成熟期(maturation stage)。

牙釉质分泌期:在牙冠特定区域从成釉细胞分泌釉基质开始至釉基质分泌结束。牙釉质分泌期主要进行牙釉质的形态发生,成釉细胞以分泌有机成分为主,所形成的釉基质有机成分含量高,矿化不均。先形成的釉基质先矿化,因此深部较浅表釉基质矿化程度高。

牙釉质成熟期:从牙釉质分泌结束至牙萌出为止。牙釉质成熟期主要进行牙釉质的矿化,此期的成釉细胞虽然亦产生和分泌少量蛋白质,但主要以激活和产生蛋白酶、向牙釉质输送矿物盐以及吸收牙釉质中水和分解的有机成分为主。经过这一阶段发育成熟的牙釉质成为高度矿化组织,牙釉质中仅残留极少量有机物。

成釉细胞开始形成牙釉质时,成釉细胞向远端迁移,并向成釉细胞与基膜间分泌釉基质(enamel matrix)。釉基质主要由多种蛋白质和酶组成,其中主要的蛋白质是釉原蛋白(amelogenin)、釉蛋白(enamelin)、成釉蛋白(ameloblastin)和釉丛蛋白(tuftelin)等。

在釉基质蛋白的初期研究中,研究者采用盐酸胍抽提釉基质蛋白,发现盐酸胍抽提物中主要是富含脯氨酸、谷氨酰胺的疏水性蛋白质,而亲水的酸性蛋白质仍牢固地吸附在羟基磷灰石晶体上,只有通过 EDTA 的作用方能抽提出来。研究者将釉基质中这种疏水性蛋白称为釉原蛋白,将亲水性蛋白称为釉蛋白。

(二)釉基质的特征

随着牙釉质的矿化与成熟,釉基质生化特征发生变化。一般情况下,刚形成的釉基质富含脯氨酸、谷氨酰胺、亮氨酸和组氨酸,具疏水性;随着牙釉质的成熟,釉基质以富含酸性氨基酸为主的蛋白质组成,具亲水性。虽然在牙釉质形成后的成熟阶段成釉细胞仍合成一部分蛋白质,但成釉细胞此时的主要功能是降解已形成的釉基质蛋白质并促进釉基质的矿化。

牙萌出后牙釉质中仅残留微量酸性蛋白质,在釉基质形成初期占主导地位的疏水性蛋白在牙釉质成熟和牙萌出后几乎已被完全降解,这种降解过程是由成釉细胞逐渐成熟所产生的降解性酶完成的。

1. **釉原蛋白**　在牙釉质的分泌阶段,釉原蛋白是釉基质的主要成分,约占 90%。刚分泌出来的釉原蛋白分子量为 25kD。釉原蛋白的 mRNA 存在选择性剪接,因此,釉原蛋白的同一条 DNA 信号可产生完整的釉原蛋白和分子量较小的、行使特定功能的釉原蛋白片段。釉原蛋白及其片段在釉基质的分布有明显的区域性。新生的釉原蛋白仅分布于新分泌的釉基质中,而且存在的时间很短,很快即被分解成分子量为 20kD 的多肽,该多肽分布于釉基质全层。随着釉基质的成熟与矿化,这些多肽片段进一步被分解成小的可溶性片段,直至逐渐消失(图 3-10)。在萌出的牙釉质中,已无釉原蛋白及其多肽片段的存在。编码釉原蛋白的基因是 amelogenin(*AMEL*)基因,它是牙特异性基因,主要在前成釉细胞、釉细胞和上皮根鞘剩余中表达,在成牙本质细胞中也有低表达。人类 *AMEL* 基因位于 X 染色体上,由 7 个外显子和 6 个内含子组成。人类 *AMEL* 基因的突变与 X 连锁的牙釉质发育不全相关。

2. **釉蛋白**　是成釉细胞最早分泌的釉基质蛋白。与釉原蛋白相似,釉蛋白在分泌后随着时间的推移和表面新形成釉基质的增厚,釉蛋白发生有序的分解。新生的釉蛋白分子量为 142kD,仅存于新形成的釉基质中,随后分解成 89kD 和 34kD 片段,在釉基质深部,继续分解成 32kD 和 25kD 的肽片段,该片段能牢固地吸附至磷灰石上。在随后的矿化中,釉蛋白片段被分解成更小的残基,绝大部分消失,少部分残留于牙釉质中。编码釉蛋白的基因是 enamelin(*ENAM*)基因,它是牙特异性基因,主要在牙釉质组织内表达,在成牙本质细胞中少量表达。人类 *ENAM* 基因定位于 4q13.3,

图片:ER3-15
AMELX 基因突变谱

图 3-10　釉基质中釉原蛋白的代谢过程

由 9 个外显子和 8 个内含子组成。人类 *ENAM* 基因的突变与常染色体显性或隐性遗传的牙釉质发育不全相关。

3. 成釉蛋白　成釉蛋白存在于有机基质中,约占总蛋白量的 5%。新生的成釉蛋白分子量为 65kD,随后分解成分子量相对较小的 N 端多肽和相对较大的 C 端多肽。前者在基质形成阶段相对稳定,逐步降解但并不消失,后者迅速降解直至在基质中消失。完整的成釉蛋白和 C 端多肽仅存在于新分泌的釉基质中,N 端多肽存在于牙釉质各层内,主要分布于深层柱间质,像鞘一样包绕釉柱,故又被称为鞘蛋白。编码成釉蛋白的基因是 ameloblastin 基因,该基因在成釉细胞高水平表达而在成牙本质细胞和前成牙本质细胞中低表达,在郝特威希(Hertwig)上皮根鞘以及牙源性肿瘤如成釉细胞瘤中呈中度表达。人类 *AMBN* 基因定位于 4q21,由 13 个外显子和 12 个内含子组成。

4. 釉丛蛋白　是在发育期和成熟期釉基质中发现的酸性蛋白质,分子量为 44kD。它位于釉牙本质界并先于釉原蛋白表达,在牙釉质形成过程中这种蛋白表达短暂。釉丛蛋白可能作为牙釉质羟基磷灰石晶体形成的成核中心,并可能对牙釉质的矿化和结构起重要作用。编码釉丛蛋白的基因是 tuftelin(*TUFT*)基因,人类 TUFT 基因定位于 1q21,由 13 个外显子和 12 个内含子组成。

5. 蛋白水解酶　主要是基质金属蛋白酶 20(MMP20)和丝蛋白酶。MMP20 是基质金属蛋白酶家族的成员之一,是一种钙依赖性蛋白酶。它在牙釉质发育的早期和中期表达,为主要的釉原蛋白加工酶。编码 MMP20 的基因是 enamelysin(*MMP20*)基因,人类 *MMP20* 基因定位于 11q22.3,由 10 个外显子和 9 个内含子组成。*MMP20* 基因的突变与常染色体隐性遗传的牙釉质发育不全相关。丝蛋白酶是一种非钙依赖性丝氨酸蛋白酶,在成釉细胞和成牙本质细胞中均有表达。在牙釉质形成期间,成牙本质细胞和成釉细胞分泌丝蛋白酶,在牙釉质成熟阶段其主要功能是降解牙釉质蛋白。编码丝蛋白酶的基因是 kallikrein4(*KLK4*)基因,人类 *KLK4* 基因定位于 19q13.4,由 6 个外显子和 5 个内含子组成。*KLK4* 基因的突变与常染色体隐性遗传的牙釉质发育不全相关。

(三)釉基质蛋白在牙釉质发育中的作用

1. 启动牙釉质矿化　釉基质的矿化最先发生于釉牙本质界。刚形成的牙釉质是无结构的,成釉细胞分泌产生了足够的牙釉质后,便从牙本质表面向后退缩。在牙釉质矿化中的矿物盐主要通过成釉细胞进行转运。釉基质蛋白如釉原蛋白、釉蛋白等均具有与矿物质结合的能力,因此,釉基质蛋白既参与了矿化核晶的形成,又是釉基质中矿物盐的贮库。

与矿物盐结合后,釉基质蛋白呈球形,排列成串与牙本质面垂直。矿化从每个蛋白球开始形成多个晶体核,随着表层新生釉质的增加,蛋白逐渐分解,结晶核逐渐扩大并最终连接形成片状晶体。

2. 作为晶体生长的支持相　如前所述,釉基质蛋白形成非水溶性球状结构,其中特别是釉原

学习笔记

蛋白,由于高度的疏水性,蛋白表面疏水基团相互结合形成空心的隧道样结构。这种结构为晶体在隧道中生长提供了合适的空间和支持。同时由于球形的蛋白间存在大量间隙,有利于离子或其他物质的扩散。这种结构将维持到晶体生长至相应体积,随着蛋白的逐步分解,晶体的生长对这种结构的依赖逐渐减小。

　　3. 调节晶体生长　釉基质中晶体生长的大小、形态与方向受到严格控制。如前所述,釉基质蛋白能吸附至矿物盐上,当晶体表面覆盖有釉基质蛋白时,晶体的生长受到抑制。通过控制釉基质蛋白在晶体表面的数量、部位可调节晶体的大小、形态与生长方向。这一调控过程主要由釉基质蛋白和蛋白水解酶完成。在牙釉质的分泌期及成熟早期,主要由内源性金属蛋白酶对釉基质蛋白进行选择性加工、分解完成;在牙釉质成熟期,晶体的大小、形态已基本成形,丝蛋白酶广泛而无选择性地分解釉基质蛋白,清除牙釉质中绝大部分蛋白质,促进了牙釉质的迅速矿化(图3-11)。

图 3-11　蛋白酶、磷酸酶在发育期牙釉质中的分布

　　在牙釉质的发育过程中,如果任何因素导致蛋白酶不能有序地分解、清除晶体表面的蛋白质,将引起牙釉质的矿化障碍。如氟牙症是由于在牙釉质发育阶段,过多氟的存在,形成氟磷灰石,导致晶体表面电位变化,促进了釉基质蛋白对晶体的吸附,结果导致牙釉质矿化不全。

　　釉柱是由于晶体排列方向不同所致,釉柱的形成可能与成釉蛋白有关。新生的成釉蛋白具水溶性,仅分布于刚形成的釉基质中。成釉蛋白经釉基质中蛋白酶加工、裂解形成非水溶性蛋白片段。这些蛋白片段相互聚集,分布于柱间质中,可能影响和改变了间质晶体的生长方向,从而形成釉柱。

二、牙本质形成的分子机制

　　在胚胎发育期细胞外基质在介导上皮与间质组织的相互作用方面起着重要作用。在牙发育期间,这种作用涉及成牙本质细胞(odontoblast)和成釉细胞(ameloblast)的发育、分化。虽然成牙本质细胞的终末分化、细胞体延长及梭化的机制仍不完全清楚,但细胞外基质作为一种底物和信号因子的"贮库"已非常明确。作为底物,这些细胞外基质可直接参与牙本质的形成和矿化;作为信号因子,它们可刺激和调节成牙本质细胞和成釉细胞的分化及功能。

　　成牙本质细胞所分泌的这些细胞外基质(extracellular matrix,ECM)最初是非矿化的蛋白基质,亦称前期牙本质(predentin)。在前期牙本质矿化形成牙本质的转变过程中,细胞外基质成分发生改变,羟基磷灰石晶体在胶原纤维中心及周边形成并生长,与此同时伴随有更多的ECM在牙本质表面形成。牙本质的形成是一个连续不间断的过程,在这个过程中,牙本质基质蛋白发挥了核心作用。

　　(一)牙本质细胞外基质的成分及分类

　　牙本质构成牙齿的主体。在牙本质中无机物的含量约占总重量的70%,有机物占18%,水为12%。无机物中主要是羟基磷灰石,有机物由胶原(collagen)和牙本质非胶原蛋白(non-collagenous proteins,NCPs)构成,分别占有机物的90%和10%。根据蛋白来源,可将牙本质NCPs分为成牙本质细胞源性和非成牙本质细胞源性,NCPs对促进和调控牙本质基质中胶原矿化及晶体生长起关键作用。

　　成牙本质细胞源性的基质蛋白在牙本质中由成牙本质细胞分泌,这类蛋白又可分为:①主要存在于牙本质中的蛋白,包括牙本质磷蛋白和牙本质涎蛋白,主要由成牙本质细胞表达,在前期牙本质和牙本质分布,其他组织中也有少量分布;②主要存在于矿化组织中的蛋白,目前发现的有牙

本质基质蛋白 1（DMP1）、骨涎蛋白（BSP）、骨钙素（osteocalcin,OC）等,该类蛋白主要存在于牙本质及骨组织中,其他组织中也有少量分布;③多组织非特异性蛋白,广泛存在于多种组织的蛋白。牙本质中有机物的分类见图 3-12。

图 3-12　牙本质有机物的分类

非成牙本质细胞源性蛋白包括 IgG、清蛋白、α_2HS- 糖蛋白等,这些蛋白因子并非由成牙本质细胞产生,而是随血流转运至牙本质基质,这些因子可能对牙本质基质具有较强的亲和力,因此而滞留下来。

另外,在牙本质中还含有几种生长因子如骨形成蛋白、转化生长因子 -β 等,这些蛋白因子是否由成牙本质细胞产生目前尚不清楚。

（二）胶原

牙本质基质中的胶原由成牙本质细胞分泌,新分泌的胶原紧贴成牙本质细胞层,随着成牙本质细胞不断分泌新生基质,成牙本质细胞逐渐后退,数小时后,所分泌的胶原已距成牙本质细胞层 10~15μm 并开始矿化。因此,牙本质的形成过程实际上就是新生的牙本质不断形成、不断矿化的过程。在新生的牙本质基质中,Ⅰ型胶原纤维以Ⅴ型胶原纤维为核心交联成网状,纤维间隙较大,为基质的矿化提供了所需的支架和空间。研究证实,板状羟基磷灰石晶体也是首先在纤维间隙中形成的。胶原在牙本质形成中的另一个作用是在牙本质基质矿化前沿与牙本质非胶原蛋白结合,形成大分子多聚体,改变分子的表面构型,有利于板状羟基磷灰石的形成和生长。

（三）主要存在于牙本质中的非胶原蛋白

1. **牙本质磷蛋白（phosphophoryns,dentin phosphoproteins,DPP）**　在牙本质有机物中含量仅次于胶原,占牙本质非胶原蛋白的 50%,这种蛋白质的特点是富含天冬氨酸（35%~38%）和磷酸化的丝氨酸（45%~50%）,这两种氨基酸残基占整个蛋白质氨基酸残基的 90%。

DPP 的显著特征是高度磷酸化,为目前已知的酸性最强的蛋白质之一,具有强阴离子特性,等电点为 1.1,对钙离子具有高度的亲和性。正是因为这一特点,在初期的研究中常用钙沉淀的方法将 DPP 与其他蛋白质分离,便于提纯。

目前对牙本质磷蛋白的准确功能尚无定论,推测 DPP 中天冬氨酸和磷酸化丝氨酸的重复序列可形成独特的磷酸盐和羧酸盐的脊样结构,此结构有利于带相反电荷的离子结合,并可能在牙本质的生物矿化过程中起重要作用。许多研究表明 DPP 在牙本质形成过程中具有多种潜在功能,研究人员发现,DPP 具有促进和抑制矿化的双重作用,当 DPP 游离于溶液中时,抑制矿化物的形成;当 DPP 与固体支持物结合时,起诱导羟基磷灰石晶体形成的作用。离体研究也发现,DPP 参与牙本质羟基磷灰石首批晶体形成,在未矿化的前期牙本质中 DPP 可结合至胶原纤维空隙区,初期矿化即由此开始。DPP 对Ⅰ型胶原具有高度的亲和力,同时也对钙离子有很强的亲和力,它的这两种特性诱导羟基磷灰石晶体的形成。但是当 DPP 结合至矿物质晶体表面时可干扰晶体的继续生长,因此,DPP 的这种双重作用在牙本质矿化过程中既具有促进矿化和成核作用,又能通过其抑制矿化的作用调节晶体的形态、生长方向和速度。DPP 在牙本质形成中的作用,包括促进矿物质与胶原纤维的结合、规则的成核作用以及调节晶体的生长和排列等,均与 DPP 中丝氨酸的磷酸化密切

图片:ER3-18
COL1A1 基因突变谱

图片:ER3-19
DPP 蛋白磷酸化位点

学习笔记

相关。关于 DPP 的分泌途径存在两种可能:一是经成牙本质细胞胞体前沿分泌并迅速地扩散至前期牙本质矿化区;二是 DPP 经成牙本质细胞突起直接运送至前期牙本质矿化区并分泌出来。

2. 牙本质涎蛋白(dentin sialoprotein,DSP) 是一种分子量约为 53kD 的糖蛋白,占牙本质非胶原蛋白重量的 5%~8%,其中含有 10% 的唾液酸和 30% 糖类。DSP 富含谷氨酸、天冬氨酸、丝氨酸和甘氨酸,有 13 个潜在的磷酸化位点和 6 个 N- 糖基化位点。由于在氨基酸组成上与骨涎蛋白(bone sialoprotein)相似故命名。

通过免疫组织化学技术发现 DSP 主要存在于成牙本质细胞及牙本质中,在前成釉细胞中也有短暂表达。DSP 被认为在牙本质形成过程中起重要作用,但具体的空间结构及功能仍未明确。研究人员发现将 DSP 与胶原和羟基磷灰石晶体共同孵育,DSP 能促进羟基磷灰石晶体的生长,由于成牙本质细胞与前成釉细胞均能表达 DSP,推测 DSP 可能与牙胚发育初期上皮与间叶组织间的信号传递和相互调节有关。

3. 牙本质磷蛋白与牙本质涎蛋白的关系 牙本质基质中两种主要的非胶原蛋白 DSP 和 DPP 是同一的基因牙本质涎磷蛋白(dentin sialophosphoprotein,DSPP)基因编码的单一转录物的表达产物。*DSPP* 基因位于人类染色体 4q21 区域内,由 5 个外显子组成,外显子 1~4 编码 DSP,外显子 5 编码 DSP 的羧基端及整个 DPP。最初认为 *DSPP* 基因仅局限于牙本质,主要在成牙本质细胞中表达,后续研究发现前期成釉细胞中也存在一过性表达,最近研究表明 *DSPP* 基因在骨组织、内耳组织、乳腺癌及肺癌组织中也有表达。

DSPP 与牙本质的形成与调节密切相关,已证实 *DSPP* 基因的多个突变可导致牙本质发育不全。DSP 编码区无义突变所致的牙本质发育不全的超微结构表现出釉牙本质界和邻近牙釉质的结构紊乱,表明 DSP 和 DPP 可能参与釉牙本质界及邻近釉柱的形成。

(四)主要存在于矿化组织中的蛋白

1. 牙本质基质蛋白 1(dentin matrix protein1,DMP1) DMP1 最初是于成牙本质细胞中发现,随后的研究显示 DMP1 也可出现在多种矿化组织相关的细胞中,包括骨细胞、成骨细胞、肥大性软骨细胞以及成牙骨质细胞。DMP1 也可在许多非矿化组织中检测到,包括脑、肾脏和唾液腺组织以及部分肿瘤组织。DMP1 在牙本质和骨组织中高度表达,在牙本质中分布于成牙本质细胞、前期牙本质及牙本质中,其氨基酸组成介于 DPP 与 DSP 之间,富含丝氨酸和天门冬氨酸。*DMP1* 基因位于人类染色体 4q21 区,编码 389 个氨基酸残基,其中信号肽的裂解位点位于第 16 个氨基酸残基处。根据 *DMP1* 基因核苷酸序列推导的 DMP1 氨基酸组成发现酸性氨基酸显著多于碱性氨基酸,因此 DMP1 是酸性程度很高的蛋白质,分子量约为 61kD。在 DMP1 氨基酸序列中有一个 RGD 序列,RGD 序列常见于多种骨基质涎蛋白中,该序列具有与细胞(成骨细胞、破骨细胞等)相结合的能力,含 RGD 序列的蛋白质具有调节靶细胞功能的作用。体内和体外研究均显示 DMP1 对牙齿的生长发育、形态发生以及骨组织和牙本质的矿化起关键作用。

2. 骨涎蛋白(bone sialoprotein,BSP) BSP 最初是从骨中发现的一种高度糖基化蛋白,含约 300 个氨基酸残基,其中谷氨酸和天冬氨酸较为丰富。其氨基酸序列有 2 个特点:①含有一个 RGD 序列,因此骨涎蛋白能有效地吸附至成骨及破骨细胞表面;②有 2 处由多个谷氨酸组成的区,该区具有吸附钙和羟基磷灰石的潜力。BSP 主要存在于骨、牙本质、矿化中的软骨以及牙骨质中,最近研究发现 BSP 在人类多种器官的癌组织中也有表达。在牙本质中,BSP 主要存在于成牙本质细胞及其细胞突和牙本质小管中。BSP 可能作为初期羟基磷灰石晶体的成核中心,并随着胶原基质中矿物质的增多,BSP 又可作为晶体生长的抑制因子;BSP 另一个作用是可能通过与细胞表面的整合素相互反应促进了破骨细胞的活性。

3. 骨钙素(osteocalcin,OC) OC 是从骨基质中发现的一种小分子蛋白质。OC 可在人成牙本质细胞及其细胞突起以及牙釉质基质中表达。骨钙素基因(*BGLAP*)位于人类染色体 1q25-q31 区,由 4 个外显子组成,编码由 125 个氨基酸残基组成的多肽,其中 26 个氨基酸为分泌性胞外蛋白所需的信号肽,余下 99 个氨基酸残基组成的前骨钙素在切除 49 个氨基酸残基后形成具有生物活性的骨钙素。骨钙素的另一个特点是含 3 个 γ- 羧基谷氨酸残基,在羧基谷氨酸存在的条件下,可能通过介导骨钙素吸附至羟基磷灰石晶体表面,选择性地抑制晶体生长从而调节晶体的生长速度和

图片:ER3-20
DSPP 基因突变谱

画廊:ER3-21
Ⅱ型牙本质发育不全家系和Ⅱ型牙本质生成不全家系

学习笔记

二、口腔肿瘤发生的分子机制

口腔癌属于头颈部肿瘤范畴。在全球范围内，口腔肿瘤是人类常见的癌症之一，以上皮来源恶性肿瘤为主。导致口腔肿瘤发病的主要原因，包括吸烟、饮酒、病毒感染、环境因素和遗传因素等。除了遗传因素，上述其他因素也都可能直接或间接导致基因变化，还能以表观遗传学方式调控基因表达的变化。表观遗传学调控方式主要包括 DNA 甲基化、组蛋白甲基化和乙酰化、非编码 RNA 等。目前已证实，遗传和表观遗传导致的基因异常变化，被认为是口腔肿瘤主要的致病机制之一。人类基因只有一小部分与癌症有关，这些与癌症相关的基因可以广义地分为两种，即癌基因和抑癌基因。

（一）癌基因

原癌基因是正常基因，同时也是细胞生长必不可少的关键基因。它们编码的蛋白产物促进细胞正常生长或抑制细胞死亡。而在癌症中，这些基因发生功能获得性突变或表达水平过度增加后，就会成为致瘤的癌基因。研究发现，超过 50% 的口腔肿瘤患者过表达癌基因 *erbB-2*，生存率与 *erbB-2* 的表达水平呈显著负相关。

（二）抑癌基因

抑癌基因编码的蛋白产物能抑制细胞生长或促进细胞死亡。抑癌基因的功能缺失性突变或表达缺失，可以导致其抑制细胞生长的功能丧失，有利于癌症的发生。*P53* 是人类肿瘤中最常发生突变的抑癌基因。P53 蛋白在细胞周期中检查 DNA 的损伤，保证基因组的完整性。*P53* 基因在 50% 以上的头颈部癌症中有突变，表达异常功能的蛋白。

原癌基因和抑癌基因的关系就像是汽车的油门和刹车。汽车的行进速度是由油门和刹车来控制的。同样，正常细胞的增殖也是由促进细胞生长的原癌基因和抑制生长的抑癌基因来调控的。这两种基因的突变或表达水平的变化都可能导致细胞的生长失去调控，并最终导致癌症的发生。

三、口腔肿瘤转移的分子机制

口腔恶性肿瘤不仅可以在原发灶生长，还直接向周围组织侵袭和生长，并且可以通过血管或淋巴管等多种途径转移（metastasis）到机体的其他部位，这是恶性肿瘤最重要的生物学特性之一。口腔肿瘤转移是导致死亡的主要原因之一。与其他恶性肿瘤相似，口腔肿瘤转移是一个非常复杂的过程。癌转移的机制目前仍尚未明确。

（一）口腔肿瘤细胞转移过程

目前认为，癌细胞远处转移过程非常复杂，一般要经过多个关键阶段。主要包括：①癌细胞侵入局部组织基质；②癌细胞进入脉管系统，包括血液循环或淋巴系统；③癌细胞在远处脉管黏附和形成癌栓。绝大部分进入脉管循环系统的癌细胞都将发生凋亡或被免疫细胞杀死，只有极少数具有高转移潜能的癌细胞可以迁移出血管壁，并进一步形成转移灶；④癌细胞移出脉管，并在继发组织器官定位生长，形成转移病灶；⑤转移病灶继续扩散，形成新的转移病灶。在口腔癌细胞形成远处转移灶过程中，癌细胞诱导血管形成、肿瘤细胞黏附能力的变化、对细胞外基质（extracellular matrix，ECM）的破坏、肿瘤细胞的运动能力和逃避免疫监视能力等特性对癌的转移起了重要作用。

（二）口腔肿瘤细胞转移的分子机制

1. 诱导新的血管形成 肿瘤组织中新生血管结构不完整，使得肿瘤细胞易于穿透血管内皮进入血流并在远隔部位形成转移灶。研究证实，肿瘤细胞可以分泌多种血管内皮生长因子（vascular endothelial growth factor，VEGF），介导肿瘤血管生成。其中 VEGF-A 在血管形成过程中起关键作用，而 VEGF-C 和 VEGF-D 在淋巴管的形成中发挥重要作用，有利于口腔肿瘤细胞从淋巴系统转移。

2. 肿瘤细胞黏附能力的变化 细胞间和细胞与细胞外基质间的黏附力降低，是肿瘤细胞转移的最早期因素之一。钙黏蛋白（cadherin）家族参与细胞间正常黏附，具有抑癌基因的作用。其中上皮型钙黏蛋白（E-cadherin）是一种钙依赖蛋白，在维持上皮细胞的黏附和极性方面发挥作用。E-cadherin 表达水平与口腔肿瘤的转移呈高度负相关，是口腔肿瘤患者预后评判的候选因子。肿瘤细胞到达远隔新的组织时，必须能够与血管内皮细胞黏附并离开血流。这一过程可由肿瘤细胞所表达的 VLA-4 整合素与内皮细胞的选择素（E-selectin）以及血管细胞黏附分子相互作用所介导。

　　3. 细胞外基质的破坏和细胞运动　上皮来源的癌细胞要进行侵袭和转移就必须降解上皮组织基底膜和血管基底膜等细胞外基质。金属蛋白酶（matrix metalloproteinases，MMPs）是一大类锌依赖性内肽酶的总称，能降解细胞外基质，破坏物理屏障，有利于癌细胞的移动，并为新生的血管提供空间。有研究报道金属蛋白酶9（MMP-9）在口腔肿瘤中高表达并与癌的侵袭性相关。癌细胞的运动受到多条信号通路的有序调控，包括 Rac/Cdc 42 和 Rho 信号通路。前者控制细胞伪足的形成和延伸，后者控制细胞尾端由肌球蛋白驱动的收缩。Rho 家族成员 RhoC 在晚期头颈部肿瘤中表达水平高于早期肿瘤，是淋巴结转移的特异性指标。抑制 RhoC 的表达可以减少癌细胞的迁移和侵袭。

　　4. 逃避免疫监视　脱离原发灶的癌细胞要在远隔组织形成转移灶，就必须要逃避免疫系统的监视，癌细胞逃避的方式主要包括免疫抑制和免疫耐受两个方面（详见第四章第六节）。

（陈万涛　贾　荣）

参考文献

1. 樊明文. 口腔生物学. 北京:人民卫生出版社,1996

2. BUTLER W T.Dentin matrix proteins.Euro J Oral Sci,1998,106（suppl 1）:204-210

3. ROBINSON C,BROOKES S J,SHORE R C,et al.The developing enamel matrix:nature and function.Euro J Oral Sci,1998,106（suppl 1）:282-291

4. 邱蔚六. 口腔颌面外科学. 上海:上海科学技术出版社,2008

5. ALEVIZOS I,MAHADEVAPPA M,Zhang X,et al.Oral cancer in vivo gene expression profiling assisted by laser capture microdissection and microarray analysis. Oncogene,2001,20（43）:6196-6204

6. POETA M L,MANOLA J,GOLDWASSER M A,et al.TP53 mutations and survival in squamous-cell carcinoma of the head and neck. N Engl J Med,2007,357（25）:2552-2561

7. TALMADGE J E,FIDLER I J.AACR centennial series:the biology of cancer metastasis:historical perspective. Cancer Res,2010,70（14）:5649-5669

8. UREN A G,KOOL J,MATENTZOGLU K,et al.Large-scale mutagenesis in p19（ARF）-and p53-deficient mice identifies cancer genes and their collaborative networks.Cell,2008,133（4）:727-741

9. BERGSBAKEN T,FINK S L,COOKSON B T. Pyroptosis:host cell death and inflammation. Nat Rev Microbiol,2009,7（2）:99-109

10. BROZE P. Immunology:caspase target drive pyroptosis. Nature,2015,526（7575）:642-643

11. MIZUSHIMA N. Autophage:process and function. Genes Dev,2017,21（22）:2861-2873

12. CHANG S S,JIANG W W,SMITH I,et al. MicroRNA alterations in head and neck squamous cell carcinoma. Int J Cancer,2008,123（12）:2791-2797

第四章 口腔免疫学

>> **提要:**

本章概述了口腔防御系统的组成和功能,重点阐明口腔常见疾病与免疫的关系,并简单介绍最常用的免疫学实验技术和方法。通过本章学习,应重点掌握以下内容:①口腔黏膜防御的组成和功能;②口腔免疫应答特点;③龋病与分泌型 IgA 的关系;④固有免疫应答和适应性免疫应答在牙髓病、根尖周病和牙周病中的作用;⑤肿瘤抗原的概念。熟悉:①口腔防御系统的组成和功能;②免疫防龋的方法;③机体抗肿瘤的效应机制;④常见黏膜病和艾滋病的免疫病因机制;⑤了解常见免疫学实验方法的原理和应用。

第一节　口腔防御系统

口腔防御系统包括牙、牙周上皮及口腔黏膜组织屏障、局部淋巴组织、唾液、龈沟液等。口腔局部防御功能与黏膜免疫密切相关。口腔淋巴组织与整个消化道、呼吸道和泌尿、生殖道的淋巴组织共同构成了黏膜免疫系统(mucosal immune system,MIS),行使黏膜局部免疫功能。

一、唾液防御

唾液属于口腔的固有免疫系统,全唾液是指口腔内大小唾液腺所分泌的液体和龈沟液的混合液体。唾液集聚在牙面和口腔黏膜表面,形成一层保护性薄膜,构成液相防御系统。它包括非特异性物质以及抗原特异性的分泌型 IgA(secretory IgA,SIgA)。

(一)非特异性物质

非特异性物质不仅可以起到润滑作用,也有抑制和杀灭微生物的作用。①黏蛋白:分为 MG I 和 MG II 两种,参与获得性膜的形成,防止病毒感染和细菌定植。②溶菌酶:能溶解口腔常见的 G$^-$ 菌、韦永菌、轻链球菌等及多种 G$^+$ 菌如葡萄球菌、奈瑟菌等;此外,还可以杀伤口腔真菌。③乳铁蛋白:通过螯合铁离子,干扰需铁离子的微生物生长,如口腔念珠菌、变异链球菌、放线共生放线杆菌等。④唾液过氧化物酶:是一种由唾液腺上皮细胞产生的 78kD 亚铁血红素酶,与唾液中的过氧化氢(H_2O_2)和硫氰酸盐(SCN^-)构成有效的抗菌系统。⑤富组蛋白:对白色念珠菌和变异链球菌有杀伤作用。⑥补体:经经典途径或旁路途径激活后,通过调理、趋化等作用增强吞噬细胞对细菌的清除作用。

(二)SIgA

1. SIgA 的分子结构　SIgA 是一个复合分子(分子量为 385kD),它由 1 个 IgA 双聚体分子、1 个分泌成分(secretory component,SC)分子和 1 个 J 链(joining chain)分子组成。J 链由浆细胞合成,当 IgA 分泌时将 IgA 单体连接成 IgA 双聚体,或少量四聚体。SC 又称多聚免疫球蛋白受体(PIgR),由唾液腺导管上皮和腺泡上皮细胞合成。SC 借二硫键与已结合 J 链的 IgA 双聚体结合,或借非共价键与 α 链的 Fc 段结合。SC 能增加 SIgA 分子的稳定性,增强其对胰蛋白酶、弹性蛋白酶等蛋白分解酶的抵抗性,还能帮助 SIgA 通过腺上皮或黏膜表面。

2. SIgA 的类型　根据抗原性的差异,IgA 的 α 链可分为两个类型,即 α1 和 α2,分别构成

IgA1 和 IgA2 两个亚类。IgA1 和 IgA2 的双聚体均可与 SC 结合。IgA1 和 IgA2 在血清和唾液中的分布比例不同,在血清中以单体为主,IgA1 为 90%,IgA2 为 10%,;在唾液中,约 60% 为 SIgA1,而 SIgA2 为 40%。人静息唾液中 SIgA 含量为 0.2~0.3mg/mL。两种 IgA 亚类,对 IgA 蛋白酶的敏感性有明显差异。变异链球菌、淋球菌等产生的 IgA 蛋白酶能切断 IgA1 铰链区的脯氨酸 - 苏氨酸部位;IgA2 因缺乏该部位,故对 IgA 蛋白酶有抗性。

3. SIgA 的装配 唾液腺腺泡之间的浆细胞首先合成 IgA 的 H 链和 L 链,以及 J 链,并由 J 链将两个 IgA 单体连接成双聚体型 IgA。双聚体型 IgA 通过固有层的间隙扩散,并穿过上皮基底膜,到达上皮细胞间隙。由于上皮细胞之间存在紧密连接,大分子的双聚体 IgA 无法直接进入腺腔。在上皮细胞基底膜和侧壁膜上分布着 SC,SC 作为双聚体 IgA 的受体与后者结合,经胞饮作用摄入胞内。这种结合开始时是非共价键结合,输送到核上区时变成共价键结合的稳定的 SIgA 分子,经上皮细胞的胞吐作用分泌到腺腔中,并随唾液排入口腔。

4. SIgA 的功能

(1) 阻止微生物黏附和溶菌作用:SIgA 和口腔组织表面的黏蛋白结合成复合体,形成一层对口腔黏膜和牙的保护性被膜。虽然 IgA 缺乏趋化和补体活化的功能,但是形成的聚合物可以通过 C3 旁路途径激活补体系统,SIgA 与抗原结合直接影响微生物增殖和生存,阻断微生物特异结合位点,使微生物发生凝集,减少微生物在口腔组织表面的黏附。此外,SIgA 还能增强溶菌酶和乳铁蛋白的杀菌作用。

(2) 中和病毒和毒素:SIgA 可以直接结合病毒、酶和毒素,发挥免疫防御功能。

(3) 免疫清除作用:SIgA 能够与进入黏膜表面和黏膜下的抗原结合,阻止抗原与上皮细胞结合引起疾病,同时增强黏液蛋白酶对抗原的降解,从而直接将抗原排出体外,这种功能称为免疫清除。人群中大约有 1.25‰ 的个体先天缺乏 IgA,这些人会产生高水平的针对食物抗原的血清抗体,因而会增加患免疫复合物病的风险。

二、口腔黏膜防御

(一)黏膜固有防御系统

1. 黏膜上皮组织 口腔的健康首先取决于黏膜的完整性。正常情况下,口腔黏膜呈连续性,前与唇部皮肤相连,后与咽部黏膜相接,构成一种物理屏障。黏膜上皮的分层化在上皮防御中起到重要作用。在牙龈和硬腭部位为角化的鳞状上皮,角化层中的角蛋白能阻止异物或微生物通透。在上皮颗粒层中有上皮细胞分泌的大量的膜被颗粒充填于细胞间隙,构成阻止抗原物质穿通上皮的屏障。黏膜上皮的基底膜由致密的基板和网板组成,主要成分为 IV 型胶原和一些非胶原物质,具有超滤功能,限制大分子物质自由通过,起到屏障作用。然而,像免疫球蛋白这样的大分子却可以自由通过基底膜。

口腔黏膜上皮细胞能够产生具有直接杀灭病原微生物作用的防御素(defensins)。防御素是一类富含精氨酸的阳离子多肽,具有广谱、高效、无耐药性的抗微生物(如细菌、真菌和病毒)活性。此外,还具有辅助固有免疫和激活适应性免疫的作用。口腔角质细胞还能够分泌具有抗菌活性的钙网蛋白(calprotectin)以及具有趋化白细胞作用的细胞因子(IL-8、TNF-α)。

黏膜上皮细胞的生理脱落是一种重要的抗菌机制。黏膜上皮细胞有一定的更新周期,一般为 10~14 天。由于上皮细胞不断更新和脱落,致使细菌无法在黏膜上大量、长期定植,从而有效地限制了细菌的种类和数量。

2. 口腔正常菌群 口腔黏膜表面寄居着大量的正常菌群,它们可通过降低 pH、降低氧化还原电势、竞争营养成分、占据空间位置以及产生多种抗菌物质抑制潜在致病菌的生长。如口腔血链球菌产生的 H_2O_2 能抑制白喉杆菌和脑膜炎球菌;乳酸杆菌产生的乳酸盐能抑制白色念珠菌。存在于黏膜表面的正常菌群,作为免疫防御机制中的一部分,对维持口腔正常的生态环境有着重要意义。

3. 固有免疫细胞 黏膜上皮中及黏膜固有层中还有一些相对不游走的常驻免疫活性细胞(包括朗格汉斯细胞、树突状细胞、肥大细胞)发挥重要防御作用。在黏膜上皮的深部有少量的朗格汉斯细胞,它由骨髓细胞发育分化而来,表面表达 MHC II 类抗原,并有 FcγR 和 C3bR 受体。朗格汉

ER4-2

图片:ER4-2
口腔黏膜上皮组织

ER4-3

图片:ER4-3
口腔正常菌群的作用

斯细胞能将外来抗原加工递呈给 CD4⁺ 辅助性 T 淋巴细胞。当口腔发生炎症时,朗格汉斯细胞数量明显增加。

(二)适应性黏膜免疫系统

1. **黏膜免疫系统** 黏膜免疫系统或者称共同黏膜免疫系统(common mucosal immune system, CMIS),包括黏膜相关淋巴组织(mucosal associated lymphoid tissue,MALT)和散在的免疫细胞。MALT 包括肠相关淋巴组织,韦氏环(Waldeyer's ring,包括腭扁桃体、咽扁桃体、舌扁桃体及鼻后部其他淋巴组织;在啮齿动物为鼻相关淋巴组织)和支气管相关淋巴组织(图 4-1)。已知全身约 50% 的淋巴组织和 80% 以上的免疫细胞分布于黏膜系统。CMIS 按照功能不同可分为两个部位,即诱导部位和效应部位。MALT 是诱导部位;效应部位主要是指固有层、上皮内的散在免疫细胞和外分泌腺(如泪腺、唾液腺和乳腺等)。黏膜免疫的功能特点是产生 SIgA 和 SIgM(主要产生 SIgA)通过细胞归巢将诱导部位和效应部位相关联,参与局部特异性免疫应答,在黏膜抗感染防御中发挥关键作用,同时诱导免疫耐受防止过度的免疫反应。一些抗原还可以诱导黏膜细胞毒反应,这对于一些病原体如病毒的清除也非常重要。

图 4-1 共同黏膜免疫系统产生唾液 SIgA

口腔黏膜免疫在口腔免疫中发挥绝对的主导作用。口腔黏膜淋巴组织包括滤泡淋巴组织和黏膜固有层及黏膜下层的散在淋巴样组织,是口腔黏膜免疫系统的诱导部位,效应部位是唾液腺和散在的淋巴细胞。

2. **SIgA 的来源和产生** 唾液腺中 IgA 产生细胞主要来源于韦氏环,也有部分来自于口腔黏膜淋巴组织、导管相关淋巴组织和小唾液腺淋巴组织,小部分来自于肠相关淋巴组织。当诱导部位的抗原提呈细胞将抗原提呈给 T 淋巴细胞,T 淋巴细胞活化并产生转化生长因子,诱导 IgM 型 B 淋巴细胞转化为 IgA 型 B 细胞。然后约 80% 的 IgA 型 B 细胞以及 T 细胞通过归巢受体介导迁移至抗原致敏的诱导部位,另外约 20% 游走到其他远端黏膜效应部位。IgA 型 B 细胞在 Th 细胞和细胞因子如 IL-5、IL-6 和 IL-10 的刺激下,进一步增殖成熟并分化成分泌 IgA 的浆细胞,产生特异性 SIgA,发挥局部免疫效应。

3. **口服免疫耐受** 黏膜免疫的重要功能之一是诱导免疫耐受,并维持针对食物抗原、共生菌抗原、自身抗原、空气中某些抗原以及经口的食物等抗原的免疫耐受状态。黏膜免疫耐受通过诱导细胞死亡、克隆无能以及调节性 T 细胞来实现。黏膜树突状细胞在诱导免疫耐受中起了关键作用，其功能通过调节性 T 细胞来实现。

三、口腔淋巴组织

口腔淋巴组织可分为两类，一类是口外淋巴结，这些淋巴结与口腔黏膜、牙龈和牙的淋巴引流有关；另一类是口内淋巴样组织，这类淋巴样组织与黏膜局部免疫关系非常密切。

（一）口外淋巴结

在舌、口底、腭、颊和唇部黏膜以及牙龈和牙髓中，分布着大量的毛细淋巴管网，这些毛细淋巴管网汇聚成较大的淋巴管，并与深部组织中淋巴管网连接，分别与相应的引流淋巴结连接，如下颌下、颏下、颈上深及咽后淋巴结。当外来抗原（如微生物等）通过完整的上皮侵入固有层后，可直接经淋巴管或由吞噬细胞携带进入相应引流淋巴结，引起机体的免疫应答。

（二）口内淋巴组织

1. **扁桃体（tonsils）** 包括腭扁桃体、舌扁桃体和咽扁桃体，它们是口腔的三对重要的具有免疫功能的解剖结构。扁桃体包含诱导和表达黏膜抗体反应所需的所有结构成分，包括滤泡 B 细胞区、T 细胞区、包含 M 细胞的网状陷窝上皮细胞、抗原提呈细胞和浆细胞。同时可以向远端黏膜输送 IgA 型 B 细胞。

2. **唾液腺淋巴样组织（salivary gland lymphoid tissue）** 唾液 SIgA 有 30%~35% 是小唾液腺分泌的。在大唾液腺（腮腺、下颌下腺和舌下腺）和黏膜下散在分布的小唾液腺中均有结构完整的淋巴组织，包含淋巴细胞和浆细胞，它们成簇分布于导管周围或散在分布于腺泡间，称为导管相关淋巴组织，是黏膜反应的效应部位。在淋巴细胞中，浆细胞占多数，主要产生 IgA 和少量的 IgM 及 IgG。

3. **牙龈淋巴样组织（gingival lymphoid tissue）** 由于菌斑的积聚，牙龈中常出现白细胞，主要是中性粒细胞和淋巴细胞。淋巴细胞受抗原刺激后，逐渐转变为浆细胞，并在数量上占优势。在牙龈结合上皮和血管周围，牙龈结缔组织中均以产生 IgG 浆细胞群占优势。IgG 与 IgA 的比率变化在 4∶1~7∶1。产生 IgM 的细胞不到 1%。分泌的抗体渗出到龈沟液中。此外，牙龈组织中还发现巨噬细胞，这种细胞能吞噬经结合上皮入侵的细菌，并辅助 B 细胞产生相应抗体。

4. **黏膜下淋巴样组织和散在的淋巴样细胞** 黏膜下淋巴样组织常位于软腭、口腔底部、舌的前部表面等部位，是具有独立中心陷窝的淋巴样组织，组织学上与扁桃体组织相似，属于口腔黏膜免疫的诱导区。而散在的免疫细胞属于效应部位，包括固有层淋巴细胞和上皮间淋巴细胞。

四、口腔免疫应答特点

口腔组织同整个机体一样，对外来细菌、病毒及有毒物质的入侵存在着体液免疫和细胞免疫应答，整个过程也包括抗原识别阶段、活化增殖阶段和效应阶段。此外，还有特异性过敏反应和免疫缺陷等疾病存在。但口腔作为一个软硬组织并存及与外界相通的特殊的有菌环境，其免疫应答具有自身的特点。

1. 口腔是有菌的环境。自婴儿出生起，就开始有各种微生物的定植，而且这些细菌大多数为常居菌，寄居在口腔各个部位，如牙、龈沟、牙龈、颊、舌黏膜、舌背部等处，这些细菌对人体无致病性，与机体处于正常平衡状态。但当细菌的数量、寄居部位或者机体免疫应答发生改变时，这些细菌就可成为机会致病菌。

2. 口腔的健康与口腔黏膜和牙的完整性密切相关，它们构成了阻挡细菌入侵的物理性屏障，不仅使口腔，也使机体免遭细菌的入侵。

3. 在口腔的免疫应答中，局部免疫功能起了重要作用。口腔中的各种分泌液，如大小唾液腺分泌的液体、龈沟液等不仅具有冲洗、稀释细菌的作用，而且这些分泌液中的各种免疫球蛋白、补体成分、白细胞以及其他杀菌成分在抵抗、阻止细菌的入侵过程中起着重要的作用。

4. 免疫损伤是口腔疾病发生的重要因素。在牙髓病、根尖周病以及牙周组织疾病中，细菌特别是细菌胞壁成分以及细菌的代谢产物等作为抗原物质引起根尖周和牙周免疫应答，这些免疫应答是使病变局限的保护性反应，但与此同时也不可避免地造成了根尖周和牙周组织的损伤。因此，只有彻底去除根管内感染物质和牙周袋内的细菌和菌斑,才能彻底清除抗原、控制感染,终止免疫应答,使破坏的组织修复,恢复正常的结构和功能。

第二节 龋病与免疫

一、龋病与免疫的关系

龋病(dental caries)是牙在外界因素影响下,牙釉质、牙本质或牙骨质发生的一种进行性破坏的疾病,其本质是一种细菌感染性疾病。变异链球菌是主要致龋菌。目前,龋病预防主要遵循以下策略:①抗微生物制剂;②增加牙的抵抗性;③改善饮食结构;④采取公共防龋措施。抗微生物制剂作为首要的防龋策略,是基于致龋菌在龋病发生和发展过程中扮演的重要角色。免疫制剂预防龋齿是重要的手段之一。

(一)非特异性免疫因子

唾液腺分泌的液相物质如黏蛋白、溶菌酶、乳铁蛋白、唾液过氧化物酶、酸性富脯蛋白、富组蛋白等构成了口腔黏膜免疫的最重要的组成部分。这些非特异性免疫成分在保护牙矿化组织免遭龋坏方面具有重要作用。例如,缓冲细菌的酸性物质、清除细菌的有机废物、减少牙表面理化反应性、清除细菌等。如果口腔缺少这些非特异性免疫成分(例如口干综合征)常会发生猛性龋。

(二)龋病与 SIgA 的关系

SIgA 作为宿主的第一防线,在抗龋免疫中起着重要的防护作用。成年人全唾液中免疫球蛋白以 SIgA 为主,未刺激唾液中 SIgA 的含量为 0.2~0.3mg/mL。在婴儿 6 周龄时唾液中即可检测到轻链球菌和唾液链球菌特异性的 SIgA,但此时尚不能检测到变异链球菌特异性的 SIgA。当幼儿牙萌出后,血链球菌和变异链球菌开始定植在牙表面。通常幼儿长到 1 岁时,在唾液中可以检测到变异链球菌特异性的 SIgA。当 IgA 缺乏时(例如选择性 IgA 免疫缺陷),IgM 发挥代偿作用,唾液中出现变异链球菌特异性的 IgM。

唾液中 SIgA 的含量与龋病的关系已受到广泛重视。多数学者认为,SIgA 担负着口腔特异性免疫保护作用。唾液中 SIgA 水平降低,会增加牙患龋的易感性。研究发现,先天性体液免疫缺陷者,龋患率明显升高。易感龋儿童和非易感龋儿童相比较,易感龋者全唾液中特异性 IgA 水平明显降低,唾液变异链球菌数量也明显增多;对灵长类动物进行的免疫防龋研究证明,针对变异链球菌的免疫作用可使龋患率明显下降,提示:①机体对致龋菌能够产生特异性免疫应答;②唾液中 SIgA 的含量与龋患率呈负相关。

二、致龋菌主要抗原物质

变异链球菌是人类龋病的主要致龋菌,是一类兼性厌氧、不溶血、产酸耐酸的球菌,它们能产生胞外和胞内多糖。其细胞壁的基质是由交错连接的肽聚糖构成。在细胞壁上分布着许多具有抗原性的物质,如葡糖基转移酶、葡聚糖结合蛋白、表面蛋白抗原等。这些抗原成分参与介导细菌的黏附,是致龋的主要毒力因子,也是利用免疫学手段干预龋病的重要靶点。

(一)葡糖基转移酶

葡糖基转移酶(glucosyltransferases,GTFs)介导细菌间的凝集和黏附于牙面,对于致龋生物膜的形成和成熟非常重要。因此,诱导唾液特异性抗体干扰 GTF 的活性或者葡聚糖的合成过程被认为是有效的防龋措施。免疫防龋实验也证实了抗 GTF 抗体对变异链球菌的黏附力及合成葡聚糖能力有抑制作用,从而可以降低龋病的发病率和严重程度。以往的研究认为 GTF 的催化功能区和葡聚糖结合区是主要的候选抗原,其特异性抗体有抑制龋病的能力。新的研究发现,变异链球菌的结合型 GTF-I 的可变区,位于信号肽和催化区之间的 360 个氨基酸的片段,虽然功能未知,但也具有较强的免疫原性,可作为龋病预防的候选抗原。

(二)表面蛋白抗原

表面蛋白抗原包括变异链球菌的 PAc 和表兄链球菌(S. sobrinus,又称为远缘链球菌或茸毛链球菌)的 SpaA。表面蛋白抗原是一类存在于细菌菌体表面和细胞壁中的糖蛋白,分子量为 185~210kD(变异链球菌)及 160~180kD(表兄链球菌),占细菌表面蛋白的 35%。变异链球菌和表兄链球菌的表面蛋白抗原基因有 66% 同源性,在功能上也不完全相同,分别结合不同的受体。PAc 有两种分子状态,一种是结合态,即以共价键结合于细胞壁上,分布于细胞表面,并且构成细菌菌毛表面的毛状外膜成分;另一种是游离态,即在表面蛋白释放酶的作用下脱离细胞壁呈游离态。PAc 作为一种黏附素能与唾液富脯蛋白发生选择性结合,PAc 分子中存在唾液结合区,功能上呈蔗糖非依赖性黏附。SpaA 的受体是膜结合葡聚糖。表面蛋白作为抗原具有良好的免疫原性和反应原性。实验证实,抗 PAc 蛋白的免疫血清、Fab 段或单克隆抗体,或抗 PAc 唾液结合区的抗体都能阻止变异链球菌在羟基磷灰石表面、动物或人类牙上的黏附和定植,抗 SpaA 抗体也可以有效抑制龋病的发生和进展。因此,在免疫防龋的研究中表面蛋白作为候选抗原备受关注。

(三) 葡聚糖结合蛋白

变异链球菌属的葡聚糖结合蛋白(glucan-binding proteins,GBPs)种类很多,相互间差异很大。变异链球菌产生至少 4 种 GBP,表兄链球菌至少产生 5 种 GBP,分子量为 59~78kD,能与葡聚糖结合,但没有葡糖基转移酶的活性。GBPs 可能作为一种细菌的葡聚糖受体介导细菌在牙面的积聚过程。GBPs 的缺失可能导致细菌失去葡聚糖依赖的凝集功能。动物实验表明,GBPs 能诱导大鼠产生免疫应答,并且干扰变异链球菌在牙面上的积聚,降低了变异链球菌诱发的龋齿数。因此,葡聚糖结合蛋白是除表面蛋白和葡聚糖转移酶之外又一重要的抗龋免疫原。

三、免疫防龋的研究

龋病是一种细菌感染性疾病。抗变异链球菌特异性抗体可以阻止细菌的黏附和菌斑形成。保护性抗体可以通过唾液(局部 SIgA 反应)或龈沟液(全身性的 IgG 和 IgM 反应)到达易感部位,因此,从抗感染免疫的角度探讨免疫预防龋病的途径是可行的。免疫防龋类型包括主动免疫和被动免疫。

(一) 主动免疫

主动免疫是用人工接种的方法给机体输入抗原性物质(疫苗),刺激机体免疫系统产生免疫应答,从而增强抗病能力。学者们研制了多种防龋疫苗,主要包括全菌疫苗、亚单位疫苗、合成肽疫苗、细菌活载体疫苗、DNA 疫苗和转基因植物疫苗等疫苗,其中变异链球菌全菌疫苗由于可能会诱发针对人类心肌的交叉抗体,现在已很少涉及。

1. 主要的免疫途径

(1) 经口腔免疫:经口肠道免疫具有方便、安全的优点,缺点是胃酸和酶可以破坏抗原,诱导部位距离效应部位较远。有研究报道了人类对脱水脂质体 GTF 疫苗的免疫应答反应。健康志愿者口服含 GTF 脱水脂质体的胶囊,能有效诱导唾液 SIgA 应答。特异性 SIgA 以 IgA2 亚类为主。

(2) 经鼻腔免疫:是近年来免疫防龋研究的重点之一。鼻腔接种具有以下优点:鼻腔中的核酸酶、蛋白酶和使蛋白变性的酸较胃肠道少,因此免疫的剂量要求较小;鼻腔黏膜免疫诱导部位和效应部位接近,鼻腔免疫可以同时诱导系统免疫反应和黏膜免疫反应;鼻腔免疫容易操作,易被接受。国内学者的研究表明,将编码变异链球菌的 PAc 蛋白的防龋 DNA 疫苗经鼻黏膜滴注免疫大鼠,诱导了唾液特异性 SIgA 抗体,并有效地降低了大鼠的牙釉质龋和牙本质龋水平。

(3) 经扁桃体途径免疫:有学者直接将疫苗经扁桃体途径免疫,扁桃体组织是黏膜免疫系统的感应部位,能够产生特异性 IgA 型浆细胞前体细胞,这些细胞迁移到唾液腺产生特异性 IgA 抗体。研究者将葡糖基转移酶用喷雾法经扁桃体免疫志愿者,可以诱导唾液和鼻腔冲洗液出现特异性抗 GTF SIgA 抗体。

(4) 经小唾液腺免疫:小唾液腺主要分布在唇部、颊部和软腭等部位。这些小唾液腺的导管短且宽大,细菌及其代谢产物易于进入这些导管和其附近的淋巴组织,并诱导产生唾液 SIgA 抗体反应。研究者将表兄链球菌的 GTF 注射到青年志愿者下唇显著降低了其唾液中的表兄链球菌的数量。

2. 候选防龋疫苗

疫苗(vaccine)是指用于人工主动免疫的生物制品。目前,在免疫防龋实

画廊:ER4-9
经口腔免疫和
经鼻腔免疫

画廊:ER4-10
经扁桃体途径
和经小唾液腺
免疫

因组及酶(反转录酶、整合酶、蛋白酶)。

宿主 CD4$^+$T 淋巴细胞胞膜糖蛋白作为 gp120 蛋白的受体,能够与 HIV 病毒结合,通过 gp120 构象改变,使跨膜蛋白 gp41 暴露,gp41 可进一步介导病毒包膜与宿主细胞膜融合,从而使其侵入宿主细胞。此外,巨噬细胞、树突状细胞也能表达 CD4 分子,因此也可能受到累及。

HIV-1 感染细胞后,在自身反转录酶作用下,将自身 RNA 反转录成 DNA,并整合到宿主细胞基因组中。经过一段时间的潜伏,在某些因素(如感染其他病毒)作用下,受 HIV-1 感染的细胞被活化,其 DNA 转录成 RNA。与此同时,HIV-1 的基因也随之复制,并组装成为新的 HIV-1,这是 HIV-1 的增殖过程。宿主细胞以发芽的方式释放 HIV-1,又感染其他细胞。原来被 HIV-1 感染的细胞,形成合胞体(syncytium)而死亡。经过反复感染,患者的 CD4$^+$ 细胞明显减少,以致全无。正常人 CD4$^+$/CD8$^+$ 一般为 1.5~2.5,而 AIDS 患者可降为 0.5 以下。这种比值的降低,主要是由于 CD4$^+$ 细胞减少,患者的 CD8$^+$T 细胞数量基本正常造成的。由于 AIDS 患者的 CD4$^+$T 细胞锐减,患者的细胞免疫严重缺陷,其他免疫功能也明显降低。

(二) 与 AIDS 有关的口腔疾病

目前已知与 AIDS 有关的口腔疾病包括有:①真菌感染常见的有口腔白色念珠菌感染、口角炎、口腔组织胞浆菌感染;②细菌感染主要有梭螺菌感染引起的坏死性龈炎、慢性牙周炎、由鸟型结核分枝杆菌感染引起的细胞内感染;③病毒感染主要有口腔毛状白斑、疱疹性口炎、带状疱疹、病毒性疣;④卡波西肉瘤、非霍奇金淋巴瘤等。

(三) 宿主对 HIV 病毒的免疫反应

1. 体液免疫 HIV 病毒感染的检测主要采用酶联免疫吸附实验(ELISA),并通过免疫印迹(Western blot)进行确诊。在病毒感染早期,能够检测到低水平的抗核心抗原 p24 及 p17 的 IgA、IgM 抗体。由于多克隆 B 淋巴细胞被激活,各种免疫球蛋白均有所增加。但是,患者不能产生针对某一特定抗原的特异性抗体。

2. 细胞免疫 CD4$^+$T 淋巴细胞显著减少,导致细胞免疫反应受损。外周血淋巴细胞对有丝分裂原及抗原的免疫反应减弱。NK(natural killer)细胞活性及特异性细胞毒反应减弱。然而,补体水平及吞噬细胞功能未受影响。

(四) AIDS 免疫学检查特点

1. CD4$^+$T 细胞明显减少,Th 与 Ts 比值明显下降,甚至倒置。

2. B 细胞激活异常,患者血清中 Ig 水平明显增高。

3. 巨噬细胞和 NK 细胞功能异常,活性下降,其趋化能力及杀菌作用均下降。

(胡　雁)

第六节　口腔肿瘤与免疫

随着免疫学的发展,肿瘤免疫日益受到重视,并且取得了重大进展。人体的免疫系统识别肿瘤抗原,产生一系列的免疫反应,这些免疫反应包括特异性免疫反应和非特异性免疫反应,主动免疫和被动免疫,细胞免疫和体液免疫。正常情况下机体的免疫反应负责监视并清除癌变的细胞;与此同时,肿瘤细胞可抑制机体的防御能力,并通过免疫逃逸机制,逃脱机体的免疫监视而生长和发展。口腔肿瘤免疫与全身其他恶性肿瘤一样具有上述特征。研究口腔肿瘤免疫的目的是阐明肿瘤发病的免疫机制及其发病过程中宿主的免疫变化,以便为肿瘤的发生、预防、诊断和治疗寻找新的、有效的免疫学途径。

一、肿瘤抗原

恶性肿瘤是机体正常细胞恶性变的结果。肿瘤抗原是细胞在恶变过程中出现的一类新抗原。肿瘤抗原可分为肿瘤特异性抗原(tumor specific antigen,TSA)和肿瘤相关抗原(tumor associated antigen,TAA)两大类。按肿瘤的生成及其诱发生成的原因,肿瘤抗原也可分为化学或物理致癌剂诱发的肿瘤抗原、生物因素如病毒诱发的肿瘤抗原、自发肿瘤抗原和胚胎性抗原等。

（一）特异性肿瘤抗原

TSA 只在肿瘤细胞中表达，在同种组织的正常细胞中不存在。如人乳头状瘤病毒（HPV）阳性的肿瘤细胞表达病毒癌基因 E6 和 E7。肿瘤特异性抗原能为宿主的免疫系统识别，激发机体的免疫系统攻击和清除肿瘤细胞。

（二）肿瘤相关抗原

TAA 不仅存在于肿瘤细胞，而且在同种组织的正常细胞或其他组织的细胞中也存在，仅仅含量不同而已。TAA 在相应的肿瘤组织中含量相对丰富，且含量多少与肿瘤发展相关。胚胎性抗原是一种肿瘤相关抗原，在胚胎期表达，出生后则几乎不表达，例如甲胎蛋白（AFP）、癌胚抗原（CEA）、胚胎硫黄蛋白（FEA）等。

二、抗肿瘤免疫效应机制

抗肿瘤的免疫效应是多途径的，包括细胞免疫和体液免疫。

（一）细胞免疫的抗肿瘤作用

1. **细胞毒性 T 细胞（cytotoxic T lymphocyte，CTL）** 在肿瘤免疫中起主要作用，CTL 细胞识别肿瘤细胞表面的抗原和 MHC Ⅰ 类分子，通过 Fas 依赖或穿孔素 / 颗粒酶依赖途径诱导肿瘤细胞凋亡。

2. **自然杀伤细胞（natural killer，NK）** NK 细胞在肿瘤早期发挥作用，其杀伤活性无 MHC 类分子限制性，具有广谱的抗肿瘤活性。NK 细胞也可通过 Fas 依赖或穿孔素 / 颗粒酶依赖途径诱导肿瘤细胞凋亡。NK 细胞表面还有 IgG 分子的 Fc 受体，可以识别和结合在肿瘤细胞表面的抗体，并杀伤肿瘤细胞，称为抗体依赖的 NK 细胞杀伤作用（图 4-2）。

图 4-2 NK 细胞杀伤肿瘤细胞作用示意图

3. **淋巴因子激活的杀伤细胞（lymphokine activated killer cell，LAK）** 是非特异性的肿瘤杀伤细胞，包括 NK 来源 LAK 细胞和 T 细胞来源 LAK 细胞，前者由 NK 细胞衍生而来，无 MHC 分子限制性；后者由 T 细胞衍生而来，有 MHC 类分子限制性。

4. **肿瘤浸润性淋巴细胞（tumor infiltrating lymphocyte，TIL）** 主要来源于实体恶性肿瘤原发灶中的淋巴细胞，癌组织转移的淋巴结、癌性胸、腹水中的淋巴细胞等。在白介素 -2（IL-2）的作用下，其杀伤肿瘤细胞的能力比 LAK 细胞高 50~100 倍。

5. **口腔颌面部肿瘤引流区淋巴结细胞（draining lymphonode lymphocyte，DNL）** DNL 细胞从颈淋巴清扫术后标本中的淋巴结中分离得到。实验证明，DNL 细胞杀伤同种异体同类型的肿瘤细胞能力，明显强于传统的 LAK 细胞。

6. 单核细胞和巨噬细胞　参与识别抗原,并将抗原递呈给 T 淋巴细胞和 B 淋巴细胞,并且参与杀伤作用。病理检查表明,肿瘤标本中单核巨噬细胞浸润程度越高,患者的预后越好;反之,患者预后较差。

(二) 体液免疫的抗肿瘤作用

细胞免疫和体液免疫是抗肿瘤免疫主要方式。抗体产生的抗肿瘤免疫机制,包括:①在补体参与下杀伤肿瘤细胞;②NK 细胞和巨噬细胞通过其表面 Fc 受体与抗肿瘤抗体结合,借助抗体依赖的细胞介导的细胞毒效应而杀伤肿瘤细胞。

单克隆抗体是目前肿瘤免疫治疗中应用方法之一,主要采用大量合成的人造抗体来引发免疫应答,由于并非是自身所产生的抗体,从狭义上被认为是被动免疫的一种。目前,在口腔癌、黑色素瘤、血液系统恶性肿瘤和乳腺癌等癌肿治疗方面,抗体治疗发挥了越来越重要的作用。随着基础原理和技术的发展,对这些单克隆抗体药物也进行了一些改进,这些改进将有助于抗体药物更好地结合到细胞上,并直接刺激机体作出免疫应答,产生类似疫苗的作用。

表皮生长因子受体(EGFR)介导的信号转导途径,在口腔肿瘤等多种恶性肿瘤细胞的增殖、损伤修复、侵袭和新生血管形成等方面起重要作用;针对 EGFR 抗体药物已成为恶性肿瘤治疗的新热点。抗 EGFR 抗体能阻止 EGFR 与其天然配体结合,阻断细胞自泌性无限增殖的恶性循环,抑制肿瘤细胞增殖,诱导细胞凋亡,抑制内皮细胞增生和新生血管形成,抑制癌细胞侵袭和转移,增强细胞毒药物、电离辐射的抗癌作用。

(三) 肿瘤免疫逃逸机制

机体对肿瘤细胞具有免疫监视(immunosurveillance)作用,即免疫系统能够识别和杀伤肿瘤细胞,防止肿瘤的发生。然而肿瘤细胞可以通过免疫逃逸来避开机体的免疫监视作用,包括免疫抑制和免疫耐受两种机制。

1. 免疫抑制　机体中的调节性 T 细胞(regulatory T cells,Treg)是一群具有免疫抑制作用的 T 细胞亚群。肿瘤细胞可以吸引调节性 T 细胞,也可以分泌 TGF-β、IL-10 等细胞因子诱导初始 CD4$^+$T 细胞转化为调节性 T 细胞。同时这些细胞因子对树突状细胞、细胞毒性 T 细胞的功能起抑制作用。

1992 年,基于肿瘤微环境中存在"免疫逃逸关键分子"的假设,研究发现,癌细胞表面一个结构上类似于免疫球蛋白的分子 B7-H1(又称 PD-L1),它是程序性死亡受体 1(PD-1)的配体,该分子在肿瘤微环境中大量表达,可抑制淋巴细胞对肿瘤细胞的杀伤作用。随后,研究发明了用抗体阻止 PD-1/PD-L1 结合,来达到增强免疫反应目的,这些研究为抗免疫逃逸肿瘤治疗方法奠定了理论和实践基础。

2. 免疫耐受　恶性肿瘤细胞逃避免疫监视可能是由于缺乏一种或几种成分,导致肿瘤免疫耐受。肿瘤细胞表面的 MHC Ⅰ类分子表达程度与正常细胞相比有不同程度的降低,可以避免 CTL 攻击。

(陈万涛　贾荣)

第七节　口腔移植免疫

器官移植是指用正常的自体或异体的组织或器官,替代并恢复被破坏的相应器官或组织的解剖结构和功能。由于被移植组织和器官有同种异体抗原存在,宿主接受移植后,会发生抗同种异体抗原的免疫排斥反应。研究移植免疫的主要目的是在阐明排斥反应机制的基础上,控制和克服排斥反应,使移植物长期存活。根据供受者之间的关系,器官移植分为自体移植、同种移植、同系移植和异种移植四种类型。

一、移植抗原

人体组织细胞中具有很多同种异体抗原,其中有些能引起移植免疫反应,这些抗原称为移植抗原(transplantation antigen),又称为组织相容性抗原(histocompatibility antigen)。按抗原性强弱,组织相容性抗原又分为主要组织相容性抗原(major histocompatibility antigen,MHC)和次要组织相容性抗原(minor histocompatibility antigen,non-MHC)。MHC 在不同的种属中有不同的名称,人的 MHC 抗原为白细胞抗原(human leukocyte antigen,HLA),按其编码基因分为Ⅰ类和Ⅱ类抗原。HLA Ⅰ类抗原由 A、B、C 3 个位点基因编码。对于移植免疫反应,Ⅰ类抗原的影响程度较Ⅱ类抗原弱。

混合淋巴细胞反应(mixed lymphocyte reaction,MLR),是体外反映淋巴细胞识别抗原进行的增殖反应,淋巴细胞之间的 MHC 抗原相差越大,MLR 越显著。Ⅰ类抗原引起的 MLR 只相当于Ⅱ类抗原的 50%。在同种移植中,Ⅰ类抗原的主要作用是决定 CD8$^+$ 杀伤细胞及靶细胞的特异性。HLA Ⅱ类抗原由 HLA 复合基因的 D、DR、DQ 和 DP 位点编码。人的 B 细胞、活化 T 细胞、抗原递呈细胞(antigen presenting cell,APC)和部分上皮细胞表达Ⅱ类抗原。其表达有组织特异性,且受体内外条件的影响。Ⅱ类抗原在移植免疫反应中,比Ⅰ类抗原更为重要。

二、移植免疫反应和排斥机制

移植免疫反应也具有免疫应答的基本时相,即抗原识别、致敏和效应,表现在以下两方面:

1. **体液免疫反应**　在移植免疫反应中,体液免疫与细胞免疫协同发挥作用,尤其是超急性排斥反应中,受者体内预存的抗体起重要作用。B 细胞受移植抗原刺激后,在 T 细胞的协助下,分化成浆细胞,产生特异性抗体,抗体通过调理黏附、免疫黏附、抗体依赖性细胞介导的细胞毒作用(ADCC)和补体依赖性细胞毒作用(CDC)等机制破坏移植物。此外,抗体与移植物释放的大量可溶性抗原结合,形成免疫复合物,封闭移植物抗原,阻止受者免疫效应细胞对该抗原的识别和对移植物的攻击,从而使免疫排斥反应减弱或不发生。

2. **细胞免疫反应**　在移植免疫反应中,尤其是急性排斥反应的早期,病变组织中常见以单个核细胞(主要为 T 细胞)为主的细胞浸润,表明 T 细胞介导的细胞免疫反应起主要作用。当 T 细胞受到移植物抗原的刺激后致敏,进入邻近淋巴结中,一部分转化为淋巴母细胞,并迅速增殖分化为致敏淋巴细胞,产生 CD4$^+$T 细胞,释放各种直接或间接破坏移植物的细胞因子,如 IL-2、IL-4、IL-5、IL-6、IFN-α、TNF 等,也可产生 CD8$^+$T 细胞直接杀死移植物。

三、移植免疫反应的类型

(一)超急性排斥反应

超急性排斥反应是指移植器官与受者的血管接通数分钟至 1~2 天内发生的排斥反应。主要由于受者体内预存的抗供者组织的抗体所致。抗原抗体复合物固定补体、中性粒细胞黏附在复合物表面,通过补体激活或者中性粒细胞释放的物质破坏内皮组织,同时血小板黏附其上,血管内血栓形成,最后导致移植体坏死。

(二)急性排斥反应

急性排斥反应为最常见的一种排斥反应,一般在移植后 2 周左右出现,是细胞免疫和体液免疫共同介导的反应。

1. **急性体液排斥反应**　其特征为移植物血管坏死,主要由于针对血管内皮细胞同种抗原(HLA 分子)的 IgG 抗体激活补体引起,可能也有淋巴细胞参与,故又称为急性血管排斥反应(acute vascular rejection),针对血管内皮细胞的淋巴细胞可直接杀死靶细胞,也可通过分泌淋巴因子激活炎症细胞,引起内皮细胞坏死。

2. **急性细胞排斥反应**　其主要特征是实质细胞坏死伴有淋巴细胞和巨噬细胞浸润,可能有多种效应机制,包括 CTL(细胞毒性 T 细胞),激活的巨噬细胞和 NK 细胞介导的杀伤作用等。

(三)慢性排斥反应

可在移植后数周、数月甚至数年发生,可造成移植器官组织结构消失,功能减退和衰退。另一特点为血管平滑肌细胞增生,导致移植物血管的破坏。

(四)初次排斥反应与再次排斥反应

供、受者间组织相容性抗原不符,在第一次移植同种皮肤或器官后 7~10 天发生的排斥反应称为初次排斥反应(first rejection),主要由致敏淋巴细胞引起。在初次移植后,再将原供者组织或器官移植于受者,2~4天即出现,称为再次排斥反应(second rejection)或加速排斥反应(accelerated rejection)。其机制为受者在初次接受移植后,体内已产生被供者移植抗原致敏的特异性T细胞和抗体,当再次移植时,迅速发生排斥反应。

四、骨移植

口腔颌面部因肿瘤或外伤后导致的骨缺损,常可用自体骨或同种异体骨移植的方法来重建,以恢复口腔颌面部的正常结构和功能。因为移植的异体骨具有免疫原性和组织相容性抗原,骨移植免疫反应可出现在同种异体骨的移植。在移植免疫反应中,主要以T细胞依赖的细胞免疫反应为主。近年来由于HLA分型技术的应用以及使用网状骨和骨髓细胞进行移植,结果发现术后的免疫反应很少出现,原因是:①术前检查HLA,使得HLA配型更接近,大大提高了骨移植的临床成功率;②此种骨移植大多为颗粒型组织,可为机体吸收,且在人体内所用时间不长,故未能引起机体产生强烈的免疫反应;③经过冷冻保存后,这些组织的免疫原性大大降低,但仍能刺激机体产生新的骨组织。

五、牙移植

各种口腔疾病导致的牙齿缺失是口腔临床常见的难题,牙移植术的开展有可能解决这个问题。牙移植术主要有两种,一种为自体牙移植,另一种是同种异体牙移植。研究表明,机体对牙的免疫反应低于对其他组织的移植,而且对组织相容性要求也较低,因此其移植成功率要显著高于其他组织器官的移植。

自体牙移植后,牙髓及牙周膜在很短的时间内即可恢复到正常的组织结构,移植牙通过牙周膜与牙槽骨建立新的附着关系。目前口腔临床较为常用的是正畸联合自体牙移植术及埋伏牙或第三磨牙自体异位即刻移植。其主要是将患者自体口内牙尚未发育完成的下颌第三磨牙、埋伏牙、错位牙拔出后易位移植于因龋坏而丧失的下颌第一磨牙部位及前牙区,以恢复患者咀嚼功能、咬合关系及美观。

同种异体移植牙的牙髓及牙周膜难以恢复正常的结构和功能。移植3周后,牙髓及牙周膜出现淋巴细胞浸润,进一步发生坏死,根尖周及牙周组织发生持续性炎症反应,进而导致牙根吸收,其原因是:①牙移植后根周组织炎症的转归与牙骨质的脱矿和牙骨质基质蛋白逐渐释放有关;②一些糖蛋白可以刺激机体的免疫,但是因为它的量小,或者只具有微量的免疫原性,所以在移植后早期阶段仅产生微弱的免疫反应;③致敏的淋巴细胞与根尖区已脱矿,但仍未释放牙骨质基质蛋白的牙根中存在的抗原相结合,引起免疫反应,进一步导致牙根的脱矿,并激活补体介导基质蛋白的溶解;④牙根的进一步脱矿,导致更多的抗原释放,加剧免疫反应,最终导致牙根的吸收。

第八节 口腔免疫学研究的主要方法

一、流式细胞术

流式细胞术(flow cytometry,FCM)是利用流式细胞仪对处于快速流动的对象通过荧光标记进行多参数、快速的定量分析和分选的技术,目前已在血液学、免疫学、肿瘤学、药物学、分子生物学等学科的科研和临床中广泛应用。

流式细胞术具有以下特点:①实现对单列细胞或微生物颗粒的逐个检测;②流式细胞仪每秒钟可以对上万个细胞进行检测,被检测的细胞可达数百万个;③对细胞的识别、计数非常准确;利用不同荧光素标记的单克隆抗体进行多色荧光染色,可同时分析单个细胞或生物颗粒的多种特征,使细胞特性的识别、计数更为准确;④定性、定量分析细胞:通过荧光染色对单个细胞或生物颗粒的某些成分进行单细胞水平的定性、定量分析;⑤分选细胞:可将具有特定性状或功能的细胞从混合细胞群中分离出来。

（一）流式细胞仪的基本工作原理

流式细胞仪的工作原理复杂，它是集激光技术、电子物理技术、光电测量技术、电子计算机技术、细胞荧光化学技术、单克隆抗体技术为一体的高科技仪器。简单地说：当待测标本被制成单细胞悬液，一束单波长的激光直接照在流动的细胞（颗粒）流上，同时不同的探测器也聚焦在被激光所照的细胞（颗粒）流上，即一个与激光束直线方向上接收到的散射光称为前向散射（FSC）光加上数条与之垂直的侧向（SSC）光。另外，将细胞中感兴趣的部分特异性地标上荧光染料，这些染料将在细胞通过荧光探测器时受激发产生特定波长的荧光，每一个悬浮的细胞（颗粒）（0.2~150μm）通过光照时，都会散射光。同时，细胞或颗粒里和（或）表面的荧光染料也被激发出比光源更长光波的荧光。散射光和荧光再由探测器接收并分析不同波长的荧光光波，从而得到每个细胞（颗粒）的各种理化特性。通常，前向散射（FSC）光与细胞的体积相关，而侧向（SSC）光与其内部的复杂性相关（如细胞核的形态、细胞质内颗粒的多少和类型等），同时可以在计算机上直观地统计标记各种荧光染料的细胞的百分率。选择不同的单克隆抗体及荧光染料，可以利用流式细胞仪同时测定一个细胞上多个不同的特征，如果对具有某种特征的细胞有兴趣，还可以利用流式细胞仪将其分选出来，以便进一步培养、研究。

（二）基本操作步骤

1. **单细胞悬液制备** 各种样本（如培养的细胞、新鲜组织标本、石蜡包埋标本）都必须制备成单细胞悬液后，才能进行流式细胞术。制备方法根据样本的来源不同而各异，例如培养的细胞经洗涤后重悬即可，而组织块则要经过酶消化、过滤等步骤才能获得单细胞悬液，具体操作步骤可查阅相关参考书。

2. **直接免疫荧光标记制备的样品** 取单细胞悬液，加入 FITC 或 PE 标记的特异性荧光单抗，另一份加入荧光标记的无关单抗，作为同型对照样品，室温下避光反应，上机检测。

3. **间接免疫荧光标记的样品制备** 取同样量单细胞悬液，加入一抗混匀，置室温下避光反应，洗涤后重悬细胞，加入 FITC 或 PE 标记荧光二抗混匀，室温下反应，上机检测。

4. **DNA 荧光染色的样品制备** 将固定的细胞离心弃上清液，用 PBS 调整细胞浓度，加入 1 000μL DNA 荧光染料，室温下避光染色后上机检测。

5. **细胞凋亡检测样品的制备** 根据实验方案诱导细胞凋亡，制备单细胞悬液，使用 Annexin V-FITC 细胞凋亡检测试剂盒，通过 Annexin V 抗体与磷脂丝氨酸（PS）的特异性结合来检测细胞凋亡的情况。

6. **微量全血法免疫荧光标记的样品制备** 目前制备全血细胞样品的方法很多，常用的方法是用分离液分离淋巴细胞，然后进行特异性荧光检测。

（三）相关应用

1. **分子生物学** 流式细胞术是细胞分析领域的最好手段之一，流式细胞术中，细胞表面分子的检测与分析已占据重要地位。利用荧光素标记的单克隆抗体作为分子探针，对细胞表面分子进行标记。流式细胞术检测后，可对细胞的种类、亚类以及功能特性进行分析。例如分析牙髓细胞表面的分子标记，鉴定牙髓干细胞等。

2. **细胞生物学**

（1）细胞周期分析：在细胞周期内，DNA 含量随时相发生周期性变化，通过荧光探针对细胞进行 DNA 相对含量测定，可以分析细胞周期各时相细胞的百分比，周期动力学参数以及 DNA 异倍体。

（2）与钙离子特异结合的荧光染料和激发广谱或发射光谱是 pH 依赖荧光染料，利用其进行细胞内钙离子浓度和 pH 测定。

（3）细胞凋亡：FCM 对细胞凋亡进行分析和检查是目前应用较多的方法，结合荧光染色，可对单细胞做多参数分析。尤其适合于分析淋巴细胞、血细胞、骨髓细胞、培养细胞等。FCM 除可定量监测凋亡细胞数和凋亡指数外，同时可测定凋亡细胞发生于某个特定的细胞周期；还可测定细胞的增殖率和死亡率，从而了解肿瘤细胞的生长 / 死亡速率，早期测知药物疗效。

3. **免疫学** FCM 是临床和免疫学研究应用最广泛的技术之一，目前已常规用于淋巴细胞的

学习笔记

分类、淋巴细胞功能的检测、血小板功能和相关抗体的测定和移植后 CD34$^+$/CD33$^+$ 造血干细胞检测。

此外，流式细胞术在肿瘤学如肿瘤的诊断、肿瘤预后评估、在肿瘤发生发展过程中癌基因和抑癌基因表达以及药理学中都有广泛应用。

（四）口腔应用实例

牙髓干细胞的初步鉴定：①收集无牙体牙髓疾病的恒牙牙髓；②体外原代培养牙髓细胞；③细胞传代；④取二代牙髓细胞，用 FITC-CD34 和 PE-STRO-1（stromal cell antigen，基质细胞抗原）染色后上机检测。

图片：ER4-34
ELISA 基本原理

二、酶联免疫吸附试验

酶联免疫吸附试验（Enzyme-linked immunosorbent assay，ELISA）是当前应用最广泛的一项定性定量检测抗原或抗体的免疫酶技术。此项技术自 20 世纪 70 年代初问世以来，发展十分迅速。之后，Valler 等人改用聚苯乙烯微量反应板作为固相载体，使 ELISA 操作更方便，灵敏度也显著提高，目前已被广泛用于生物学和医学科学领域。

（一）基本原理

ELISA 是以免疫学反应为基础，使抗原或者抗体结合到某种固相载体表面，并保持其免疫活性；使抗原或者抗体与某种酶连接成酶标抗原或抗体，这种酶标抗原或抗体既保留其抗体或抗原的免疫活性，又保留酶的催化活性；结合在免疫复合物上的酶，当遇到相应的底物时，可以催化底物发生反应生成显色的产物，所以可以用肉眼定性判断。颜色的深浅又与相应的抗原或抗体的量成正比，可根据显色的深浅来对样品进行定性或者定量分析。

ELISA 既可以用于测定抗原，又可用于测定抗体。目前较常用的是双抗体夹心法及间接法。

（二）基本操作步骤

虽然目前 ELISA 都是依照（各种）试剂盒的说明操作的，但基本的步骤如下：

1. 双抗体夹心法　双抗体夹心法常用于检测抗原，将已知抗体吸附于固相载体，加入待测标本与之结合，洗涤后再加入酶标特异性抗体与已结合在固相抗体上的抗原反应，洗涤，最后加入酶的显色底物反应显色，终止反应后，目测定性或用酶标仪测定光密度值定量检测。

2. 间接法　间接法是测定抗体最常用的方法。将已知抗原吸附于固相载体，加入待检标本，37℃孵育 1 小时，使相应抗体与固相抗原结合。洗涤后，加入酶标抗球蛋白抗体（酶标抗体）再次孵育，与固相载体上抗原-抗体复合物结合，洗涤后加入底物显色，终止反应后，目测定性或用酶标仪测定光密度值定量。

此外，还有竞争法，是一种较少用到的 ELISA 检测机制，一般用于检测小分子抗原。

（三）相关应用

ELISA 法由于测定灵敏、特异、操作简便、酶标记试剂比较稳定、易自动化、无放射性污染且易与其他相关技术偶联，已成为目前应用最广发展最快的一种免疫测定技术。该技术应用非常广泛，几乎所有的可溶性抗原-抗体系统均可以检测。

（四）口腔应用实例

龈沟液中细胞因子的检测：①采集龈沟液；②利用 ELISA 试剂盒检测龈沟液中细胞因子（如 IL-8、IL-4、TNF-α 等）的浓度。

三、免疫印迹技术

图片：ER4-35
免疫印迹技术
基本原理

印迹技术是 20 世纪分子生物学领域三大发现之一，它与内切酶的发现和 PCR 基因扩展技术一起给人类生物工程领域带来了革命性的发展。从 1975 年建立印迹法以来，目前有四种比较成熟的印迹方法已被广为采用，它们是 Southern、Northern、Western 和 Eastern 印迹，分别用于检测 DNA、RNA 和蛋白质。而 Western 印迹（western blot，WB）又称为免疫印迹（immunoblot，IB）。

（一）基本原理

蛋白质混合样品经十二烷基硫酸钠聚丙烯酰胺凝胶电泳（SDS-PAGE）后分离为不同的条带，

学习笔记

其中含有能与特异性抗体相结合的待检测的蛋白质(抗原蛋白)。将 PAGE 胶上的蛋白条带转移到硝酸纤维素膜(nitrocellulose filter membrane,NC 膜),此过程称为印迹,以利于随后检测反应的进行。然后,将 NC 膜与抗体一起孵育,使抗体(一抗)与待检测的抗原决定簇结合(电泳分离的特异性蛋白条带),再与荧光素、酶或核素标记的二抗反应,即可检测出样品中的待测抗原并能对其定量。

(二) 基本操作步骤

WB 的操作步骤比较复杂,其基本过程是:①常规 SDS-PAGE 分离样品蛋白质;②进行印迹电泳,将 PAGE 胶中的蛋白质转移到 NC 膜上;③用染料(如丽春红)对印迹膜上总蛋白的染色;④在进行抗体杂交之前,用 5% 脱脂奶粉封闭印膜,防止免疫试剂的非特异性吸附;⑤加入一抗、二抗进行免疫反应;⑥常用的有辣根过氧化物酶(horseradish peroxidase,HRP)标记的二抗的增强化学发光(enhanced chemiluminescence,ECL)系统或二氨基联苯胺(3,3′-diaminobenzidine,DAB)系统。

(三) 相关应用

免疫印迹法综合了电泳技术分辨率强与免疫反应特异性和灵敏度高的特点,已成为分子生物学、生物化学和免疫学研究中的重要手段之一。不仅广泛应用于分析抗原组分及其免疫活性,并为疾病的诊断、治疗和了解疾病的病理提供了有效的工具。

在艾滋病病毒感染中,根据出现显色线条的位置可以判断有无针对病毒的特异性抗体,以此法作为确诊试验。使用印迹抗原来测定各种患者的抗体谱已直接作为临床免疫检验的手段,被称为确认试验的"金标准"。

(四) 口腔应用实例

基质金属蛋白酶 -28(MMP-28)在口腔扁平苔藓中的表达:①取口腔扁平苔藓患者口腔黏膜;②将组织充分剪碎后,超声波细胞粉碎机进一步震碎细胞;③离心取上清,Lowry 法测定蛋白浓度;④SDS-PAGE 凝胶电泳;⑤转 NC 膜;⑥脱脂奶粉封膜;⑦加入一抗(鼠抗人 MMP-28 多克隆抗体)4℃过夜;⑧洗涤后加入二抗(兔抗鼠 IgG)37℃下孵育 1 小时;⑨ECL 系统检测,密度扫描并拍照。

四、免疫荧光

将免疫学方法与荧光标记技术结合起来研究特异性蛋白在细胞内分布的方法就是免疫荧光技术(immunofluorescence),利用荧光素所发的荧光对抗原或抗体进行检测和细胞定位,并可利用定量技术测定含量。利用荧光显微镜和荧光分子标记的抗体可对细胞表达的特殊抗原进行组织切片检查。免疫荧光技术分为直接法、间接法、夹心法和补体法。

(一) 基本原理

1. 直接免疫荧光法　直接法是将荧光素标记在抗体上,直接测定相应抗原。标记有荧光素的抗体与相应的抗原反应,在紫外线的照射下,用显微镜观察荧光现象。其优点是方法简便、特异性高,非特异性荧光染色少。但这该方法只能检测一种抗原,灵敏度不高。

2. 间接免疫荧光法　间接法与间接 ELISA 相似,引入标记二抗,可以检测抗原,也可以检测抗体。它比直接法易出现非特异荧光,但是一抗可以结合多个标记二抗,灵敏度比直接法高。

(二) 基本操作步骤

1. 直接法　滴加荧光抗体于待检样本上,经反应和洗涤后在荧光显微镜下观察。标本中如有相应抗原存在,与荧光抗体特异结合,在镜下即可见到荧光的抗原抗体复合物。

2. 间接法　分两步:①将待测抗体(第一抗体)加入含有已知抗原的标本内作用一定时间,洗涤;②滴加标记二抗,作用一定时间后,洗涤、吸干、滴加抗荧光淬灭剂,形成抗原 - 抗体 - 标记抗抗体复合物,在荧光显微镜下观察。

(三) 相关应用

1. 细菌学　在细菌学诊断方面,如对甲种链球菌的快速诊断和分型鉴定、脑膜炎奈瑟菌、霍乱等的快速诊断。对一些细菌(如淋病双球菌、百日咳杆菌、梅毒螺旋体等)的检测已被常规应用。

2. 病毒学　免疫荧光在病毒领域中应用最为广泛,主要是用于病毒和病毒抗原在感染细胞内的定位(如 HBsAg),也用于病毒感染过程的研究、肿瘤病毒研究和快速诊断的研究。在呼吸道感染病毒的快速检出及乙脑、狂犬病、灰白质炎等疾病诊断方面取得了良好的效果。

图片:ER4-36
免疫荧光技术
基本原理

画廊:ER4-37
免疫荧光技术
相关应用

3. 免疫病理 利用示踪法检查免疫球蛋白的沉积现象,只要有免疫球蛋白的产生,利用荧光抗体可确知产生部位,如结节性红斑的沉着在真皮下的纤维层。对于复合物病(如肾小球肾炎、类风湿关节炎、红斑性狼疮疾病),利用补体荧光法定位复合物沉着的位置,可以了解病变侵犯部位和病变基础。

4. 自身免疫疾病 自身免疫病所出现的抗体有两类,一类游离在外周血中,一类固定在组织中。检查血液循环中的抗体,其抗原组织是用人或动物的自身相应组织,标记抗体是用抗人的 γ 球蛋白或抗 IgG、抗 IgM、抗 IgA 等采用间接荧光染色法检测。

(四)口腔应用实例

天疱疮患者病损部位自身抗体的检测:①取天疱疮患者静脉血 2mL,离心分离血清,-20℃保存;②取同一患者正常皮肤做冷冻切片,加入 FITC 标记抗人 IgG、IgA、IgM、C3 做间接免疫荧光染色,出现亮绿色荧光为阳性,以显示荧光的血清最大稀释度作为抗体的滴度。

(胡 雁)

参考文献

1. 金伯泉.医学免疫学.第 5 版.北京:人民卫生出版社,2010

2. 樊明文.口腔生物学.第 2 版.北京:人民卫生出版社,2004

3. 樊明文.防龋疫苗研究进展.2005 口腔科学新进展.北京:人民卫生出版社,2005

4. JIA R,GUO J H,FAN M W,et al. Immunogenicity of CTLA4 fusion anti-caries DNA vaccine in rabbits and monkeys.Vaccine,2006,12(24):5192-5200

5. SMITH D J.Dental caries vaccines:prospects and concerns.Expert Rev Vaccines,2010,9(1):1-3

6. BRUNO K F,SILVA J A,SILVA T A,et al.Characterization of inflammatory cell infiltrate in human dental pulpitis. Int Endod J,2010,43(11):1013-1021

7. ZHANG J,KAWASHIMA N,SUDA H,et al.The existence of CD11c+ sentinel and F4/80+ interstitial dendritic cells in dental pulp and their dynamics and functional properties.Int Immunol,2006,18(9):1375-1384

8. CARRILLO C,PENARROCHA M,PEÑARROCHA M,et al.Immunohistochemical study of Langerhans cells in periapical lesions:correlation with inflammatory cell infiltration and epithelial cell proliferation.Med Oral Patol Oral Cir Bucal,2010,15(2):e335-339

9. COLIC M,GAZIVODA D,VUCEVIC D,et al.Proinflammatory and immunoregulatory mechanisms in periapical lesions.Mol Immunol,2009,47(1):101-113

10. LEHNER T. Immunology of Oral Diseases.3rd ed.Blackwell Scientific Publications,1992

11. RICHARD J L.Oral Microbiology and Immunology.Washington:ASM Press.American Society for Microbiology,2006

12. GREENBERG M S,GLICK M.Burket's Oral Medicine Diagnosis & Treatment.10th ed.Ontario:BC Decker Inc,2003

13. BONNER J A,HARARI P M,Giralt J,et al. Radiatherapy plus cetuximab for squamous cell carcinoma of head and neck,N Engl J Med,2016,354(6):567-578

14. HU Y,FARAH C S,ASHMAN R B. Effector function of leucocytes from susceptible and resistant mice against distinct isolates of Candida albicans.Immunol Cell Biol,2006,84(5):455-460

15. CHEMYAVSKY A I,ARREDONDO J,KITAJIMA Y,et al.Desmoglein versus non-desmoglein signaling in pemphigus Acantholysis:characterization of novel signaling pathways downstream of pemphigus vulgaris antigens. J Biol Chem,2007,282(18):13804-13812

16. 郭伟.口腔临床免疫学.上海:上海复旦大学出版社,2003

17. 郑杰.肿瘤的细胞和分子生物学.上海:上海科学技术出版社,2011

18. SKLAR L A. Flow Cytometry for Biotechnology. Oxford University Press,2005

19. 汪世华.抗体技术.北京:军事医学科学出版社,2009

20. 梁智辉,朱慧芬,陈九武.流式细胞术基本原理与实用技术.武汉:华中科技大学出版社,2008

21. 章魁华.实验口腔医学.第 2 版.北京:人民卫生出版社,2009

第五章　口腔骨组织生物学

>> **提要：**

　　骨组织是口腔颌面部重要的组成之一，本章首先介绍了骨组织的基本生物学知识，要求明确一些基本概念以及成骨细胞和破骨细胞的生物学特征和功能，熟悉骨基质成分，了解其他细胞及其特征；第二节围绕牙槽骨、牙周膜和牙骨质讲述了口腔骨组织及相关组织的生物学特征，要求重点掌握牙槽骨的生物学特征，熟悉牙周膜的细胞成分，了解牙骨质的主要基质成分；第三节为口腔骨改建，要求重点掌握骨改建的基本特征及研究口腔骨改建的意义，熟悉力学刺激引起骨改建的基本原理和特征，了解骨改建的影响因素；第四节主要讲述了颅颌面相关的骨疾病的生物学基础，要求明确常见病的名称和分类，能够列举骨质疏松、骨硬化症和成骨不全的骨组织特征和主要口腔特征，熟悉其他疾病的名称，了解这些疾病的主要致病机制；第五节主要介绍了口腔种植学的生物学基础及临床应用，重点要求掌握骨结合理论的基本概念、临床常用的骨增量技术及其生物学基础，熟悉骨增量技术在临床中的应用。

　　骨组织在颅颌面部占很大的比重，不仅起到保护脑、血管和神经的作用，还是牙的支持组织和肌肉的附着组织，同时骨组织还是一个储量巨大的钙库和磷库，与全身钙磷的代谢密切相关。颅颌面部骨骼多为扁骨，其胚胎发生、组织结构以及生物学特征区别于长骨，其发育直接影响到面部的美观及功能，许多口腔颌面疾病都涉及骨，因此作为口腔医学生有必要了解颅颌面骨骼的生物学特点。

第一节　骨的生物学基础

一、骨组织的生物学特征

　　骨骼系统包括骨、软骨、纤维结缔组织、血管、神经、淋巴和脂肪等组织。骨组织是坚硬而有一定韧性的结缔组织，由细胞和细胞外基质构成，基质中含有胶原与非胶原成分，大量的无机盐沉积于有机基质之上，是构成身体骨骼系统的主要成分。

　　根据骨的大体形态，可将骨分为长骨、短骨、扁骨和不规则骨。颅颌面部的骨组织多为扁骨和不规则骨，其共同特征是由致密的外壳和内部的髓腔构成。

　　根据骨组织结构特点，骨又可分为骨密质（compact bone）与骨松质（spongy bone）。骨密质，又称密质骨、皮质骨或哈弗骨（haversian bone）。骨密质由骨板紧密排列而组成，其中骨板是由平行排列的骨胶原纤维和钙化基质形成，厚度均匀一致，在两骨板之间，有一系列排列整齐的骨陷窝，骨陷窝内容纳了具有多个细胞突起的骨细胞，彼此借细管相连。在骨表面排列的骨板为外环骨板，围绕骨髓腔排列的骨板为内环骨板，在内、外环骨板之间有很多长柱样呈同心圆排列的骨单位（osteon），或称哈弗系统（haversian system），是长骨起支持作用的主要结构。骨单位长度为3~5mm，哈弗骨板为4~20层，故骨单位粗细不一。骨单位中心为哈弗管（haversian canal）或中央管，直径20~100μm，该管和骨的长轴平行并有分支连成网状，在管内有血管神经通过，中央管和侧方的穿通管彼此相通,穿通管内的血管、神经以及结缔组织进入中央管。骨松质是由含有一定空隙骨板所形成的网状结构,网孔内有骨髓,骨松质存在于长骨的两端、短骨和不规则骨的内部(图5-1)。

图 5-1　骨基本结构示意图
(空军军医大学口腔医学院段小红提供)

学习笔记

骨膜是被覆在除关节面外骨的内外表面的结缔组织包膜,可分为骨内膜和骨外膜。骨膜由两部分构成,外层由胶原纤维紧密结合而成,富有血管和神经,有营养和感觉作用。内层也称形成层,含有粗胶原纤维和细胞。生长中的骨膜内面有成骨细胞整齐排列,对骨的生长和增生有重要作用。

骨髓(bone marrow)位于较大骨骼的髓腔中,占人体体重的 4%~6%,含有造血干细胞(hematopoietic stem cell)以及其他多种干细胞,它们可以分化成为不同的组织和细胞。骨髓是重要的造血及免疫器官,血液的所有细胞成分都来源于造血干细胞,其中髓系细胞(红细胞系、粒细胞系、单核细胞系与巨核细胞 - 血小板系)是在骨髓内分化生成的;淋巴系细胞(T 细胞与 B 细胞)的发育前期是在骨髓内完成;B 细胞分化为浆细胞后,也回到骨髓,并在这里产生大量抗体。

二、骨组织的细胞成分

骨组织由四种细胞构成,成骨细胞、破骨细胞、骨衬里细胞和骨细胞。成骨细胞、破骨细胞、骨衬里细胞都存在于骨的表面,而骨细胞则被包埋在钙化的骨基质中。成骨细胞来源于骨膜以及骨髓中具有多分化潜能的间充质细胞,而破骨细胞则是由单核细胞融合而成(图5-2)。

(一)成骨细胞

成骨细胞(osteoblast)多见于骨内膜和骨外膜,是产生骨基质的主要细胞,能够分泌大量的胶原蛋白和非胶原蛋白,启动骨质的钙化。成骨细胞的分化分为四个阶段:前成骨细胞、成骨细胞、骨细胞、骨衬里细胞。

1. 成骨细胞的形态　成骨细胞在骨基质沉积活跃的区域呈单层排列,为立方状的单核细胞,直径 20~30μm,细胞质嗜碱性。成熟的成骨细胞细胞质内含大量线粒体、高尔基复合体和粗面内质网,其合成蛋白质功能活跃。

2. 成骨细胞的功能　成骨细胞合成多种骨基质蛋白,如 I 型胶原和多种非胶原蛋白如骨钙素(osteocalcin)、骨涎蛋白(bone sialoprotein, BSP)、骨桥蛋白(osteopontin)、蛋白多糖(proteoglycan),以及激素和生长因子的受体等,其中 I 型胶原是成熟骨基质中主要的有机成分(90%),其他非胶原成分在组织分布、不同发育时期各具特征,其功能也各不相同,如骨桥蛋白还可存在于骨骼外的细胞外

图 5-2　骨组织中的各种细胞示意图
(空军军医大学口腔医学院段小红提供)

基质;骨钙素是成骨细胞最晚表达的一个标志分子,前成骨细胞不合成骨钙素。成熟的成骨细胞在较早时期合成膜结合型碱性磷酸酶,又称为组织非特异性碱性磷酸酶,该酶与生物矿化有关,也是鉴定成骨细胞的一个重要标记分子。

3. 成骨细胞的来源与归宿　成骨细胞来源于具有多向分化潜能的间充质干细胞,在骨生成活跃的部位分泌骨基质,形成类骨质(osteoid)。随着骨基质的不断沉积,成骨细胞逐渐被钙化的骨基质包埋,其蛋白质合成功能逐渐降低,细胞器数量逐渐减少,最终退化成为骨细胞。在骨改建不活跃的阶段,覆盖在骨表面的成骨细胞变为骨衬里细胞(bone lining cell),呈长梭状,彼此连接,隔绝骨与外界的直接接触。

(二)骨细胞

骨细胞(osteocyte)存在于钙化骨基质的陷窝内,由成骨细胞退化而来。与成骨细胞不同,其细胞体积减小,细胞器如高尔基体、粗面内质网的数量明显减少,因此其蛋白分泌功能显著降低;骨细胞之间通过细长的细胞质突起连接,确保养分、氧气在钙化的骨基质内传输。骨细胞周围有少量的非矿化骨基质,像鞘一样包裹骨细胞,鞘外是大量的矿化骨基质。

(三)破骨细胞

破骨细胞(osteoclast)是多核巨细胞(图 5-3A、B),位于骨吸收陷窝内,是参与骨吸收最主要的细胞。

1. 破骨细胞的形态　细胞胞体变异较大,无固定形状,直径 10~100μm 不等,其细胞核从几个到上百个,细胞质嗜酸。透射电镜下,成熟的破骨细胞有两个与其骨吸收功能密切相关的独特结构,即皱褶缘(ruffled border)和清晰区(clear zone)。皱褶缘是指行使骨吸收功能时破骨细胞与吸收的骨表面相对的区域,此区细胞膜高度折叠形成皱褶状。清晰区是指皱褶缘两侧细胞质内缺乏细胞器的区域,在电镜下由于电子密度低故称之为清晰区或亮区,存在大量的微丝、微管等细胞骨架,这些亚细胞结构起到了支撑细胞形态、传递细胞内外信息、控制细胞运动的作用。破骨细胞的细胞骨架在骨吸收的准备过程中迅速变化,通过整合素与胞外基质蛋白相连接。

清晰区相对应的细胞膜与骨基质通过整合素紧密附着,使破骨细胞及其所附着的骨面之间形成一个封闭区,封闭区微环境的调控取决于破骨细胞的皱褶缘细胞膜上的质子泵和氯通道等结构,后者直接调控骨吸收陷窝内的 pH,最低可降至 3,促进钙盐溶解。破骨细胞分泌各种酶,这些酶借助酸性环境降解骨基质,形成骨吸收陷窝(resorption pits),又称为 Howship 陷窝(Howship's lacunae)。皱褶缘为行使骨吸收功能的破骨细胞所特有,当破骨细胞离开骨表面,这一形态就消失。皱褶缘的意义在于扩大了破骨细胞与骨接触的面积,并且在该处进行物质交换。皱褶缘是破骨细胞发挥骨吸收作用的重要部位,不能形成皱褶缘的破骨细胞没有骨吸收功能。以上形态特征是鉴定体内成熟破骨细胞的重要特征,此外,破骨细胞皱褶缘表达的特异分子及细胞分泌的酶也是鉴定破骨细胞的重要分子,如抗酒石酸酸性磷酸酶(tartrate resistant acid phosphatase,TRAP),组织蛋

画廊:ER5-1
破骨细胞的透射电镜照片

图 5-3 破骨细胞的形态特征及重要功能分子

A. 体内破骨细胞的形态(红色箭头所指的多核细胞,附着于骨表面,TRAP 染色阳性,呈紫红色;标尺为 20μm) B. 体外培养的破骨细胞形态(红色箭头所指的多核细胞,外形无固定形状,TRAP 染色阳性,呈紫红色,标尺为 200μm) C. 破骨细胞重要功能分子示意图

(空军军医大学口腔医学院段小红提供)

白酶 K(cathepsin K,CTSK)(图 5-3C)。

2. 破骨细胞的来源和转归 造血系统的单核细胞在一定条件下增殖、细胞融合,成为破骨细胞前体细胞,进一步分化成为成熟的破骨细胞,吸收骨基质,随后离开骨面,皱褶缘消失,最终死亡。

3. 破骨细胞的功能

(1) 吸收骨基质:破骨细胞的主要功能是吸收骨、牙本质和钙化的软骨,主要表现在对钙化骨基质的吸收以及对有机基质的降解。吸收牙本质和牙骨质的破骨细胞又被称为破牙本质细胞或破牙骨质细胞。

骨基质中的矿物质主要以羟基磷灰石的形式存在,生物环境中的低 pH 状态可以溶解羟基磷灰石。破骨细胞的多个分子参与调控破骨细胞内以及骨吸收陷窝内的酸碱环境,如破骨细胞内的碳酸酐酶Ⅱ(CAⅡ)在细胞内通过催化 CO_2 水化反应,产生氢离子和碳酸氢盐;氢离子经位于皱褶

缘上的囊泡型 ATP 酶（又称为质子泵）泵出至骨吸收陷窝内,同样位于皱褶缘上的电压门控氯通道 7（voltage gated chloride channel 7,ClC-7）可将氯离子泵至骨吸收陷窝,两者共同维持封闭区内的酸性环境。此外,破骨细胞产生的组织蛋白酶 K 和基质金属蛋白酶能降解胶原和其他骨基质,进入骨陷窝内的一些游离氧基也可进一步加强细胞外基质的降解(图 5-3C)。

破骨细胞的骨吸收过程主要包括以下几个步骤:骨表面附着→细胞极性化→形成封闭区→形成骨吸收陷窝→脱离骨面转移到下一个吸收表面或细胞死亡。正常情况下,骨表面覆盖的骨衬里细胞使破骨细胞不能接触到骨的矿化表面,只有当骨衬里细胞退去,暴露出骨的矿化表面,骨吸收才能进行。

（2）与成骨细胞相互作用:成骨细胞分泌两种重要的分子促进破骨细胞的分化,即巨噬细胞集落刺激因子(macrophage-colony stimulating factor,M-CSF)和核因子 κB 受体活化因子配体(receptor activator of NF-κB ligand,RANKL),RANKL 与破骨细胞表面的 RANK 结合后促进细胞的分化,该作用可被骨保护素(osteoprotegerin,OPG)竞争性抑制,目前多项研究表明 RANK/RANKL/OPG 系统是破骨细胞分化的重要调控途径。

成骨细胞受到骨代谢调节因子的作用之后,胞体变圆,从矿化的骨表面移开,为破骨细胞的附着提供条件;同时,骨基质中的非胶原蛋白如骨涎蛋白及骨桥蛋白等含有 RGD(Arg-Gly-Asp)序列,该序列与破骨细胞的整合素特异结合,促进破骨细胞的黏附。此外,成骨细胞也合成多种因子促进成熟破骨细胞的骨吸收,如前列腺素 E(prostaglandin E,PGE)、血小板衍生生长因子(platelet-derived growth factor,PDGF)和 IL-6 等。

另一方面,酪氨酸蛋白激酶受体 Eph 及其配体 Ephrin 存在双向信号转导功能,表达 Eph 和表达 Ephrin 的细胞相互接触后会对两者细胞均产生影响,成熟的破骨细胞与成骨细胞之间存在接触依赖性的 Eph-Ephrin 双向作用,正向信号促进成骨细胞分化,反向信号抑制破骨细胞的分化及骨吸收活性。

破骨细胞对成骨细胞的另一个调控作用体现在,当破骨细胞降解骨基质后,TGF-β1 等分子从骨基质释放,促进骨髓基质间充质干细胞向成骨细胞的分化,当破骨细胞的功能受到干扰后,该路径会受到影响。

（3）其他作用:破骨细胞能够介导干细胞从骨髓到血液循环的迁移,主要表现在破骨细胞产生的活化蛋白水解酶会破坏干细胞在骨髓微环境的黏附,从而诱导干细胞的运动。此外,破骨细胞也参与多种免疫反应,肿瘤坏死因子(tumor necrosis factor,TNF)可促进破骨细胞的前体细胞从骨髓转移至血液;破骨细胞及其前体细胞自身也可分泌 TNF、IL-1 和 IL-6 等因子应答 TNF,这种自分泌机制能进一步增强破骨细胞的形成。

三、骨基质成分

成人骨组织的无机成分约占 2/3,有机成分占 1/3,无机成分占骨干重的 65%~75%,其中 95% 是固体钙和磷,表现为羟基磷灰石为主的矿物盐,俗称骨盐,这些矿化结晶沉积在胶原纤维表面或纤维中间。其他无机成分包括镁、钠、钾和一些微量元素如锌、锰、氟和钼。在骨的有机成分中,胶原成分占 90%~95%,非胶原成分占 5%~10%。

（一）胶原

骨基质中的胶原主要为 I 型胶原,由成骨细胞分泌。I 型胶原分子含有 3 条 α 多肽链,每条链含有 1 000 多个氨基酸,这些氨基酸的排列有一定的规律,即存在大量的甘氨酸(Gly)-X-Y 重复结构,因为甘氨酸有最小的侧链基团,这样的序列结构使 α 链间的距离缩短、空间变小,链与链间紧靠在一起形成的螺旋结构更稳定。约有 35% 的重复结构单元 Gly-X-Y 中的 X 和 Y 残基分别为脯氨酸和羟脯氨酸,羟脯氨酸的羟基对于氢键的形成以及三股螺旋结构的稳定都是必需的。

从分子结构来看,组成 I 型胶原的三条肽链均为左螺旋结构,每个螺旋结构区大小约 0.87nm。3 条 α 链相互缠绕在一起形成原胶原(tropocollagen),后者呈右手超螺旋结构,每个螺旋结构区大小约 8.6nm。原胶原的平均分子量约 300kDa,长度 300nm,直径 1.5nm,每条原胶原以一定间距、纵向对称交错排列形成原纤维(fibril);其分子间交错距离为 67nm,纵向相邻分子间距为 40nm(图 5-4)。胶

图 5-4　胶原纤维构成示意图
（空军军医大学口腔医学院　段小红提供）

原原纤维聚集形成胶原微纤维（microfibril），后者再聚集形成更粗大的胶原纤维束。三股螺旋分子的有序聚集促使整个蛋白的结构非常稳定，也使胶原纤维具有一定的强度和韧性，通常 1mm 直径的胶原纤维能承受 10~40kg 的力，因而使各种组织和器官保持一定的强度和结构完整性。此外，胶原具有低免疫原性和良好的生物相容性，同时也是组织工程领域非常好的生物材料。

（二）非胶原蛋白

在类骨质的有机成分中，非胶原蛋白约占 20%，随着骨基质的钙化，其比例逐渐下降为 5%~10%，虽然这些蛋白的含量较低，但它们对于骨的生长、发育、再生等十分重要。

1. 骨钙素　是一种低分子量的蛋白质，为骨基质中最丰富的非胶原蛋白。每个骨钙素分子约含 3 个 α- 羧基谷氨酸残基，这些残基为钙结合位点，参与骨基质矿化或调节晶体生长。血清中骨钙素的水平可以作为成骨细胞活性的一个指标。

2. 骨涎蛋白　分子量约 33kD，其结构中的 RGD 序列与破骨细胞细胞膜上的整合素结合，促进破骨细胞在骨基质的黏附。骨涎蛋白含有负电荷，可以直接与羟基磷灰石中的钙结合，免疫细胞化学染色的结果表明骨涎蛋白存在于矿化的骨基质中，但未在类骨质中发现。另一方面，骨涎蛋白或骨钙素还可以与胶原纤维结合，促进形成局部高浓度的钙，导致矿物质沉积。

3. 骨桥蛋白　与骨涎蛋白相似，也带有负电荷，在分化的骨细胞中表达。骨桥蛋白也含有 RGD 序列，与细胞表面的整合素有亲和力，在骨的矿化及成骨细胞和破骨细胞与骨基质的黏附过程中起作用。研究表明，骨桥蛋白不是骨组织特异表达的分子，在许多软组织中也有表达，还可参与细胞介导的免疫反应。

4. 骨粘连蛋白（osteonectin）　是一个 32kD 的蛋白，具有与钙和胶原结合的区域。骨粘连蛋白的作用目前还不十分清楚，推测它参与骨基质矿化的起始过程。

5. 生长因子　成骨细胞分泌多种生长因子，如骨形成蛋白（bone morphogenetic protein，BMP）、转化生长因子 -β（transforming growth factor-β，TGF-β）、碱性成纤维细胞生长因子（basic fibroblast growth factor，bFGF）、胰岛素样生长因子（insulin-like growth factor，IGF）和 M-CSF 等，这些因子以自分泌或旁分泌的方式发挥作用，也可以与骨基质结合后发挥作用。在破骨细胞进行骨吸收时，这些生长因子都被释放或被激活，调节成骨与破骨活动。

在 BMP 家族中，除 BMP-1 外，其余均属于 TGF-β 超家族，在胚胎发育和骨细胞分化过程中必不可少。BMP-2、BMP-3、BMP-4、BMP-6、BMP-7 有诱导骨生成的作用。BMP-2 是成骨细胞的化学趋化剂，在骨折修复区、软骨和成骨细胞中，BMP-2、BMP-4、BMP-7 和 BMP 受体表达增加。临床上，应用 BMP-2 和 BMP-7 的骨诱导作用可加速骨折愈合。

（三）其他成分

矿化骨组织含有很少量的蛋白多糖,占骨有机成分的 4%~5%,其化学结构及免疫学特性与其他组织内的蛋白多糖有明显不同,其分子量约为 120kDa,其中 25% 为蛋白质。骨组织中蛋白多糖能够抑制羟基磷灰石的沉积,其中蛋白多糖聚合体的抑制效应高于单体,后者又高于糖胺多糖链。骨钙化过程中,蛋白多糖的结构和大小均可发生改变。

脂质占骨有机基质的 7%~14%,主要分布于细胞外基质泡的膜上和细胞膜上,细胞内结构以及细胞外的沉积也有脂质的存在,主要为游离脂肪酸、磷脂类和胆固醇等。酸性磷酸酯与磷酸钙结合形成复合体,参与骨的钙化。

第二节　口腔骨组织及相关组织的生物学特征

一、牙槽骨

（一）牙槽骨的基本结构

牙槽骨是颌骨包围牙根的突起部分,又称为牙槽突。按照其解剖部位可分为固有牙槽骨、骨密质和骨松质。

1. 固有牙槽骨　固有牙槽骨(alveolar bone proper)是牙槽窝的内壁,又称筛状板,围绕于牙根周围,与牙周膜相邻。固有牙槽骨骨质致密,可将其看作一种特殊的骨密质,其靠近牙周膜的表面由含有孔隙的平行骨板组成,骨板的排列方向与牙槽骨内壁平行。牙周膜的血管、神经通过骨板的小孔与深层的骨髓腔相通,来自牙周膜的穿通纤维垂直穿入骨板,这些含穿通纤维的骨板称为束状骨(bundle bone)。在深部,靠近骨髓侧的骨板由哈弗系统所构成。研究表明,束状骨比层板状骨更易被吸收,当束状骨吸收以后,层板状骨常由于缺少破骨细胞致使吸收被延迟。

2. 骨密质　牙槽骨的外层属于骨密质,其外表面是平行骨板,深部为哈弗系统。

3. 骨松质　骨松质介于固有牙槽骨和骨密质之间,由骨小梁和骨髓所构成。骨小梁的排列方向常与咀嚼压力相适应,骨小梁的粗细和数量也与咀嚼功能有关。骨髓腔为血管、神经所在部位,内部小的骨髓腔常常被纤维组织所覆盖,破骨细胞不易形成。

（二）牙槽骨的生物特征

颌骨属于扁骨,其胚胎发育过程不同于长骨,不经过软骨钙化阶段,表现为膜内成骨,是在最初形成的致密胚胎性结缔组织膜上由一个或多个骨化中心钙化而成。

牙槽骨是高度可塑性组织,也是全身骨骼中变化最活跃的部分,它的变化与牙的发育和萌出、乳牙替换、恒牙移动和咀嚼功能等均有关系。生理状态下,牙因𬌗面及邻接面的磨耗而不断发生生理性的移位,牙槽骨也随之产生吸收和增生的改建。在牙萌出和移动的过程中,受压力侧的牙槽骨骨质发生吸收;而牵张侧的牙槽骨骨质增生。临床上进行错𬌗畸形矫治的生物学基础也是利用牙槽骨的高度可塑性,利用一定的力学刺激促进牙的移动。

不同部位的牙槽骨其结构不尽相同,上颌牙槽骨的唇侧面骨皮质很薄,而且有许多血管、神经穿过;下颌牙槽骨唇侧面骨皮质厚而致密,特别是外斜线所在部位,血管、神经少,组织改建相对缓慢,因而在进行牙移动或扩弓时,上下颌牙的移动就有差别。此外,个体差异及增龄变化也会对牙槽骨代谢的活跃程度产生影响,从而影响牙的移动。

二、牙周膜

牙周膜又称为牙周韧带(periodontal ligament),位于牙根和牙槽骨之间,是连接牙和牙槽骨的重要结缔组织,牙周膜使牙固定于牙槽骨内并可缓冲牙所承受的咀嚼压力,具有悬韧带作用。

（一）基本结构

牙周膜是纤维性结缔组织,由细胞、纤维及基质组成,在牙周膜内分布着血管、淋巴、神经以及上皮剩余。牙周膜内的纤维主要为胶原纤维,少量弹性纤维只见于血管壁,此外,牙周膜内还含有主纤维束,其一端埋在牙骨质中,另一端埋在牙槽骨中,称为穿通纤维,或 Sharpey 纤维(Sharpey's fiber)。

（二）基质成分

在牙周膜中，细胞、纤维、血管及神经之间的空隙均为基质所充满，基质中存在多种胶原，目前已发现Ⅰ、Ⅲ、Ⅴ、Ⅵ、Ⅻ和ⅩⅢ型。Ⅰ型胶原占总胶原成分的80%，主要构成主纤维束，形成坚固的纤维分别附着于牙骨质和牙槽骨，是牙周膜具备弹性、抵抗咬合力的分子基础。Ⅲ型胶原占总胶原成分的15%，构成网状纤维，分布于血管和神经周围，Ⅲ型胶原形成纤细的纤维，主要为组织提供弹性。Ⅴ型胶原覆盖在Ⅰ、Ⅲ型胶原的表面，加强细胞的附着和迁徙。Ⅵ型胶原较短，连接于Ⅰ型和Ⅲ型胶原之间。Ⅻ型胶原主要是起胶原与细胞外基质间联结的桥梁作用。正畸牙移动过程中除了牙槽骨的改建，牙周膜的改建也十分活跃。

其他主要成分还包括为黏蛋白和糖蛋白。牙周膜中的胶原纤维、蛋白多糖和组织液在牙齿承受咀嚼力时共同构成缓冲系统。

（三）主要细胞成分

牙周膜内存在多种细胞，某些干细胞具备向牙骨质细胞和成骨细胞分化的潜能，因此，牙周膜自身具备一定的再生能力。

1. 成纤维细胞　牙周膜成纤维细胞是牙周膜中的主要细胞，位于纤维和基质之间，其功能是分泌胶原、合成基质。由于牙周膜来源于牙囊组织，属于外胚间充质细胞来源的细胞，与牙龈成纤维细胞相比，其细胞增殖能力更强，碱性磷酸酶和环磷酸腺苷的活性更强。

2. 未分化干细胞　牙周膜中存在未分化的干细胞，它们具有分化为成骨细胞、成牙骨质细胞和成纤维细胞的能力。这些未分化的干细胞多位于血管周围或骨内膜周围，随着干细胞的分化逐渐向骨或牙骨质表面迁移。

（四）牙周膜的生物学特性

牙周膜是多种重要细胞的来源，从结构和功能上看，牙周膜可以说是牙骨质与固有牙槽骨的骨膜，其中成纤维细胞对牙周膜胶原纤维的生成和更新起着重要作用。成骨细胞产生新骨，使新生的牙周膜纤维得以重新附着，保持牙与牙周的正常联系。成牙骨质细胞可以形成新的牙骨质，对牙骨质的修复起作用。

三、牙骨质

牙骨质（cementum）是覆盖于牙根表面的薄层矿化组织，位于牙根部牙本质表面。从解剖学观点来看，牙骨质是牙体组织，但从功能来看，它属于牙周组织，因为胶原纤维牢固地附着在牙骨质和牙槽骨上，使两者紧密相连。牙骨质的厚度依据部位以及测量的方法的不同差异很大，从数微米到800微米不等，此外，牙骨质厚度还与个体、年龄有一定的关系，可随年龄而增加，与咀嚼功能相适应。

牙骨质结构与骨组织相似，但硬度较骨和牙本质低，无机盐占重量的45%~50%，有机物和水占50%~55%。牙骨质的矿化基质呈层板状排列，在其陷窝内有牙骨质细胞。与其他矿化组织结构不同的是，牙骨质的基础代谢很低，无血液供给、无淋巴系统和神经系统。在生理情况下，骨组织既有吸收又有新生现象，而牙骨质只有新生。正常情况下，牙骨质是不被吸收的。

（一）无机成分

牙骨质中无机成分主要包括钙和磷，以羟基磷灰石晶体的形式沉积在胶原纤维上或者胶原纤维周围，牙骨质中的钙磷比为1:1.7，与骨组织接近。牙骨质中还有少量的钠、镁、氯以及各种微量元素，其中氟的含量较其他矿化组织多，并以表面更为显著，且随年龄增长而增加。牙骨质中微量元素在不同的部位组成或含量不同，也受周围组织健康状况的影响，如对牙周病患者牙骨质的微量元素分析表明，其牙骨质内一些元素如钙、铁的含量增高，而一些元素如锌、锶的含量则减少。

（二）有机成分

牙骨质的有机成分约占22%，绝大部分为不溶性胶原，主要为Ⅰ型胶原，约占95%，其余为少量的非胶原蛋白和无定型基质。

非胶原蛋白中研究较多的是牙骨质附着蛋白（cementum-derived attachment protein，CAP）、牙

骨质蛋白 1(cementum protein 1,CEMP1；或 cementum protein-23,CP-23)和牙骨质来源生长因子(cementum-derived growth factor,CGF)。这些蛋白能够促进牙周膜细胞合成、生长、黏附和移行，并且参与调节成牙骨质细胞分化等。

CAP 是一组从牙骨质中提取的活性蛋白，能显著促进牙周膜细胞和牙龈成纤维细胞等对根面的附着，是目前公认的成牙骨质细胞区别于其他细胞的标志性分子。CAP 具有双重生物学效应：一方面作为趋化剂和附着蛋白，选择性促进牙周膜中成牙骨质细胞的前体细胞向牙根表面的趋化、移行、黏附及生长；另一方面通过自分泌效应推动这些早期前体细胞向成牙骨质细胞系的分化。

CEMP1 的编码基因最早从人牙骨质瘤来源的 cDNA 文库中获得，该分子含有 247 氨基酸，分子量为 25.9kD。其转录体在人成牙骨质细胞瘤和牙周膜细胞表达，但在牙槽骨和牙龈成纤维细胞或其他组织不表达，免疫组织化学染色显示其蛋白在人成牙骨质细胞瘤细胞和牙周膜细胞也表达。CEMP1 可能参与调控牙囊细胞分化，以及牙骨质和牙周膜细胞的生长、分化等。

CGF 是一种牙骨质所特有的胰岛素样生长因子，其相对分子质量为 2.3×10^3，可单独或与其他因子如表皮生长因子交互作用于成牙骨质细胞及牙骨质周围的成纤维细胞、牙周膜细胞甚至成骨细胞。

牙骨质中非胶原蛋白还包括一些与矿化相关的基质蛋白，如骨涎蛋白、骨桥蛋白、玻璃粘连蛋白(vitronectin)、骨钙素、骨粘连蛋白、γ-羧基谷氨酸(γ-carboxyglutamic acid)、蛋白多糖等。此外，牙骨质中还有一些促生长和分化的生长因子，如 FGF、EGF 和骨形成蛋白等。牙骨质基质中活性蛋白的组成十分复杂，但这些活性蛋白能调节其周围结缔组织中成纤维细胞的活性，因此对牙龈及牙周组织的形成和再生起着重要的作用。

第三节 口腔骨组织改建

一、骨组织改建的生物学特征

骨改建是指机体为维持一定骨量、持续进行骨吸收和骨形成的动态过程。骨改建终身存在，在出生后第 1 年，所有的骨骼均会通过骨改建发生置换，成年人每年约 10% 的骨骼产生骨改建。骨改建对于维持正常骨的形状和生理活动、骨折后修复十分重要。骨改建包括骨吸收和骨形成两部分，两者之间的失衡会导致多种疾病，如骨质疏松等。

二、骨改建的影响因素

影响骨改建的因素包括许多，如力学刺激、成骨细胞和破骨细胞之间相互作用以及钙的平衡等，其中生长激素的作用十分重要，主要涉及甲状旁腺激素(parathyroid hormone,PTH)、维生素 D、生长激素(growth hormone)、类固醇(steroids)和降血钙素(calcitonin)以及细胞因子等。在众多的信号途径中，较为明确的是以下两条通路对骨改建的影响。

(一)花生四烯酸代谢产物在骨改建中的作用

花生四烯酸(arachidonic acid)存在于细胞膜上，被磷脂酶 A2 从细胞膜释放，通过环氧化酶作用生成前列腺素(prostaglandin,PG)和血栓凝集素，还通过脂氧化酶代谢产生白三烯(leukotrienes)和羟基花生四烯酸(HETEs)，其中前列腺素在骨改建中的作用尤为重要。

1. 前列腺素与骨吸收的关系 前列腺素可增加破骨细胞数目以促进骨吸收，当采用吲哚美辛等前列腺素抑制剂时，破骨细胞的生成受到抑制。PGE 还可介导其他细胞激肽、生长因子引起骨吸收。目前已证明，IL-1 的骨吸收促进作用是通过 PGE_2 介导的，吲哚美辛可阻断 IL-1 的骨吸收促进作用。

2. 前列腺素与骨形成的关系 成骨细胞表面存在前列腺素受体，低浓度(10^{-9}mol/L)的前列腺素可以促进人的成骨细胞 DNA 合成和细胞复制，而高浓度(10^{-6}mol/L)的前列腺素抑制成骨细胞的分化。

ER5-8

图片：ER5-8
花生四烯酸的主要代谢途径

3. 影响前列腺素产生的因素

（1）激素、生长因子和细胞因子：1,25(OH)$_2$VitD$_3$ 和甲状腺素均可以促进前列腺素产生；IL-1 是重要的局部骨代谢调节因子和炎症介质，TNF 是免疫和炎症反应介质，TGF、bFGF 是细胞生长与分化的调节因子，这些因子都可以促进骨组织中前列腺素的产生；其他如 EGF、PDGF、缓激肽等也有促进前列腺素产生的作用。

（2）前列腺素的自身放大作用：前列腺素可以升高细胞内 cAMP 水平，而后者可以增加前列腺素的产生，从而形成一个正反馈。PGF$_2$ 也可促进 PGE$_2$ 的产生，这种自身放大作用在炎症性的骨丧失和机械应力引起的骨组织改建中十分重要。

（二）第二信号系统在骨改建中的作用

激素、机械力等外部刺激通过细胞内部信号系统调节骨改建，内部信号系统又可称之为第二信使，影响骨改建的经典第二信使是指环磷酸腺苷（cAMP）通路。cAMP 是最先发现与机械力传导有关的细胞第二信使。

细胞外刺激作用于细胞膜上的受体，借助于与膜结合 G 蛋白的相互作用，刺激或抑制腺苷酸环化酶的产生，使 ATP 转化为 cAMP，cAMP 可激活蛋白酶 A，使蛋白质磷酸化，从而引起一系列细胞反应。已知前列腺素的生物活性作用有 cAMP 参与，当正畸力施加在牙周膜时，局部细胞的神经递质和激素使靶细胞内前列腺素释放，并激活腺苷酸环化酶产生 cAMP，继而 cAMP 作为第二信使，引起细胞代谢变化。

除 cAMP 以外，细胞膜上磷脂的代谢产物、细胞膜蛋白以及细胞骨架也可承担细胞外刺激与细胞内化学变化之间的信号传导。

（三）骨改建的调节因子

骨组织改建受到系统因素、细胞因子、生长因子、机械力等诸多因素的调控，其中局部调节因子是调控生理性、病理性骨改建的关键因素，并且这些因素综合发挥作用。

1. 白细胞介素 -1（interleukin-1,IL-1）　分为 IL-1α 和 IL-1β 两型，最初是从单核 - 巨噬细胞中发现，后来证明全身多种细胞包括牙龈及牙周膜的成纤维细胞都可以产生。IL-1 是最先被发现的由免疫细胞产生的调节骨吸收的多肽介质，也是目前发现最强的骨吸收促进因子。IL-1 可以诱导破骨细胞形成，刺激骨吸收，促进前列腺素的合成，抑制骨形成，增加体外培养的骨组织中钙离子的释放量；IL-1 还可以促进成骨细胞胶原酶的产生，促进胶原的降解。

2. 肿瘤坏死因子　与 IL-1 相似，肿瘤坏死因子（tumor necrosis factor,TNF）也存在 α、β 两个亚型，为主要骨吸收促进因子之一，可抑制骨胶原合成。大多数骨吸收促进因子是以成骨细胞为靶细胞，而 TNF 可以直接作用于破骨细胞。TNF 可以促进破骨细胞前体细胞向破骨细胞的分化，但促进成熟破骨细胞的骨吸收作用必须通过成骨细胞介导。

3. 转化生长因子 -β1　TGF-β1 是涉及骨沉积及骨吸收偶联过程的关键因子，成纤维细胞和成骨细胞均可产生 TGF-β1。作为重要的结缔组织改建的调节剂，TGF-β1 参与牙周组织的迅速改建。它通过促进基质蛋白（胶原、纤维粘连素）的形成、蛋白酶抑制剂的生成及减少基质金属蛋白酶的合成，从而达到促进组织基质生成的目的。成骨细胞直接受到 TGF-β1 的调节，TGF-β1 可导致成骨细胞的分化与增殖，抑制破骨细胞前体的形成及骨吸收。

4. 胰岛素样生长因子（insulin like growth factor,IGF）　是胰岛素的衍生物，是一组具有促生长作用的多肽类物质，其分泌细胞广泛分布在人体肝、肾、肺、心、脑和肠等组织中，包括 I、II 两型。骨基质中含有 IGF 多肽分子，成骨细胞表面存在 IGF 受体。IGF 能够促进成骨细胞 DNA 和蛋白质的合成，促进成骨细胞增殖，加强成骨细胞活性。I 型和 II 型 IGF 均可促进 I 型胶原的表达、减少胶原降解。目前认为，IGF 与破骨细胞的关系是间接作用，IGF 通过成骨细胞介导，促进单核的破骨细胞前体分化，以及成熟破骨细胞的骨吸收。

5. 成纤维细胞生长因子　人成纤维细胞生长因子（fibroblast growth factor,FGF）家族包括 20 余名成员，这些因子具有广泛的生物学功能，其中一个重要的功能就是对骨骼和软骨生长的调节作用。在骨基质中存在 FGF-1 和 FGF-2；成骨细胞和肥大化软骨细胞表达 FGF 受体。培养的成骨细胞经 FGF 处理 24 小时，其胶原合成增加，但更长时间的 FGF 处理反而会抑制成骨细胞 I 型胶原的合成能力。FGF 促进破骨细胞的分化与 PGE 有关,促进鼠颅骨培养基中钙离子的释放。

三、力学刺激与骨改建

(一)力学刺激引起骨改建的基本理论

力学刺激是引起骨改建的一个重要因素,一定的应力可导致骨组织产生形变,其形变的大小采用微应变(microstrain,$\mu\varepsilon$)来反映,1 个微应变相当于 1m 长的骨组织发生 $1\mu m$ 形变。

根据 Frost 的机械阈值理论(mechanostat theory),不同大小的应力对骨改建的效应不同,以骨密质为例,能够引起层板状骨沉积的最低有效应变量(minimum effective strain,MES)为 1 500~3 000$\mu\varepsilon$。在 300~1 500$\mu\varepsilon$ 范围内,骨吸收和骨形成达到一定平衡,不表现出骨量的明显变化;在 1 500~3 000$\mu\varepsilon$ 范围,骨沉积超过骨吸收,骨量增加;但如果应力继续增大,局部可能会有一定的骨量增加,但最终会导致骨吸收,甚至骨折,引起骨密质骨折的阈值在 25 000 附近;低于 100~300$\mu\varepsilon$,骨吸收会超过骨沉积导致骨量的丢失。而对于骨松质,引起骨沉积的应变量可能会更大一些。总的来讲,骨组织处于一种动态平衡,如果应变量很小,骨代谢处于负平衡状态,以吸收为主,会导致骨量丢失。随着应变值增加,骨代谢进入正平衡状态,骨沉积增加。应变继续增大超过一定界限,骨代谢又表现为负平衡,这时骨组织中出现微小损伤,而修复的速度不能赶上损伤的速度,则骨量减少。

同时,该理论强调引起骨改建的关键不是力值的大小,而是力在组织中的分布。因此,对于牙槽骨的改建来说,牙根的形状、面积、牙槽骨的致密度,以及牙移动的方式都会影响骨的代谢平衡。根据这一理论,力作用于牙,通过牙周膜传导到牙槽骨,在牙槽骨中分布产生应变,正畸过程中压力侧牙槽骨吸收和牵张侧骨形成与两侧不同的应力刺激相关;牙齿缺失后牙槽骨吸收,也与缺乏力学刺激直接相关。

(二)机械力引起骨改建的机制

1. 机械力对细胞骨架的改变　任何由于机械力或生物学因素所导致的细胞变形、细胞膜牵拉、细胞外基质的改变都可以通过细胞骨架传导到细胞内,使蛋白质大分子的亚单位结构发生改变,从而影响细胞的生物学活性,细胞骨架通过整合素与细胞外基质发生关系。应用细胞松弛素 D 干扰肌动蛋白的聚集,可以阻止机械变形所引起的细胞内钙离子浓度的变化。

2. 机械力对前列腺素的影响　对体外培养的成骨细胞施以机械力,可引起细胞内 PGE$_2$ 含量的明显升高。正常情况下,细胞内不储存 PGE,故机械力可以刺激 PGE 的合成,并可释放到细胞间液中,与靶细胞发生作用。

3. 机械力对第二信使通路的影响　从胚胎颅骨和骨膜中分离成骨细胞进行体外培养,对其施以机械力会迅速引起 cAMP、PGE$_2$ 和 DNA 的合成同时升高。吲哚美辛阻断前列腺素的生成,可以阻断机械力对骨细胞的这种作用;而在培养基中加入 PGE$_2$,可产生类似机械力的作用,使细胞内 cAMP 的含量及胸腺脱氧核苷含量升高。

另一方面,机械力使细胞膜受到牵拉,激活磷脂酶 A$_2$ 将花生四烯酸从胞膜上释放,花生四烯酸在前列腺素合成酶的作用下产生前列腺素,特别是 PGE$_2$ 被迅速合成并释放到局部组织,PGE$_2$ 与成骨细胞表面的受体结合,引起细胞内 cAMP 升高、Ca^{2+} 浓度升高,刺激 DNA 合成,活跃成骨细胞,促进破骨细胞的产生及骨吸收活动。

4. 机械力对骨组织相关基因的影响　立即早期基因(immediate early gene,IEGs)是指一类在细胞受到不同刺激后迅速被激活的基因,目前已知的 IEGs 有 40 余种,研究较多的包括 *c-Fos*、*c-Jun*、*c-Myc* 基因等。IEGs 与细胞的生长和分化的早期调节有关,在成骨细胞的分化和增殖过程中也起关键作用。对鼠的长骨施加弯曲力 2 小时,骨膜细胞内的 *c-Fos* mRNA 表达增强。超重力作用可以诱导鼠成骨细胞 *c-Fos* 和 *Egr-1* 的表达,EGF 也可诱导成骨细胞 *Egr-1* 的表达。由于立即早期基因与细胞因子和生长因子所引起的形变反应一致,说明机械变形所激活的信号与生物活性物质所激活的信号相似,故有人将这些立即早期基因称为第三信使。

四、口腔骨改建的特征和重要性

牙槽骨是人体骨组织中代谢最活跃的部分,一生都处于不断的变化之中,以牙槽骨为代表的

图片:ER5-9
Frost 机械阈值理论示意图

口腔颌面骨组织的改建对维护口颌系统的功能与健康十分重要,骨改建的异常可导致疾病的发生,有效利用骨改建也是口腔疾病治疗的一种重要手段。例如,牙周病是造成牙缺失的最主要原因,其病理特征表现为牙槽骨的进行性吸收。如何防止牙槽骨的吸收、恢复被吸收的牙槽骨组织,是牙周治疗的目标之一。口腔颌面外科常可见到由于肿瘤、外伤、唇腭裂等原因所致的颌面骨组织缺损,为恢复颜面形态,常常要使用自体骨、异体骨以及各种骨的代用品,这些修复材料及其与自体骨组织的相容性直接影响手术预后。近年以骨改建为理论基础,牵张成骨技术在临床广泛应用,使局部骨缺损的患者可以利用自身骨组织的再生能力修复外形。口腔修复科的患者随着牙的缺失,牙槽骨由于缺少功能刺激逐渐发生萎缩,造成修复体固位困难,而牙槽嵴增高术及种植体技术的应用可以明显地改善修复体的固位。口腔正畸治疗通过一定的力学刺激,促使牙在骨组织中的移动,矫治各种错𬌗畸形。除此以外,颞下颌关节病患者髁突软骨的修复及根尖病变的组织修复也与骨组织代谢有密切的关系。

因此,了解颌面骨组织的生长发育的规律、代谢过程以及骨改建的特征,将有助于解决口腔医学中的多方面问题,对有效开展相关疾病的治疗也有重要意义。

第四节　口腔颌骨疾病的生物学基础

一、代谢性骨病的生物学基础

骨骼是一类代谢非常活跃的组织,在正常骨代谢过程中,骨质吸收和骨质形成保持动态平衡,如果该平衡被打破,可引起一系列的疾病,如代谢性骨病(metabolic bone disease)。代谢性骨病是由多种原因所致的以骨代谢紊乱为主要特征的一组全身性骨病,伴有钙、磷、维生素 D 的代谢异常和甲状旁腺功能异常,其发病机制包括骨吸收、骨生长和矿物质沉积三个方面的异常。临床上以代谢紊乱所致的骨转换率异常、骨量及骨质量改变、骨痛、骨畸形和易发生骨折为主要表现。代谢性骨病包括骨质疏松、佝偻病、软骨病、原发性甲状旁腺功能亢进、原发性甲状旁腺功能减退、中毒性骨病(维生素 D、氟、镉、铅、磷等中毒)、黏多糖代谢异常等。

(一) 骨质疏松症的生物学基础

骨质疏松症(osteoporosis)是由于多种原因导致的以骨组织显微结构受损、骨矿化成分和骨基质等比例不断减少、骨质变薄、骨小梁数量减少、骨脆性增加和骨折危险度升高为特征的一种全身骨代谢障碍性疾病。据国际骨质疏松基金会的统计数据显示,骨质疏松症目前危害着全球约 1/3 的 50 岁以上女性和 1/5 的 50 岁以上男性。骨质疏松症分为原发性和继发性二大类。原发性骨质疏松症又分为绝经后骨质疏松症(Ⅰ型)、老年性骨质疏松症(Ⅱ型)和特发性骨质疏松症(包括青少年型)三种。绝经后骨质疏松症一般发生在妇女绝经后 5~10 年内,是由于绝经后的低雌激素水平及增龄变化造成的,占所有骨质疏松症的 80%;老年性骨质疏松症一般指 70 岁后发生的骨质疏松;而特发性骨质疏松症主要发生在青少年,病因尚不明。继发性骨质疏松症则是由于体内功能紊乱所造成,如甲状旁腺功能亢进、甲状腺功能亢进、性功能减退、糖尿病等,还可源于糖皮质激素和甲状腺激素的不良替代治疗。

1. 骨质疏松的生物学基础　骨质疏松症的病因与发病机制目前尚未完全清楚,比较公认的致病原因主要有内分泌紊乱、钙代谢失调、废用因素、遗传因素等。其生物学表现为破骨细胞的功能相对亢进,而成骨细胞的分化增殖能力降低和生物学功能衰退。

绝经后妇女的骨质疏松症与雌激素减少密切相关。基因敲除破骨细胞的雌激素受体导致小鼠骨组织的骨钙含量下降和破骨细胞的数量增加。给对照实验小鼠注射雌激素,可导致破骨细胞中启动细胞凋亡的基因变得活跃,最终引起破骨细胞死亡,但缺乏雌激素受体的实验小鼠,其破骨细胞无明显改变。即雌激素借助雌激素受体作用于破骨细胞,可缩短破骨细胞的寿命,进而维持骨钙含量。

对骨质疏松患者成骨细胞生物学特性的研究发现,中、晚期骨质疏松症患者的成骨细胞呈现成纤维细胞样变,骨钙素、碱性磷酸酶和Ⅰ型胶原的分泌功能下降,并表达非特异性Ⅲ型胶原,这种成骨细胞的退变导致骨基质分泌减少、骨基质钙化不完全。

2. 骨质疏松症的口腔表现 骨质疏松症在口腔的特征为颌骨、牙槽骨骨量减少或骨丢失,最终引起剩余牙槽骨的快速吸收和牙周炎的进展加剧。

老年人原发性骨质疏松症患者颌骨骨含量不同程度的降低,且上颌骨的变化更显著,剩余牙槽骨吸收与系统性骨质疏松症有显著性关系。许多无牙颌患者表现出快速剩余牙槽骨吸收,其中多数为绝经期妇女。绝经后妇女发生严重骨质疏松后,其颌骨骨矿含量明显减低,当伴随牙周病时,其牙周附着丧失更严重。也有研究认为绝经年限与牙槽骨丢失和附着丧失直接相关。

（二）原发性甲状旁腺功能亢进的生物学基础

原发性甲状旁腺功能亢进是由于甲状旁腺发生增生、腺瘤或腺癌,分泌大量甲状旁腺激素（parathyroid hormone,PTH）作用于骨、肾和小肠,从而引起高血钙、低血磷等一系列病理性的钙磷代谢紊乱。PTH 促进破骨细胞的生物学作用,使骨钙溶解释放入血,致血钙和血磷浓度升高。PTH 能通过加强远端肾小管对钙的回吸收,抑制近端肾小管对磷的回吸收,致尿磷排出增多,血磷降低。当它们在血中的浓度超过肾阈时,经尿排出,导致高尿钙和高尿磷。因此,甲状旁腺功能亢进的临床表现特征包括高血钙、高尿钙、低血磷和高尿磷,其骨骼病变特征为破骨细胞数目增多、骨质吸收增强,不同程度的骨质脱钙,结缔组织增生形成纤维性骨炎。严重时引起多房囊肿样病变及"棕色瘤",易发生病理性骨折及畸形。病变部位分布以指骨、颅骨、下颌骨、脊椎和盆骨等处为主。

原发性甲状旁腺功能亢进在颌骨的特征为颌骨骨质吸收增强,并出现不同程度的骨质脱钙,这些支持牙的骨组织的快速吸收,继而导致牙松动、移位、咬合关系紊乱。X 线表现为界限清楚的局限性囊肿样的密度减低区,单房或多房,牙槽骨的硬骨板部分或全部消失。

二、遗传性骨病的生物学基础

遗传性骨病泛指发生在骨骼系统的遗传性疾病,包括主要病变在骨骼系统的遗传性疾病,以及一些出现骨骼系统异常的系统性遗传性疾病或综合征。此类疾病涉及范围广,病情种类繁杂。

本节主要介绍与颅颌面骨骼相关的遗传性骨病,包括骨硬化症、成骨不全、锁骨颅骨发育不良和 Crouzon 综合征。其中成骨不全和骨硬化症是两个具有代表性的遗传性骨病,两者均会出现骨折、畸形、感染等临床症状,但其产生的机制完全不同,成骨不全主要与成骨功能或活动异常有关;骨硬化症主要与破骨活动障碍有关。

（一）骨硬化症的生物学基础

骨硬化症（osteopetrosis）是一组由破骨细胞数目减少或功能障碍所导致的骨密度增高性疾病。目前已发现近十种破骨细胞分化及功能相关基因突变可以导致该病发生,如 *RANK*、*RANKL*、*TCIRG1*、*CLCN7*、*OSTM1*、*CA2* 基因等。其中 RANKL 是破骨细胞分化与活化的因子,RANKL 结合且活化其特异性受体 RANK,从而刺激破骨细胞前体分化、存活与融合,活化成为成熟破骨细胞。因此,*RANK* 和 *RANKL* 基因缺陷可以导致破骨细胞数目减少,从而引发骨硬化症。*TCIRG1*、*CLCN7*、*OSTM1*、*CA2* 基因缺陷引起骨硬化症的生物学基础是因为破骨细胞的酸化能力直接或间接地受到影响,进而导致骨无机基质的吸收障碍,钙化软骨基质和原始骨小梁的吸收变慢,以致软骨基质持续钙化,骨组织不能改建,钙化的软骨细胞堆积,骨质变得致密而硬脆。其他骨骼改变主要包括骨皮质增生,骨松质致密、结构不整齐,骨内血管、脂肪及髓样物质减少,骨皮质和髓质分界不清,髓腔缩小甚至消失。

骨硬化症患者的颌骨同样出现骨密度增高,破骨细胞功能降低。由于部分骨硬化症患者的造血功能和免疫功能低下,该类患者易发各种感染,颌骨骨髓炎是其常见的并发症之一。由于颌骨的病理特征,此类感染反复发作,死骨形成缓慢,在治疗时需要特别注意死骨清除的时机。此外,部分骨硬化症患者存在牙发育异常,主要表现为牙萌出异常、埋伏牙、牙根发育不全、釉质发育不全等。

（二）成骨不全的生物学基础

成骨不全（osteogenesis imperfecta,OI）或称脆骨病（brittle bone disease）,是一种主要累及骨骼、肌腱、筋膜、韧带、牙本质和巩膜等的疾病,典型特征为骨骼脆性增加,发病率为 1/20 000~1/40 000。Ⅰ 型胶原是骨基质的重要组成,约 90% 的成骨不全是由于 Ⅰ 型胶原 α1 链和 α2 链的编码基因突变

文档:ER5-11
遗传性骨病

图片:ER5-12
骨硬化症的 X
线表现

画廊:ER5-13
成骨不全的 X
线表现

所致。缺陷链的存在直接影响三股螺旋的折叠，导致未折叠的分子在成纤维细胞内堆积，然后被降解。如果缺陷的 α 链已经形成了三股螺旋，分子的扭曲影响螺旋结构的稳定，进而妨碍胶原纤维的正常形成，影响纤维的形态，最终导致骨皮质变薄，骨小梁纤细，常有微小骨折发生。

由于胶原是多种结缔组织的主要成分，维持着各种组织和器官的结构完整，并与人体早期发育、器官形成、细胞间的连接、细胞趋化、血小板凝集以及膜的通透性等功能密切相关，因此成骨不全患者除了骨骼畸形等特征外，还常出现很多全身症状，如蓝色巩膜、牙本质发育不全、听力丧失，以及关节活动异常等。

产生牙本质发育不全的原因在于Ⅰ型胶原也是牙本质的重要细胞外基质，此类牙本质发育不全的临床特征与Ⅱ型遗传性牙本质发育不全近似，牙本质易磨耗、釉质和牙本质易分离、牙形态异常、髓腔闭锁等，两者鉴别的要点在于成骨不全患者常伴随蓝色巩膜。

（三）颅骨锁骨发育不良的生物学基础

锁骨颅骨发育不良（cleidocranial dysplasia，CCD）的典型特征包括单侧或双侧锁骨发育不全或发育异常，颅骨横径过大及囟门骨化延迟等，CCD 表现为常染色体显性遗传，发病率约 1/1 000 000。*RUNX2* 基因是 CCD 的主要致病基因，编码成骨特异性的转录因子，即核心结合因子 α（core-binding factor α1，CBFA1）。RUNX 2 调控成骨细胞分化进程中细胞外基质蛋白的基因表达，参与调节软骨、成骨细胞的分化，对成骨细胞的成熟、稳定起了重要的作用。*Runx 2* C 端缺失小鼠表现出成骨细胞的成熟受到抑制，不能正常形成骨组织，并最终导致骨细胞和成骨细胞数目减少，骨髓腔较小，含有少量血管，呈显著的纤维性变。

除了颅骨的特殊表现外，CCD 患者的另一个口腔特征是牙数目增多，表现为已萌出和埋伏牙数目的增多，额外牙通常发育不良。

（四）Crouzon 综合征发生的生物学基础

Crouzon 综合征是由于颅缝过早骨化闭合引起，表现为常染色体显性遗传。绝大部分 Crouzon 综合征的致病基因为成纤维生长因子受体 2（fibroblast growth factors receptor 2，FGFR2）的编码基因。研究表明 FGFR2 参与成骨细胞的分化，在骨缝成骨时，FGFR2 信号增强，促进成骨细胞向骨细胞的分化，并促使成骨细胞凋亡，加速骨矿化，*FGFR2* 基因突变可干扰这个过程，所引起的骨缝过早闭合不仅局限于颅缝，还可累及眼眶和上颌骨缝，最终造成颅腔狭小、眼眶浅和眼球突出、鹰钩鼻、上颌骨发育不良和下颌相对前突等，这些解剖学改变可引起颅内高压、失明等并发症。

（段小红）

第五节　口腔种植学的生物学基础

一、骨结合理论

骨结合（osseointegration）理论由 Brånemark 教授首先提出，指在光镜下埋植在活骨的种植体与骨组织直接接触，其间不存在骨以外如结缔组织等组织。成功的种植体与骨组织应为骨结合，即负载咬合力的种植体表面与有活力的骨组织之间存在结构和功能上直接的联系，种植体与骨组织之间不间隔任何组织。

（一）骨结合的组织结构特点

种植体在骨内的组织反应分为以下 3 个阶段：

第一阶段：种植体植入后表面被血块包绕。由于骨髓内蛋白质、脂质、糖蛋白等生物高分子吸附，形成适应层（conformation layer），骨髓内细胞则在其外侧散在。

第二阶段：术后 7 天时，能见到部分成骨细胞活动。同时，由于钻骨切削引起的骨损伤，植入时对骨过分的压力而使骨组织部分吸收。此时，组织破坏与增生同时发生，但以创伤修复为主。巨噬细胞和其他吞噬细胞吞噬吸收了适应层，一些骨髓内细胞聚集在种植体表面，形成种植体 - 细胞间有机的结合。此时，在生物活性材料的适应层内，诱发磷灰石的化学析出，形成化学性钙化层，以此为基础向成骨细胞分化，随后即开始生物学骨化。此过程与第三阶段有交叉。

第三阶段：植入 3 个月后,在种植体周围形成胶原纤维,之后形成网状纤维结构,逐步完成骨结合。

(二)种植体表面结构对骨结合的影响

种植体表面修饰的方法主要分为化学法、物理法和电化学法三大类。经过表面修饰的钛及其合金成为生物活性金属,有优越的生物相容性和骨引导作用,缩短了骨结合时间。

HA 是最常见的生物活性陶瓷之一,常用于种植体的表面改性。多孔低结晶度的 HA 或可吸收的磷酸钙涂层在一定的时间内溶解,为骨引导提供了良好的环境。

钛及其合金表面粗化使其具有纳米级的粗糙结构,纳米级材料孔隙的形态结构和大小为微米级,可以调节骨细胞的迁移生长。其表面化学立体微观尺度为纳米级,可以调节与其接触的骨细胞的黏附、伸展和基因表达。纳米表面的化学特性,例如表面功能基团、电荷分布,形态结构包括颗粒大小、形状、分布等,对植入体和硬组织的结合以及植入体长期的稳定性至关重要。

钛表面增加氧化膜厚度,使其具有高表面能特点,有利于与骨组织中的 OH^- 结合,促进特异蛋白质在表面吸附。该氧化膜较致密、且有自我修复能力,可以防止钛离子释放和组织液对金属的腐蚀。

将含有脯氨酸等中性氨基酸和含有碱性或酸性氨基酸的蛋白质,如 BMP 复合于种植材料表面,能使材料形成具有生物活性的化学结合界面。BMP 等作为骨诱导因子,可以刺激 DNA 的合成和细胞复制,并通过作用于未分化的间质细胞成骨向分化从而促进成骨。

二、骨增量技术的生物学基础

骨量不足限制了种植义齿在牙列缺失或牙列缺损患者中的应用。骨增量技术是在种植术中为纠正牙槽嵴骨量不足而采用的外科技术,是扩大种植义齿适应证的有效方法。

(一)引导骨再生术的生物学基础

引导骨再生(guided bone regeneration,GBR)术基于引导组织再生(guided tissue regeneration,GTR)术发展而来。其原理是根据各类组织细胞迁移速度不同的特点,将屏障膜置于软组织和骨缺损之间建立生物屏障,创造一个相对封闭的组织环境,阻止结缔组织细胞和上皮细胞进入骨缺损区,允许有潜在生长能力、迁移速度较慢的前体成骨细胞优先进入骨缺损区,优势生长,同时保护血凝块,减缓压力,实现缺损区的骨修复性再生(图 5-5)。

图 5-5　引导骨再生术
A.手术　B.引导骨再生过程　C.种植体植入

屏障膜(barrier membrane)应有足够的硬度或有移植材料的支持,保证良好的稳定和固位作用,才能够保证骨再生的空间环境。骨量不足时,将各种骨移植材料置于缺损区,成为骨再生的支架。这些移植物必须在一定的时间内促进骨组织的再生,同时逐步被新生骨替代。理想的骨移植材料应具备以下几个特点:①骨结合作用,以化学黏附的方式附着在骨组织表面,两者之间没有纤维组织的干扰层;②骨传导作用(osteoconduction),能使骨沿其表面生长;③骨诱导作用(osteoinduction),引导多能干细胞在其表面分化成为成骨细胞;④成骨作用(osteogenesis),由骨移植材料中的成骨细胞产生新骨。

（二）上颌窦底提升术的生物学基础

上颌窦底提升术是指由于牙齿拔除后上颌窦气化增大,上颌后牙区种植骨量不足时,将上颌窦黏膜从窦底剥离后提高,在此窦底黏膜与窦底骨之间植入骨移植材料的骨增量技术,分为上颌窦底内提升术和上颌窦底外提升术(图5-6)。

图 5-6　上颌窦底外提升术

A.上颌后牙区上颌窦底骨量不足　B.上颌窦底黏膜提升　C.充填骨移植材料　D.种植体植入
E.屏障膜覆盖　F.骨结合

上颌窦提升2周后,上颌窦底膜能够保留正常的纤毛上皮和浆液腺结构,并在提升区域周边首先形成编织骨。编织骨内有立方形的成骨细胞,提示成骨活跃。靠近皮质骨一侧ALP含量增高,靠近上颌窦底膜一侧TRAP染色显示破骨细胞数目增多。

提升4周后,提升区域体积变小,大部分有新形成的编织骨。细胞活动类似于2周时。在第2至第6周期间,提升区域高度及体积减小最明显。第2至第4周期间,破骨细胞数量最多。

提升8周后,提升区域呈深凹形,有一薄层皮质骨在上颌窦侧壁和上颌窦底膜侧形成。10周后,逐渐转变为板层骨,骨组织结构趋于成熟。

（三）Onlay 植骨术的生物学基础

Onlay 骨块移植是将从自体不同部位获取的游离骨块固定在骨增量部位的骨膜下方,促使移植骨块与原有牙槽骨愈合的骨增量方法(图5-7)。Onlay 骨块移植的组织再生和愈合机制主要有3个理论:成骨细胞理论、框架理论及骨诱导理论。

图 5-7　Onlay 植骨术

A.缺牙区骨量不足　B.游离骨块固定　C.螺钉拆除　D.种植体植入

成骨细胞理论认为在骨移植的过程中出现了众多成骨细胞使骨质再生。Barth 提出的"框架理论"则强调通过骨传导实现骨质再生。移植部位的细胞成分丧失，来自受体部位的成骨细胞定居在残留的无机物框架上，或者移植块内的无机物为成骨细胞迁入提供支架。任何游离移植块靠近有活力的骨质表面都能形成类骨质层，钙化成熟后成为板层状骨。骨传导受游离组织块与其紧密接触的受体部位表面积的影响，面积越大就有更多的组织通过骨传导再生。Boyne 提出"骨诱导"的自体骨移植块再生模式则认为在骨诱导所激发的骨再生中，具有多向分化潜能的细胞在体液和骨形成蛋白（BMP）的诱导下分化成不同的骨形成细胞，如成骨细胞，继而产生骨质。受体区域骨质表面的细胞与基质对骨块内细胞具有骨诱导作用。同时，移植骨块表面对新分化的细胞产生骨传导作用。

愈合过程中 3 种骨再生模式所占据的比重主要取决于移植块的来源和骨质的质量。例如髂骨移植块，包含大量的骨松质和高密度的活性细胞成分，这将增加细胞的骨质再生能力；而取自下颌骨的骨块就截然不同，下颌骨主要由骨密质组成，细胞成分有限，成骨细胞成骨模式不会超过 10%~15%。这类移植块的主要再生模式是骨传导，在愈合过程中占 50% 以上。

（四）牵张成骨术的生物学基础

牵张成骨（distraction osteogenesis，DO）是指通过对骨切开后仍保留骨膜及软组织附着及血供的骨段，施加特定的牵张力，促使牵张间隙内新骨形成，以延长或扩宽骨骼畸形和缺损的一种外科技术。

DO 的生物学基础为张力 - 拉力法则：即对生物活体组织逐渐施加的牵张力可以使其产生张力，张力刺激可保持某些组织结构的再生与生长，不仅可以发生在骨组织，其他如皮肤、筋膜、肌肉、血管、周围神经也都相应得以延长。DO 技术可分为骨切开、间歇期、牵张期、固定期、改建期 5 个阶段（图 5-8）。

图 5-8　牵张成骨术
A. 骨切开　B. 间歇期　C. 牵张期　D. 固定期　E. 改建期　F. 植入种植体

1. **骨切开（osteotomy）**　术中骨组织被切开分为两段，骨皮质的连续性被破坏，激活了骨折愈合过程，包括成骨细胞的聚集、骨断端形成血痂、血痂逐渐被机械强度更好的层板状骨替代。

2. **间歇期（latent period）**　也称延迟期，指骨切开术后到开始施加牵张力的阶段，一般为 5~7 天。首先，血管断裂形成血肿，血凝块聚集。在骨断端出现细胞坏死，新生的毛细血管开始向血肿中侵入以恢复血供，大量细胞增殖，类似于炎症反应。血凝块逐渐被炎症细胞、成纤维细胞、胶原和毛细血管替代。随后进入软痂期,手术后5天在骨折线周围形成毛细血管网。一些成骨细胞前体聚集在新生的毛细血管周围。成纤维细胞形成纤维样组织,替换炎症组织,软骨样组织逐渐形成。由于骨痂的形成速度快于毛细血管壁的新生,软骨组织耗氧量低,在血供尚不充分的情况下,软骨组织可以暂时起到支撑断端的桥梁作用。

3. 牵张期(distraction period)　指从开始牵张到结束牵张的一段时间,时间通常为1~2周。持续的牵张力影响到细胞水平和亚细胞水平,表现为生长刺激和塑形作用。生长刺激作用包括刺激结缔组织中生物活性物质的释放,增加成纤维细胞的增殖和生物合成;塑形作用改变成纤维细胞的形态,使其细胞体肥大,发生极化,形成胶原,并沿着施力的方向排列,纺锤状的成纤维细胞也以相同方向排列在胶原之间。在牵张期的第3~7天,新生的毛细血管迅速向纤维性骨痂中心生长,其生长速度快于断端被牵张分离的速度,比一般骨折愈合过程中毛细血管生长速度快10倍。在毛细血管的末端迅速有纤维组织填充提供低分化的细胞,这些细胞分化为成纤维细胞、成软骨细胞和成骨细胞。

在牵张的第2周,编织骨形成,位于胶原周围的成纤维细胞分泌类骨质。在第2周末,类骨质开始矿化。牵张期骨断端中心矿化度低,是牵张应力最大的区域,胶原纤维、成纤维细胞、未分化的间充质细胞沿牵引力方向排列于基质中。在这一区域的两端为成纤维细胞增殖的中心。纤维组织和软骨组织交织存在,说明在骨形成过程中既有膜性成骨也存在软骨成骨。外周可见到初期骨小梁的排列,并覆盖一层成骨细胞,这一区域为生长区,在整个牵张过程中不断形成新骨。

4. 固定期(consolidation period)　指结束牵张至拆除牵张器的阶段。这一期间在牵张期新生的组织完全钙化。虽然牵张成骨主要为膜性化骨,但仍可以见到一些独立的软骨岛,说明有软骨成骨。另外还可以见到某些矿化的骨基质周围有软骨细胞,说明还有第三种成骨形式。

5. 改建期(remodeling period)　改建期是指使骨组织行使全部功能以完成新骨的改建、骨皮质和骨髓腔的恢复、哈弗系统的形成。新形成的骨完全改建为正常的骨结构大约需1年的时间。

(五)血浆提取物促进种植成骨的生物学基础

随着种植理论和技术的快速发展,经不同方法制备的血浆提取物在口腔种植中的作用逐渐受到关注,血浆提取物的应用提升了种植体周围成骨的速度和效果。富血小板血浆(platelet rich plasma,PRP)是通过分离自体静脉血制备的含高浓度血小板的血浆,内含大量活性生长因子和炎症调节因子,具有促进组织修复的作用。富血小板纤维蛋白(p1atelet Rich Fibrin,PRF)的制备过程不需要抗凝剂和凝血酶参与,富含多种未活化的细胞因子和大量白细胞,可促进种植体周围成骨。浓缩生长因子(concentrate growth factors,CGF)是新一代血小板浓缩产物,制备原理与PRF类似,由自体静脉血分离制备而成。CGF能够促进血管生长,组织愈合和新骨生成,可明显缩短术区成骨的时间,并且提高成骨质量。CGF包含血小板衍生生长因子(PDGF)、转移生长因子-β(TGF-β)、类胰岛素生长因子(IGF)、血管内皮生长因子(VEGF)、表皮生长因子(EGF)以及成纤维细胞生长因子(FGF)和骨形成蛋白(BMPs)等。

(孙　瑶)

参考文献

1. 段小红. 口腔遗传病学. 北京:人民卫生出版社,2012

2. 段小红. 口腔遗传性疾病系列讲座(三). 常见遗传性颌骨疾病. 中华口腔医学杂志,2015,50(5):315-317

3. AN X,LIU J,ZHENG X,et al. Deficiency of ATP6V1H Causes Bone Loss by Inhibiting Bone Resorption and Bone Formation through the TGF-β1 Pathway. Theranostics,2016,6(12):2183-2195

4. HENNEKAM R,ALLANSON J,KRANTZ I. Gorlin's Syndromes of the Head and Neck. 5th ed. New York:Oxford university Press,2010

5. MARINI J C,GERBER N L. Osteogenesis imperfecta. Rehabilitation and prospects for gene therapy. JAMA,1997,277:746-750

6. RAUCH F,GLORIEUX F H. Osteogenesis imperfecta. Lancet,2004,363:1377-1385

7. FRATTINI A,PANGRAZIO A,SUSANI L,et al. Chloride channel CLCN7 mutations are responsible for severe recessive,dominant,and intermediate osteopetrosis. J Bone Miner Res,2003,18:1740-1747

8. XUE Y,WANG W,MAO T,et al. Report of two Chinese patients suffered from *CLCN7*-related osteopetrosis and root hypoplasia. J Craniomaxillofac Sur,2012,40:416-20

9. GUERRINI M M,SOBACCHI C,CASSANI B,et al. Human osteoclast-poor osteopetrosis with hypogammaglobulinemia due to TNFRSF11A(RANK)mutations. Am J Hum Genet,2008,83:64-76

10. OTTO F,KANEGANE H,MUNDLOS S. Mutations in the RUNX2 gene in patients with cleidocranial dysplasia. Hum Mutat,2002,19:209-216

11. NISHIMURA I. Genetic Networks in Osseointegration. J Dent Res,2013,92:109S-118S

12. RACHMIEL A,LEISER Y. The Molecular and Cellular Events That Take Place during Craniofacial Distraction Osteogenesis. Plast Reconstr Surg Glob Open,2014,2(1):e98

口腔细胞培养及其应用

>> **提要：**

  本章介绍细胞培养的基本原理及基本方法,牙齿相关细胞、唾液腺细胞、口腔黏膜细胞、颌骨相关硬组织细胞、口腔肿瘤细胞的培养及特点,组织工程的基本原理,口腔组织特有的干细胞,再生医学技术在口腔医学中的应用,基因芯片、蛋白芯片、组织芯片,蛋白质组学、生物信息学、模式生物学、系统生物学、转录组学以及代谢组学等。要求重点掌握细胞培养基本原理及方法,口腔医学中相关细胞培养及其特点,了解口腔干细胞培养在口腔再生医学中的应用及口腔生物学其他研究方法。

第一节　细　胞　培　养

一、细胞培养的基本原理

(一) 概念

  细胞培养(cell culture)是模拟体内的生理环境,在适当的条件下,使活体组织细胞在体外环境存活、生长增殖,并维持其结构功能。细胞培养是研究机体细胞形态及功能的重要手段,也是从事细胞生物学、组织工程及干细胞工程研究的基础。

(二) 体外细胞生物学

  细胞在体外培养后,如果一切条件适宜,便可以生存和进行生命活动。体外培养的细胞来源于体内,其基本细胞生物学(cell biology)规律和体内的相同,但随着生活环境的改变,很多方面如细胞形态、增殖规律等又与体内有所不同。

  1. **形态特点**　体外培养细胞大多培养在瓶皿等容器中,根据其能否贴附在支持物上生长的特性,将其分为贴壁型与悬浮型两大类。

  (1) 贴壁型细胞(adherent-type cell):有赖于贴附才能生长的细胞称贴附性细胞,这类细胞在培养时贴附在支持物表面,呈贴附型生长。

  当细胞贴附在支持物上之后,易失去它们在体内时原有的特征,细胞分化现象常变得不显著。在形态上常表现单一化的现象,并常反映其胚层起源,称为"返祖现象"。如来源于内、外胚层的细胞多呈上皮型;来自中胚层的则易呈成纤维细胞型。因此,在判定培养细胞的形态时,很难再按体内细胞标准确定,仅能大致作如下分类:①上皮型细胞:为扁平不规则多角形,其中有圆形核,细胞紧密相连成单层膜。起源于内、外胚层细胞,如皮肤表皮及其衍生物。消化管上皮,肝、胰和肺泡上皮等组织培养时,皆呈上皮型形态。②成纤维细胞:与体内成纤维细胞的形态相似,主要形态学特点为:细胞呈梭形、长条形,中央有卵圆形核,胞质向外伸出 2~3 个长短不同的突起。细胞在生长时多呈放射状、火焰状或漩涡状走行。来源于中胚层的细胞在体外培养时多呈此类细胞形态。③游走型细胞:在支持物上散在生长,一般不连接成片。细胞质经常伸出伪足或突起,呈活跃的游走或变形运动,速度快而且不规则。此型细胞不很稳定,有时亦难与其他型细胞相区别。④多形型细胞:除上述三型细胞外,还有一些组织和细胞,如神经组织的细胞等,难以确定它们规律的形态,可统归入多形型细胞。

（2）悬浮型细胞（suspension-type cell）：有些细胞在培养时不贴附于支持物上，而呈悬浮状态生长，如某些癌细胞和血液白细胞等。

对培养细胞形态的分类，主要根据细胞在培养中的表现及描述上的方便而定。当细胞处于适宜的培养条件时，形态上有相对稳定性，在一定程度上能反映细胞的起源，可作为判定细胞生物学性状的一个指标，但并不是一项很可靠的指标，原因是它可受很多因素的影响而发生改变，如 HeLa 细胞本属上皮型，但在过酸或过碱的情况下可变成梭形，pH 适宜时又可恢复。从细胞接种到细胞密度增大的一代生长过程中，细胞形态表现也有所不同。例如，上皮型细胞在刚接种后不久，因细胞数量较少，细胞可能呈星形或三角形；只有当细胞数量增多后，多角形态特点才逐渐变得明显起来。

另外，贴壁型和悬浮型细胞性质也不是绝对一成不变的：在一定条件下，悬浮型细胞可呈贴附状生长，贴附型细胞也可呈悬浮状生长。当细胞发生转化后，细胞形态变化更大；成纤维细胞转化后可变成上皮形态。由于培养细胞形态的易变性，在利用形态学指标判定细胞类型和其他一些性状时应持谨慎态度，不应仅依赖光学显微镜观察所见，必要时需做超微结构和其他方法的分析。

2. 生长增殖过程　体内细胞生长在动态平衡环境中，而组织培养细胞的生存环境是培养瓶、皿或其他容器，生存空间、营养等都是有限的。当细胞增殖达到一定密度后，则需要分离出一部分细胞和更新营养液，否则将影响细胞的继续生存，这一过程叫传代。每次传代以后，细胞的生长和增殖过程都会受一定的影响。另外，很多细胞特别是正常细胞，在体外的生存也不是无限的，存在着一个发展过程。所有这一切，使组织细胞在培养中有着一系列与体内不同的生存特点。

（1）组织培养细胞生命期：是指细胞在培养中持续增殖和生长的时间。体内组织细胞的生存期与完整机体的衰老死亡基本一致。细胞在培养中生命期长短与细胞的种类、性状和原供体的年龄等因素相关，如人胚二倍体成纤维细胞培养，在不冻存和反复传代条件下，可传 30~50 代，相当于 150~300 个细胞增殖周期，能维持 1 年左右的生存时间，最后衰老凋亡。当细胞发生遗传性状改变，如获永生性或恶性转化时，细胞的生存期可能发生改变。

正常细胞体外培养条件下，细胞全部生存过程大致分为以下 3 个阶段：

1）原代培养期：也称初代培养，即从体内取出组织接种培养到第一次传代阶段，一般持续 1~4 周。此期可见细胞分裂，但不旺盛。初代培养细胞与体内原组织在形态结构和功能活动上相似。细胞群是异质的，即各细胞的遗传性状互不相同，细胞相互依存性强，独立生存能力较差。初代培养细胞多呈二倍体核型；由于原代培养细胞和体内细胞性状相似性大，是检测药物较好的实验对象。

2）传代期：初代培养细胞经传代后称为细胞系。在整个生命期中，此期的持续时间最长。在培养条件较适宜的情况下，细胞增殖旺盛，并能维持二倍体核型。呈二倍体核型的细胞称二倍体细胞系。为保持二倍体细胞性质，细胞应在初代培养期或传代后早期冻存。细胞若反复传代就有可能导致细胞失掉二倍体性质或发生转化。一般情况下当传代 30~50 次后，细胞增殖逐渐缓慢，以至于完全停止，细胞进入第三期。

3）衰退期：此期细胞仍然生存，但增殖很慢或不增殖；细胞形态轮廓增强，最后衰退凋亡。在细胞生命期阶段，少数情况下，在以上三期任何一点（多发生在传代末或衰退期），由于某种因素的影响，细胞可能发生自发转化。转化的标志之一是细胞可能获得永生性，也称不死性，即细胞获持久性增殖能力，这样的细胞群体称无限细胞系。细胞转化亦可用人工方法诱发。

（2）培养细胞一代生存期：所有体外培养细胞，包括初代培养及各种细胞系，当生长达到一定密度后，都需作传代处理。传代的频率或间隔与培养液的性质、接种细胞数量和细胞增殖速度等有关。所谓细胞"一代"，指从细胞接种到分离再培养的一段时间，细胞传代后，一般要经过以下 3 个阶段：

1）潜伏期：细胞接种培养后，先经过一个在培养液中呈悬浮状态的悬浮期。此时细胞胞质回缩，胞体呈圆球形。接着是细胞贴附于底物表面上，称贴壁，悬浮期结束。初代培养细胞贴附慢，可长达 10~24 小时或更多；连续细胞系和恶性细胞系快，10~30 分钟即可贴附。细胞贴附现象是一个复杂的过程,受多种因素影响,如细胞的种类、培养基成分和底物的理化性质等。细胞贴附于支持物后,还要经过一个潜伏阶段,才进入生长和增殖期。细胞处在潜伏期时,可有运动活动,基本无增殖,少见分裂象。细胞潜伏期与细胞接种密度、细胞种类和培养基性质等密切相关。初代培养细胞潜伏期长,24~96小时或更长;连续细胞系和肿瘤细胞潜伏期短,仅6~24小时。当细胞分裂象开始出现并逐渐增多时,标志细胞已进入指数生长期。

2) 指数生长期:这是细胞增殖最旺盛的阶段,细胞分裂象增多。指数生长期细胞分裂相数量可作为判定细胞生长旺盛与否的一个重要标志。一般以细胞分裂指数表示,即细胞群中每1 000个细胞中的分裂象数。指数生长期是细胞一代中活力最好的时期,因此是进行各种实验最好和最主要的阶段。在接种细胞数量适宜的情况下,指数生长期持续3~5天后,随细胞数量不断增多,生长空间渐趋减少,最后细胞相互接触汇合成片。细胞相互接触后,如培养的是正常细胞,由于细胞的相互接触,细胞运动受到抑制,这种现象称为接触抑制。而恶性细胞则无接触抑制现象,因此,接触抑制的存在与否可作为区别正常与肿瘤细胞的标志之一。肿瘤细胞由于无接触抑制能继续移动和增殖,导致细胞向三维扩展,使细胞发生堆积。细胞接触汇合成片后,虽发生接触抑制,只要营养充分,细胞仍然能够进行增殖分裂,因此细胞数量仍在增多。但当细胞密度进一步增大、培养液中营养成分减少、代谢产物增多时,细胞因营养的枯竭和代谢物的影响,发生密度抑制,导致细胞分裂停止。

3) 停滞期:细胞数量达饱和密度后,细胞即停止增殖,进入停滞期。此时细胞数量持平,故也称平台期。停滞期细胞虽不增殖,但仍有代谢活动,继而培养液中营养渐趋耗尽,代谢产物积累、pH降低。此时需做分离培养即传代,否则细胞会中毒,发生形态改变,甚至从底物脱落死亡。

(三) 培养细胞的体外生长环境

细胞在体外生存需要以下几个方面的条件:基质(固相环境)、培养液(液相环境)、气相条件、温度及湿度等。

1. 无污染环境　培养环境无毒和无菌是保证培养细胞生存的首要条件。人体内环境同样需要无毒和无菌,但在有害物质侵入体内或代谢物质积累时,由于体内存在着强大的免疫系统和解毒器官,可对它们进行抵抗和清除,使细胞不受危害。细胞被置于体外培养后,便失去了对微生物和有毒物质的防御能力,一旦出现被污染或自身代谢物积累等情况,即导致细胞的死亡。因此,在培养中,保持细胞生存环境无任何污染,代谢物及时清除等是维持细胞生存的基本条件。

2. 基质　除造血细胞、腹水细胞等细胞外,绝大多数体外培养细胞需要附着在适宜的底物上才能生长。细胞贴附在底物上生长的性质称为贴壁依赖性。原则上讲,凡对细胞无毒的物质都可用做底物。但不同的细胞对底物要求不同,底物不适,则细胞生长不良。根据所培养细胞的种类和培养目的不同,常用底物有以下几类:

(1) 玻璃基质:明矾-硅硼酸钠玻璃是最常见的一种玻璃基质。因为普通的碱石灰玻璃会向培养液中释放碱,故使用之前应去除毒性。

(2) 塑料:细胞培养最常用聚苯乙烯,由于聚苯乙烯具有疏水性,制成器皿后需经高能电弧处理,使其表面带有阳电荷,遂产生亲水性。常见的有24孔板、培养瓶、96孔板等。

(3) 饲养细胞:又称滋养细胞。成纤维细胞或其他细胞生长呈单层后,再用大剂量射线照射,使细胞失去增殖能力但尚存活和有代谢活动。令其作为底物,将其他细胞接种于其上,饲养细胞的代谢产物利于其他细胞生长,可用于培养难培养的特殊细胞。

(4) 生物性基质处理培养表面:细胞不直接贴壁于玻璃或塑料表面,而是通过特殊细胞表面受体贴附蛋白质后被这些表面吸附。血清通常提供某些贴壁因子,它们是细胞外基质的基本成分,主要包括纤维连接蛋白、层黏蛋白、玻连蛋白及不同类型的胶原。

(5) 金属:不锈钢和钛两种金属培养生长细胞是很合适的,因为它们具有相对稳定的化学特性,而且还具有适度的高阳性电荷。

3. 气体环境和氢离子浓度　气体是细胞生长代谢所需的条件之一。同体内一样,培养细胞也需要气体的存在,所需气体为氧气和二氧化碳。氧气是细胞进行三羧酸循环产生能量进行生长增殖和合成各种所需成分的必需条件。有些细胞在乏氧情况下借糖酵解也可获取能量,但多数细胞缺氧则不能生存。同时,培养环境中氧气分压超过大气中氧含量时对细胞也会产生毒害作用。开放培养时,一般要把细胞置于95%空气加5%二氧化碳混合气体环境中。而在密闭培养时,所需氧气分压为1 995～9 975Pa。为达到这一要求,培养瓶中气体与培养液所占体积比为9:1,即正常培养液仅为培养瓶容量的1/10。二氧化碳既是细胞的代谢产物,也是细胞所需的成分。它的主要作用在于维持培养基的pH。大多数细胞的适宜pH为7.2～7.4,偏离此范围对细胞将产生有害的影响。但各种细胞对pH的要求也不完全相同。原代培养细胞一般对pH的变动耐受性差,永生化细胞系和恶性细胞耐受性强。但总的来说,细胞耐酸性比耐碱性强些。细胞在生长过程中随细胞数量的增加和代谢活动的加强,不断释放二氧化碳,致培养基变酸,pH发生变化。

为维持培养液的恒定pH,最常用的缓冲系统有碳酸盐缓冲系统与磷酸盐缓冲系统。缓冲液中的碳酸氢钠可供给二氧化碳,但二氧化碳易逸出,故只适用于封闭式培养。开放式培养时则需将培养物置于含有5%二氧化碳的气体环境中。为了克服用$NaHCO_3$调整pH的麻烦,也可用HEPES(4-羟乙基哌嗪乙磺酸)调节,它是一种氢离子缓冲剂,对细胞无毒性,具有较强的缓冲能力,主要是防止pH的迅速变化,最大优点是在开瓶通气培养和活细胞观察时维持较恒定的pH。HEPES常用的浓度为10～50mmol/L。

4. 液相环境　培养液是维持细胞在体外生存和生长所需的基本溶液,由水、无机盐和各种化学物质组成。当细胞从原有组织或有机体中释放到培养液中培养时,培养液必须提供细胞在体内的所有环境条件,细胞才能生存、生长、增殖、分化,并且完成一定的功能。培养液主要分为平衡盐溶液、天然培养基、合成培养基三类。

(1) 水及平衡盐液

1) 水:是细胞赖以生存的主要环境,也是各种培养液中的主要成分。各种营养物质和代谢产物都必须溶解在水中,才能为细胞所吸收和排泄。水溶液对维持细胞形态、进行生物化学反应、温度传导、调节渗透压和酸碱平衡都有重要作用。体外培养细胞对水的要求较高,通常用经石英玻璃蒸馏器三次蒸馏的三蒸水或超离子水来配制培养用液。所制备的水一般不宜放置时间过长,以不超过2周为好。

2) 平衡盐溶液:简称盐溶液,主要由水、无机盐和葡萄糖组成。其中无机盐离子不仅是细胞生命所需成分,而且对维持渗透压、缓冲和调节溶液的酸碱度起着重要的作用。3种阳离子Na^+、K^+、Ca^{2+}的比例为100:1.7:1.1,接近血浆中的比例。平衡盐溶液中的葡萄糖成分可为细胞提供能量。平衡盐溶液中加入少量酚红作为指示剂,用于观察溶液酸碱度的变化。常用的平衡盐溶液有几种:Hanks液、PBS、Earle液。其中Hanks液和Earle液是配制合成培养液最常用的基础溶液,它们的主要区别在于缓冲系统有所不同,如Hanks液缓冲力较弱,需利用空气平衡;而Earle液中含有较高浓度的碳酸氢钠,缓冲力较强,需用5%的CO_2平衡。

(2) 天然培养基:是指以天然成分作培养液,包括血清、组织提取液(如鸡胚浸出物、鸡血浆等)、水解乳白蛋白等。血清是天然培养基中最重要和在组织块培养中最常使用的培养基。血清中含有各种血浆蛋白质、肽、激素、脂肪、糖类、无机物质等,以及血小板凝集时所释放的各种因子(如血小板生成因子、转化生长因子β)。血清分为人血清和动物血清两大类,培养人体细胞用人血清,物种相同,对细胞有利,但价格昂贵,且有因个体差异造成的生物活性不均一和易混有其他成分如肝炎和艾滋病病毒等缺点,故使用较少。在细胞培养中常用的动物血清包括牛、马、猪、兔等血清,以牛和马血清为好。两者相比较,使用牛血清更多。牛血清可分为胎牛血清、新生牛血清、小牛血清,其中以胎牛血清最佳,后两者由于牛生后哺乳,从这种牛分离出的血清可能含有较多的生物活性物质。水解乳白蛋白是乳白蛋白经蛋白酶和肽酶水解的产物,含有丰富的氨基酸,可用于多种原代培养和细胞系的培养,是较为常用的培养基成分。

(3) 合成培养基:是根据人和动物体内细胞所需成分模拟合成的,配方恒定的一种较理想的培养基。合成培养基的主要成分包括氨基酸、维生素、糖类、无机离子和一些其他辅助物质。氨基酸是组成蛋白质的基本单位,不同种类的细胞对氨基酸的要求各异,但有几种氨基酸细胞自身不能合成,必须依靠培养液供给,称为必需氨基酸;其余的为非必需氨基酸,可以由培养细胞合成或通过转氨基作用或其他物质转化而来。培养基中都含有必需氨基酸,在氨基酸组成中,谷氨酰胺很重要。细胞合成核酸与蛋白质离不开谷氨酰胺,否则会导致细胞死亡。所以,几乎所有细胞均对谷氨酰胺有较高的要求。另外,培养细胞主要能利用的是左旋氨基酸,右旋氨基酸不能被利用。维生素是维持细胞生长的一种生物活性物质,它们在细胞中大多构成酶和辅酶,对细胞代谢有重大影响。糖类是细胞生命活动的能量来源,主要有葡萄糖、核糖、脱氧核糖、丙酮酸等。无机离子是细胞的重要组成成分,并积极参与细胞的代谢活动。在较为复杂的培养液中还含有核酸降解物如嘌呤和嘧啶类,以及氧化还原剂如维生素 C、谷胱甘肽等。合成培养基有固定的组成成分,有利于控制实验条件标准化。合成培养基的应用极大地促进了细胞培养的发展,已经广泛用于体外细胞培养与相关领域。

(4)无血清培养基:无血清培养基一般是在基础培养基中加入一些附加成分,如激素、生长因子、金属离子、转铁蛋白、细胞黏附蛋白等。基础培养基多为合成培养基,另外根据细胞生长条件与实验要求,添加一定附加成分,如加入生长基质成分,帮助细胞贴壁等。

5. **温度**　细胞增殖生长必须有适宜的温度。人和哺乳动物培养细胞标准温度为$(36.5 \pm 0.5)℃$,偏离这一温度范围,细胞的正常代谢会受到影响,甚至死亡。一般来说,高温比低温对细胞的影响更大。细胞在 4℃时虽然生长受抑制,但仍可生存,若加入保护剂,则可长期保存在液氮中。然而如果细胞在 41~42℃中培养 1 小时,将损伤严重,在 43℃时将多数死亡。

6. **渗透压**　大多数培养细胞对渗透压有一定的耐受范围。人血浆渗透压约 290mOsm/kg,亦可视为培养细胞的理想渗透压,不同细胞可能有所不同。对大多数细胞来说,渗透压在290~320mOsm/kg 范围都适宜。

二、细胞培养的基本方法

(一)无菌操作技术

细胞在体外培养环境中缺乏抗感染能力,所以预防污染就成为培养成功的首要前提。无菌观念和无菌操作必须贯穿于整个培养过程中。

1. **培养前的准备**　进行培养前要先制订好实验计划,首先要对实验中可能用到的器具及培养用液进行严格消毒灭菌,清点好后将其放入操作场所,尽量避免实验操作开始后因往返拿取而增加污染的可能。

2. **培养室的消毒**　无菌培养室每天实验前用 0.2% 的苯扎溴铵拖洗地板一次,紫外消毒灯照射 30 分钟。超净工作台在使用前以及使用结束后都要用 75% 的乙醇擦洗,紫外线消毒灯照射 30分钟。操作中常用的污物缸、试管架等用乙醇擦洗后应置于超净台内一起进行紫外线消毒。

3. **洗手与着装**　进入无菌室前原则上要按照外科手术无菌要求进行洗手与着装。操作前常用 75% 乙醇消毒手与前臂。实验中如果手不慎触及污染物品,应及时重新洗手。无菌服、口罩、帽子应在每次实验后进行清洗消毒。

4. **培养过程中的无菌操作**　为了在实验过程中进行随时灭菌消毒处理,超净台内要准备酒精灯、乙醇棉球。在实验前要点燃酒精灯,所有操作如开启封闭瓶口、安装吸管帽、移液器头等都应在火焰就近的地方,并轻轻灼烧。灼烧过的器具如镊子、吸管等要等冷却后才能使用,防止接触组织细胞时造成损害。另外,橡胶制品如胶塞、橡皮吸头不能在火焰上烧灼过长时间,否则会产生有毒物质危害培养细胞。在工作台上,用过的物品和未用的物品应分开放置,保持用品放置有序,布局合理。不要过早打开消毒物的包装。不同的液体要用不同的吸管,防止交叉混合污染。用过的吸管应将管口向下放置,防止液体倒流入吸头内引起污染。操作过程中,切忌面向操作野大声喧哗、咳嗽、抓耳挠腮或做其他多余的动作,以免将细菌带入工作台内。

(二)基本培养操作技术

1. **培养细胞的取材与分离**　组织细胞在体外培养的第一步就是取材。取材的难易程度与组织类型、分化程度和培养方法等直接相关。取材的基本注意事项有以下几点:①取材部位要准确,如果在取材过程中没有取到理想的实验材料,整个培养过程很难达到预期目的。从原则上讲,从肌组织取材,不可能培养成神经组织,所以取材一定要准确,不仅要取到目的组织,还要尽可能去除不需要的其他组织成分。必要时在显微镜下操作。②取材过程应严格无菌操作,避免污染。取材过程中尽量避免将组织与化学物质如碘、汞等接触。取材部位有污染时,应先将组织用含抗生素的平衡盐溶液浸泡清洗后再行培养。将所取组织放入事先准备好的已经消毒的有培养液的培养小瓶中。③取材组织要尽快培养,如因故不能立即培养,应将组织切成小块浸泡在培养液中,于4℃冰箱中保存,时间不能超过24小时。④取材时尽量采用锐器对组织进行剪切分离,避免撕扯,以减小对组织细胞的损伤。⑤取材过程中要避免组织干燥,在修剪时可将其浸泡于培养液中。⑥为了准确鉴别培养组织的来源,在取组织时就要对所取组织制备组织学与电镜标本,并对供体情况进行记录。

一般情况下,分化程度较低的组织较分化程度高的组织容易培养,胚胎组织较成熟个体的组织容易培养,肿瘤组织较正常组织容易培养。若无特殊要求,可以选择较容易培养的组织进行培养。各种组织从体内取出后,是由多种细胞紧密结合的组织块,一般体积大于$1mm^3$的组织块置于培养瓶中后,处于周边的少量细胞即可能生存和生长增殖,但大部分位于中心的细胞会因营养穿透有限而代谢不良,且受纤维成分束缚而难以移出。

为获得多量生长良好的细胞,必须将组织细胞分散开,使细胞解离出来。分散组织的方法通常有以下几种:①机械分离法,是指通过各种物理学方法将所取的组织分散的方法。常用的方法为使用吸管或注射器针头反复吸吹液体,分散组织细胞。还可以用细胞筛边研磨边过滤组织。对含纤维成分较少、质地较软的组织,如脑组织、胚胎组织、某些肿瘤组织较为适用。此种方法简便,但对组织细胞有一定的损害。②消化分离法:是结合生化和化学手段将已经剪碎的组织进一步分散的方法。常用的消化剂有消化酶和螯合剂。常用的消化酶有胰蛋白酶、胶原酶、透明质酸酶、木瓜蛋白酶、溶菌酶等。最常用的是胰蛋白酶与胶原酶。常用的螯合剂有乙二胺四乙酸钠、枸橼酸钠等。主要通过螯合细胞生存环境中的二价阳离子(这些离子是维持细胞完整的重要因素),从而破坏细胞连接,分离细胞。螯合剂作用较缓和,常用于消化传代细胞,或将其与其他消化液联合使用。

2. 体外培养细胞的纯化　直接从体内分离进行原代培养的细胞为混合细胞,主要表现为成纤维样细胞与上皮样细胞形态,即使培养细胞都为成纤维样,其中也可能为多种细胞的混合培养。而要进行体外细胞实验时多要求培养细胞为单一纯化的细胞,这样才能对这种细胞形态、功能进行深入研究。为此,将培养细胞进行纯化就成为细胞培养很重要的步骤。培养细胞的纯化一般有人工纯化与自然纯化两类方法。根据不同的细胞种类、组织来源及特定的需要来选择纯化的方法。人工纯化指利用人工的方法对培养细胞进行纯化,可以通过创造有利于一种特定细胞生长的环境条件而抑制其他细胞的生长,最终达到纯化细胞的目的。人工纯化细胞的方法主要有以下几种:酶消化法、机械刮除法、反复贴壁法、克隆法、培养基限定法和流式细胞仪分离法。

3. 细胞的冻存与复苏　在体外培养中,为了保种和长期保存培养的活性,需对培养物进行冷冻保存,在需要时再对其进行复苏。细胞的冷冻保存就是将培养细胞在加或不加冷冻保护剂的溶液中,以一定的冷冻速度将培养物降至某一温度,并在此温度下对其长期保存。复苏就是以一定的复温速度将冷冻细胞恢复常温的过程。一般认为,细胞在冻存与复苏过程中,细胞质内形成的冰晶以及渗透压的改变是细胞受损的主要原因。若在冷冻细胞液中加入保护剂二甲基亚砜(DMSO)或甘油,选择合适的冷冻及溶解速度则可以减少细胞的损害。细胞在$-80\sim-70℃$的条件下冷冻保存,短期内对细胞活性无明显影响,但随着冷冻时间的延长,细胞存活率明显下降。若将细胞放入液态氮($-196℃$)中保存则效果较好。在$-196℃$时,细胞的生命活动几乎停止,而复苏后细胞结构与功能完好。液氮冰箱保存细胞有许多优点,不仅保存温度较低,而且可以较长时间保存,几乎没有机械性损伤的危险。细胞冻存和复苏的基本原则是慢冻快融,这样可以最大限度地保存细胞活性。

(三)常规细胞培养法

1. 原代培养法(primary culture method)　是从供体获取组织后的首次培养。其最大优点是:组织和细胞刚刚离体,生物性状尚未发生很大改变,具有二倍体遗传性状,在供体来源充分、生物条件稳定的情况下,在一定程度上能反映体内状态。同时也应注意到,原代培养的组织是由多种细胞成分组成的,比较复杂,即使培养的是较纯的单一类型细胞,也仍存在异质性,在分析细胞生物学特性时仍有一定困难。原代培养主要应用两种手段:消化培养法与组织块培养法。

2. 传代培养法(subculture method)　当原代培养成功,细胞生长增殖形成单层后,进而扩展

视频:ER6-3
细胞复苏与冻存

视频:ER6-4
牙周膜细胞原代培养(酶消化法)

汇合,占满一切空间,此时需要进行传代培养。如果拖延传代,细胞会因增殖过度,培养基营养枯竭和代谢产物积累而发生中毒。80%汇合或刚汇合细胞是理想传代阶段。

(四)细胞培养的污染、检测与控制

培养细胞的污染指在培养过程中培养物种混入有害的物质,包括微生物污染、化学污染与细胞交叉污染。其中微生物污染最为常见,包括细菌、真菌、支原体、病毒等混入培养细胞中。

1. 微生物污染

(1)污染的途径

1)空气:是微生物扩散的主要途径,如果培养操作场所的空气消毒灭菌不严格或与外界流动性过大,外界不洁空气很容易造成污染。

2)器材:各种培养所用的器材(包括培养器皿、培养箱等)如果不按要求严格消毒灭菌,就会成为细菌等微生物滋生的场所,在培养时将污染带入培养细胞。

3)操作:在培养过程中无菌观念不强,不按要求操作,也会带来污染。

4)试剂:使用前一定要先检查所用试剂是否已经被污染,尤其要检查血清是否有支原体或病毒的污染,否则将成为污染的来源。

5)组织标本:原代培养时污染多数源于组织标本,所以在取组织标本时要尽量保证其无菌,或用抗生素清洗以除菌。

在体外培养的细胞受有害物污染时间短、程度轻并能及时排除污染物的情况下,细胞有可能恢复。当污染物持续存在于培养环境中时,轻者细胞增殖生长缓慢、分裂象减少,细胞轮廓增强,细胞质内出现颗粒状物质;重者细胞停止生长,变圆崩解,从培养皿表面脱落。

(2)微生物污染的检测:不同的污染物对细胞的污染表现有所不同,其检测方法也有所差异。

1)真菌污染:真菌污染种类较多,常见的有白色念珠菌、酵母菌等。真菌污染时培养液中可形成白色或浅黄色漂浮物,显微镜下见呈丝状、管状或树枝状菌丝,交错穿行于细胞之间。念珠菌与酵母菌呈卵圆形散在细胞间生长。污染不易判断时,可抽取部分培养液在特定的培养基上作培养以检测。

2)细菌污染:常见的污染细菌有大肠杆菌、假单胞菌等。细菌污染较容易被发现,多数情况下可见培养液在短期内变为黄色,并出现混浊现象。倒置相差显微镜下可见培养液中出现大量球状漂浮物呈细沙状。如果培养液改变不明显但又疑有污染,则可抽取部分培养液在特定的培养基上作培养以检测。

3)支原体污染:某些支原体污染后由于对细胞产生的退行性改变可以明显地被察觉,而另外一些支原体虽然在培养物中活跃地代谢和增殖,但被污染细胞并无明显改变,从而容易被忽视。为确定有无支原体污染可用培养法、荧光染色法、电镜检测、PCR方法等。

(3)微生物污染的控制:一般情况下,培养细胞一经发现被污染,应尽快将其扔掉,以防止污染其他细胞。因此,污染的预防是关键,在培养过程中要严格把好每一道关,排除一切可能发生污染的环节。只有那些必须保留的贵重细胞,才有必要进行污染的排除。

1)抗生素除菌法:在培养液中加入一定量的抗生素,有预防污染的作用。也有人不主张培养液中加抗生素,认为其对细胞生长有一定影响。但当有价值的细胞遭受轻度污染时,在早期还可用抗生素来抢救,一般用常用量的5~10倍做冲击疗法,用药24~48小时后换常规培养液,有可能有效。

2)加温处理:根据支原体对热敏感的特点,可对支原体污染的细胞41℃处理5~10小时,最长不超过18小时,来杀死支原体。最好预先用少量污染细胞做实验找到合适温度,以减少细胞损害。

2. 化学污染
指影响细胞生存的非细胞所需物质混入培养物中,如消毒用的碘、酒精等混入培养物。此种污染一般难以被检出,应在操作中防止。

3. 细胞交叉污染
是指目的细胞中混入其他种细胞,多由于操作过程中多种细胞同时进行,所用器具或液体混杂所致。混入细胞与目的细胞形态相似时不易被发现,形态不同时可见异形性细胞,甚至可由于混杂细胞具有生长优势而使培养细胞生长受抑制。污染过的细胞由于不纯而影响研究需要。预防细胞交叉污染的方法主要是严格按照规定操作,做好标记,避免发生混乱。

第二节 口腔医学中相关细胞培养及其特点

一、牙齿相关细胞

(一)牙髓细胞

牙髓是位于牙髓腔内的一种疏松结缔组织,被坚硬的牙本质所包绕。其细胞成分包括成纤维细胞、组织细胞、未分化的间充质细胞、血管淋巴管组织的多种细胞。目前牙髓组织在体外培养并传代的细胞,其形态与组织中的成纤维细胞类似,但其生物学特性又不完全同于成纤维细胞。至于体外培养的牙髓组织细胞是来源于牙髓组织中的成纤维细胞还是未分化的间充质细胞,目前还不很明确,多数学者将其统称为牙髓细胞(dental pulp cells)。

1. **培养方法** 取因阻生或正畸拔除的健康牙,冲洗后,劈冠取出牙髓组织,在含青霉素、链霉素的无 Ca^{2+}、Mg^{2+} 的 Hanks 液浸泡下,剪成 $1mm^3$ 大小的组织块,将细胞块均匀铺于培养瓶底,加入含 10% 胎牛血清的 DMEM 培养液约 2mL,将培养瓶翻转向上,置于 CO_2 孵箱 37℃孵育,2 小时后将瓶底翻转向下,3~5 天将培养液加至 5mL,以后每 3 天换液一次,1~2 周内可见细胞从组织块边缘游出。待细胞长至 80% 后,消化传代。目前也可使用 I 型胶原酶消化牙髓细胞分散获得单细胞进行培养。

2. **细胞形态特点** 培养细胞呈梭形,有突起,核圆形或椭圆形,居于细胞中央。细胞较少时排列疏松,细胞伸展充分,呈多角形,细胞较多时排列紧密。电镜观察细胞质内可见丰富的粗面内质网及线粒体,有大量分泌颗粒,细胞周边有分泌泡,胞核不规则,部分偏极,可见 1~3 个核仁。

3. **免疫组织化学染色** 体外培养的牙髓细胞波形丝蛋白表达呈阳性反应,角蛋白、神经丝蛋白、结蛋白、胶质细胞原纤维酸性蛋白呈阴性反应,表明牙髓细胞为间质细胞或中胚层来源的细胞。

4. **体外培养细胞的生长增殖特点** 人牙髓细胞体外原代培养成功率较高细胞,在体外第 1~5 次传代培养期间,生长增殖较快,第 5~15 代生长增殖较稳定,第 15~20 代以后细胞增殖逐渐减缓,细胞贴壁伸展不良,细胞质内出现大量颗粒,最终死亡。传代后细胞生长曲线为典型 S 形,群体倍增时间为 3~5 天。牙髓细胞连续培养较长时间(20 天以上),细胞可呈复层生长,并进一步形成细胞结节,电镜下观察可见结节内细胞有发达的粗面内质网、高尔基体及极化的细胞核。

5. **功能特点** 牙髓细胞具有碱性磷酸酶(alkaline phosphatase,ALP)活性,可合成并分泌大量 I 型胶原,少量 III 型胶原、纤维粘连蛋白(fibronectin,FN)及牙本质特有的非胶原磷蛋白(phosphophoryn),可形成钙化结构,这些功能受钙调节因子、生长因子及一些激素的调控。

(1)碱性磷酸酶活性:体内及体外培养的人牙髓细胞都含有较丰富的碱性磷酸酶,其活性与细胞的增殖状态有关,并与矿化过程的活跃程度相关。

(2)矿化现象:牙髓细胞在体外培养中可呈复层生长,形成细胞结节,该结节钙盐染色(Von Kossa 染色)呈强阳性,表明该处有钙盐沉积。近来的研究表明硫酸软骨素对牙髓细胞的分化和矿化功能起重要作用,维生素 C、地塞米松和 β- 磷酸甘油(β-GP)对矿化过程有促进作用。

(3)对钙调节因子的反应:甲状旁腺激素、维生素 D_3、前列腺素 E_2、胰岛素均能使牙髓细胞碱性磷酸酶活性增强,其中维生素 D_3、胰岛素还可刺激胶原蛋白的合成。

(4)对细胞因子的反应:表皮生长因子(epidermal growth factor,EGF)抑制碱性磷酸酶活性及胶原蛋白的合成,刺激细胞 DNA 合成,并对于胰岛素增强牙髓细胞碱性磷酸酶活性及胶原蛋白合成功能起拮抗作用。转化生长因子 -β(transforming growth factor-β,TGF-β)对于胰岛素增强牙髓细胞碱性磷酸酶活性的功能呈拮抗作用,对于胰岛素增强胶原蛋白合成功能起协同作用。γ- 干扰素(interferon-γ,INF-γ)可刺激牙髓细胞增殖,并呈浓度依赖性,但抑制牙髓细胞分泌 I 型、III 型胶原和纤维粘连蛋白。内皮素 -1(endothelin-1)是一种血管生成因子,它可促进牙髓细胞 DNA 合成及分裂增殖。

(5)对氢氧化钙、羟基磷灰石盖髓剂的反应:在体外细胞培养实验中发现氢氧化钙颗粒与牙髓

图片:ER6-7 牙髓细胞

学习笔记

细胞有较强的黏附力,黏附后细胞形态改变,蛋白合成下降,抑制细胞增殖。在体外培养中加入较低浓度的氢氧化钙对细胞核酸合成有促进作用,高浓度的氢氧化钙则会产生抑制作用。羟基磷灰石对细胞蛋白合成有较明显的促进作用,对 DNA 合成的抑制作用较氢氧化钙轻。

(二)牙周膜细胞

牙周膜由致密的结缔组织构成,其细胞成分包括成纤维细胞、成牙骨质细胞、Malassez 上皮细胞、破骨细胞、成骨细胞、未分化的间充质细胞以及血管、神经、淋巴组织的多种细胞。牙周膜组织在体外培养中生长传代的细胞主要是纤维样细胞,其中可能包含成纤维细胞及未分化的间充质细胞,学者们趋向于将其统称为牙周膜细胞(periodontal ligament cells)。

1. 培养方法　取因阻生或正畸拔除的健康牙,无菌条件下用含青霉素、链霉素的无 Ca^{2+}、Mg^{2+} 的 Hanks 液冲洗去根面污血,刮取根中部 1/3 的牙周膜组织,在 Hanks 液浸泡下,剪成 1mm³ 大小的组织块,均匀铺于培养瓶底,将瓶底翻转向上,加入含有 10% 胎牛血清的 DMEM 培养液,置于 CO_2 孵箱 37℃ 孵育,2 小时后将瓶底翻转向下,继续培养,可见细胞从组织块边缘游出。细胞长满瓶底后经消化进行传代。

2. 细胞形态特点　光镜下观察可见,体外培养的牙周膜细胞与成纤维细胞形态相似。电镜下观察可见,细胞突起较多呈分支状,突起内及细胞周边部有致密排列的微丝束,微丝束上有半圆形致密结节,细胞质内含有大量糖原颗粒,核周围可见丰富发达的粗面内质网、高尔基体、线粒体、溶酶体、核糖体等细胞器,还可见吞饮泡、微泡及髓鞘轮。以上结构是牙周膜细胞代谢旺盛、具有收缩运动功能的结构基础。

3. 免疫组织化学染色　体外培养的牙周膜细胞波形丝蛋白表达呈阳性反应,角蛋白、神经丝蛋白、结蛋白、胶质细胞原纤维酸性蛋白呈阴性反应,表明牙周膜细胞为间质细胞或中胚层来源的细胞。

4. 体外培养细胞的生长增殖特点　人牙周膜细胞体外原代培养成功率低于牙髓细胞。细胞在体外第 1~5 次传代培养期间,生长增殖较快

5. 功能特点　牙周膜细胞具有分泌、矿化、收缩及根面吸附等多种功能。

(1) 分泌功能:牙周膜细胞可以分泌蛋白、胶原及碱性磷酸酶。牙周膜细胞合成并分泌大量 I 型胶原,少量 III 型胶原,不分泌 IV 型胶原。牙周膜细胞还可合成分泌非胶原蛋白,如骨涎蛋白(bone sialoprotein)、骨桥蛋白(osteopontin)、番木瓜酶、透明质酸酶、肝素、硫酸软骨素、基质金属蛋白酶(matrix metalloproteinases,MMPS)及其抑制物(tissue inhibitor of matrix metalloproteinases,TIMPS)、胶原酶及其抑制物等。部分牙周膜细胞还可合成及分泌骨形成蛋白。牙周膜细胞同时具有合成分泌胶原、胶原酶及胶原酶抑制物的功能,这使牙周组织的胶原处于动态平衡之中,对于维护牙周组织的健康有重要意义。

(2) 矿化功能:人牙周膜细胞在含有 β- 酸甘油、维生素 C、地塞米松的培养液中培养时,可出现 Von Kossa 染色阳性的结节,表明该部位有钙盐沉积,细胞周围有胶原基质。碱性磷酸酶活性和胶原的合成与分泌是细胞矿化的基础。牙周膜细胞表达较高的碱性磷酸酶活性。另外,牙周膜细胞分泌的胶原中 95% 以上是 I 型胶原,这点与成骨细胞相似;同时还分泌一些与骨形成有关的物质,如骨粘连蛋白、二聚糖等。

(3) 收缩功能:牙周膜细胞和其他成纤维细胞同样具有使胶原收缩的功能。将人的牙周膜细胞接种到 I 型胶原凝固后形成的胶原圆片内,细胞在其内生长,6 小时后形成网状纤维结构,使胶原片收缩,24 小时内胶原片直径减少了 30% 左右,此时收缩速率最快,随后继续收缩,到第 10 天时胶原片直径缩小了原来的 70% 左右。

(4) 附着能力:体外试验中,牙周膜细胞在健康牙根表面呈现良好的附着力,细胞铺展良好,细胞质突起相互连接;而在患牙周病的牙根表面细胞铺展不良,少有细胞质突。在正常牙周膜细胞和牙周病患者牙周膜细胞体外培养实验中发现,前者细胞分泌增殖能力强于后者。这提示:在牙周病时无论牙根表面还是细胞功能都发生了不利于细胞附着的变化。所以要从牙根面处理与细胞处理两个方面来解决附着力的问题。将牙周膜细胞接种在经枸橼酸脱矿处理的牙根表面可以增强细胞的增殖与附着能力;牙周膜细胞生长于经脱矿处理的牙本质或牙骨质表面可形成一层新的胶原

纤维,如生长于未经脱矿处理的牙本质或牙骨质表面形成直接贴附,前者更接近正常的接触关系。

6. 牙周膜细胞增殖分化的影响因素 各种生长因子、一些激素、蛋白质等物质对牙周膜细胞的增殖与分化功能有调节作用。

(1) 生长因子:各种生长因子都可以通过牙周膜细胞膜表面的受体介导影响细胞的增殖与分化功能。目前认为,多肽类生长因子如表皮生长因子、成纤维细胞生长因子、血小板衍生生长因子等均可促进牙周膜细胞的增殖,并且对牙周膜细胞 DNA 合成有浓度依赖性促进作用。转化生长因子 -β 能促进牙周膜细胞 DNA 合成及细胞的增殖,当与血小板衍生生长因子联合应用时作用更强。胰岛素样生长因子(IGF-1)在一定浓度范围内对牙周膜细胞合成蛋白及胶原能力呈浓度依赖性增强。

(2) 胰岛素:通过胰岛素受体或胰岛素样受体介导对细胞发生调节作用。胰岛素在 10~1 000U/mL 时可促进牙周膜细胞增殖,增加细胞碱性磷酸酶的活性与蛋白含量。

(3) 纤维粘连蛋白:研究表明,外源性纤维粘连蛋白在一定浓度下能增加牙周膜细胞 DNA 的合成,促进细胞合成肌动蛋白、Ⅲ型胶原,还可促进细胞中微丝的聚合,抑制细胞自身合成纤维粘连蛋白。

(4) 抗坏血酸(ascorbic acid, AsA):抗坏血酸及其衍生物 AsA-P 可增加牙周膜细胞胶原合成,AsA-P 可增强牙周膜细胞碱性磷酸酶活性、促进细胞 DNA 合成及附着,对细胞增殖和分化有正向调节作用。

(5) 羟基磷灰石(hydroxyapatite, HA):将羟基磷灰石粉加入体外培养的牙周膜细胞中,发现细胞与羟基磷灰石颗粒紧密贴附,并可吞噬羟基磷灰石颗粒。吞噬羟基磷灰石颗粒的细胞其 DNA 及蛋白合成增加,羟基磷灰石多孔性和高孔隙率有利于细胞的生长和黏附,促进牙周膜细胞的分化。

(三)成釉细胞

成釉细胞(ameloblast)是牙源性上皮来源能产生硬组织的细胞,成釉细胞能够合成、分泌、重吸收和降解釉质基质,并与钙盐的活跃转运有关,因此对釉质的形成具有重要作用。在体外已成功分离培养出大鼠、猪及人的成釉细胞,这为成釉细胞功能以及釉质形成和生理功能的研究提供了便利。现以猪成釉细胞培养为例说明成釉细胞的体外培养方法。

1. 培养方法 无菌条件下分离 3 个月龄猪未萌出的磨牙牙胚,仔细剥离覆盖于软性釉质面及牙本质面的成釉上皮。用 0.25% 胶原酶Ⅰ及分散酶Ⅱ(dispase Ⅱ),37℃消化 1~2 小时成单细胞悬液,离心弃上清。加含 20% 胎牛血清培养基或无血清培养基重悬接种于细胞培养皿中,置于 CO_2 孵箱 37℃孵育,约 24 小时可见细胞贴壁,每 3 天换液一次,待细胞长至 80% 后,消化传代。

2. 细胞形态特点 采用普通培养基原代培养的成釉细胞是一种混合细胞,主要有上皮细胞型及成纤维细胞型两种细胞形态。上皮型细胞呈柱状,可分泌成釉蛋白,具有成釉细胞的主要表型。扫描电镜观察,可见细胞有基质分泌,胞体伸长。经胶原酶消化后,成纤维样细胞明显减少,8~10 天后,细胞生长连成片状,呈较典型的上皮细胞形态。采用 LHC-9 上皮细胞选择性培养基,可大大提高上皮细胞的存活率,同时成釉蛋白分泌明显增多。

3. 免疫组织化学染色 角蛋白 14(cytokeratin 14, CK14)、肝细胞生长因子受体(c-Met)和釉原蛋白(ameloblastin,又称为成釉蛋白)反应阳性,提示培养的成釉细胞与在体内的成釉细胞的发育和功能相似。

4. 体外培养细胞的生长增殖特点 成釉细胞体外原代培养成功率较低,培养 24 小时成釉细胞开始贴壁,从第 5 天开始,细胞增殖加快,约 10 天时细胞生长连成片。成釉细胞的生长与基质及培养液的选择有关。目前,经过不断改进,采用含 20% 小牛血清的 DMEM 培养液在明胶基质上培养成釉细胞,生长良好,可以传至第 5 代,第 5 代后细胞逐渐变为长梭形,失去上皮细胞形态。

二、唾液腺细胞

唾液腺上皮细胞包括腺泡上皮细胞、导管上皮细胞、肌上皮细胞,这些细胞构成了唾液腺的基本结构单位,行使着合成与分泌唾液的功能,同时这些细胞也是唾液腺上皮性肿瘤的细胞来源。唾液腺的细胞成分还包括成纤维细胞,神经、血管、淋巴管的细胞。近年来随着唾液腺细胞体外培养技术的不断提高,人们已成功培养出唾液腺内的各种细胞并且制成永生化的细胞系,如人类下颌下腺细胞系(HSG)、大鼠唾液腺细胞系(SMIE)等,为研究唾液腺生理、病理功能提供了方便。

（一）形态特点

1. **腺泡上皮细胞**　体外培养的腺泡细胞多呈多角形、"铺路石"样排列。电镜下,细胞膜表面及腺腔可见微绒毛,细胞间缺乏紧密连接及桥粒形成,细胞质内可见中度发达的线粒体、粗面内质网等细胞器,部分细胞细胞质内可见分泌颗粒。

2. **导管上皮细胞**　导管上皮细胞呈多边形,电镜下见细胞质内不含有分泌颗粒,近基底部细胞表面可见纵状纹,有微绒毛,细胞质内可见线粒体、粗面内质网等细胞器。

3. **肌上皮细胞**　肌上皮细胞呈梭形或星形,细胞质内含有沿细胞长轴分布的肌微丝。

（二）免疫组织化学特点

1. **腺泡上皮细胞**　角蛋白、淀粉酶、对氨基水杨酸、前角蛋白、单克隆角蛋白(AE1-AE3)、分泌成分(secretory component,SC)呈阳性反应。

2. **导管上皮细胞**　角蛋白、上皮膜蛋白、磷酸酐酶抗体染色均呈阳性反应。

3. **肌上皮细胞**　肌动蛋白、S-100蛋白、肌凝蛋白抗体染色均呈阳性反应。

（三）功能特点

腺泡细胞可以合成并分泌淀粉酶、富含脯氨酸蛋白(PRP)、唾液过氧化物酶、腺泡细胞特异性蛋白和电解质以及离子液体等唾液成分。腺泡上皮细胞分泌可分为顶端分泌和基底及侧膜分泌,前者将合成产物分泌至管腔形成唾液,为外分泌功能;后者将合成产物分泌至血液,为内分泌功能。导管细胞为非水通透性,可将唾液成分进行离子交换重吸收,对唾液起修饰作用。导管细胞还可分泌胶原(Ⅳ型为主)。肌上皮细胞可分泌胶原(Ⅳ型为主),并具有收缩功能,促进唾液的分泌。此外,唾液腺细胞还可分泌表皮生长因子、神经生长因子、肾素等。

（四）唾液腺细胞的增殖与分化

一般认为,成熟的唾液腺中,腺泡细胞为高度分化上皮细胞,几乎没有增殖能力。在闰管腔侧和外分泌管的基底部存在着一种"潜能"干细胞,具有增殖、分化能力,不仅可代替衰老死亡的腺泡细胞、导管上皮及肌上皮细胞;而且是唾液腺肿瘤的起源。其理论有以下几种:①基底潜能干细胞理论,认为外分泌管和闰管处基底细胞负责分化形成功能单位;②单细胞全能干细胞理论,认为外分泌管基底细胞可分化和维持所有唾液腺单位;③双细胞亚全能干细胞理论,认为外分泌管基底细胞形成闰管单位,而腔侧干细胞负责闰管、纹管和腺泡细胞的发育。近年来,越来越多的实验表明,无论在体内体外,在发育过程中还是在成熟的腺体内,唾液腺中的各种细胞均可进入细胞周期,进行分裂、增殖。大量的研究表明,唾液腺细胞无论在个体发育阶段还是在成年以后,都具有分化能力。唾液腺细胞的分化有两方面的表现:①产生唾液腺特异性分泌蛋白,如淀粉酶、富含脯氨酸蛋白等;②有关的分泌产物合成与分泌的结构如粗面内质网、线粒体等细胞器数量增加。

（五）调节唾液腺细胞增殖、分化和功能的因素

1. **细胞因子**　多种细胞因子如表皮生长因子、神经生长因子等能导致唾液腺细胞 *c-Fos* 基因表达,促进细胞增殖;转化生长因子-β 对唾液腺细胞的分化有明显的促进作用。另外,一些细胞因子可以抑制唾液腺细胞的增殖,如 γ- 干扰素对唾液腺细胞呈浓度依赖性抑制作用。

2. **激素**　在体内环境中或体外培养下唾液腺细胞的增殖与分化均受激素的调节。胰岛素、前列腺素 E_1、氢化可的松等能促进体外培养唾液腺细胞的增殖,异丙肾上腺素能促进唾液腺细胞合成与分泌蛋白质。唾液腺合成生长因子的功能有赖于睾酮、甲状腺、类固醇等激素。

3. **细胞外基质**　细胞外基质如硫酸软骨素、氨基葡萄糖、层粘连蛋白、胶原等对唾液腺细胞的分化起重要作用。硫酸软骨素对唾液腺导管分支的形成很重要,但不参与分泌细胞分化;氨基葡萄糖对分泌细胞分化起重要作用。层粘连蛋白,Ⅰ、Ⅱ、Ⅳ型胶原都参与唾液腺形态发生,仅Ⅳ型胶原与分泌细胞分化有关。

4. **钙离子**　细胞外钙离子在一定程度上促进唾液腺细胞分化,但对分泌功能无明显影响。应用微孔膜支持物辅以细胞外基质,同时应用有利于细胞生长和分化的培养液,能成功地使培养的唾液腺细胞具有极性。电镜下见细胞呈极性生长,游离端细胞顶部有密度不等的微绒毛,细胞核偏

向基底侧,细胞器分布于核与顶部之间。分别测定细胞顶部游离端和基部培养液中蛋白质的含量,证实细胞具有蛋白合成并由顶部分泌的功能。

三、口腔黏膜细胞

口腔黏膜由上皮和上皮下结缔组织组成,两者由基底膜分隔。在胚胎来源与组织特点上前者相当于皮肤的表皮,后者相当于皮肤的真皮。其细胞类型包括角质形成细胞、黑素细胞、朗格汉斯细胞、梅克尔细胞。在体外培养中,生长增殖的细胞均表现为表皮细胞的形态特性,故都称为口腔黏膜上皮细胞(oral mucosal epithelial cells)。为了较长时间体外培养,可将 SV40 病毒 DNA 插入口腔黏膜细胞,变成永生化口腔黏膜细胞。

(一)培养方法

上皮细胞的原代培养主要有两种方法:组织块法和酶消化法。组织块法在长出上皮细胞的同时,不可避免地会出现成纤维细胞干扰。酶消化培养方法相对常用。将术中摘取的黏膜组织浸泡于无 Ca^{2+}、Mg^{2+} 的 Hanks 液中,无菌条件下冲洗,将其剪成 0.3cm×1cm 大小组织块,放入 0.25% Dispase Ⅱ 溶液中,于 4℃冰箱中过夜,取出后用眼科剪、镊将表皮撕下,0.25% 胰蛋白酶 37℃消化 5~10 分钟,中止消化后吹打成单细胞悬液,进行培养。

(二)形态特点

体外培养的口腔黏膜上皮细胞多为卵圆形、多边形,呈“铺路石”样单层排列。电镜下观察细胞质内可见中等发达的线粒体、粗面内质网等细胞器,突出特点是细胞内含有明显的中间丝。细胞表面可见微绒毛。在低钙(0.5mmol/L)培养液中,细胞间通过微绒毛突起相连接,无桥粒形成;在生理浓度钙(1.2mmol/L)培养液中,细胞间有桥粒形成。

(三)免疫组织化学染色

体外培养的口腔黏膜上皮细胞波形丝蛋白表达呈阴性反应,对多种角蛋白呈阳性反应,但在发育的不同时期、口腔不同部位表达有所不同。

(四)功能

培养的口腔黏膜细胞分泌大量的胶原蛋白与非胶原蛋白,前者有Ⅲ型、Ⅷ型胶原,后者包括层粘连蛋白、糖蛋白等。另外,口腔黏膜上皮细胞还可分泌基质金属蛋白酶。

四、颌骨相关的硬组织细胞

(一)破骨细胞

破骨细胞(osteoclast)有多种体外培养方法,如酶消化法、骨髓单个细胞培养法、四肢长骨机械分离法等。

1. 形态学特点　破骨细胞体积较大,细胞直径可达 20~100μm,含多个核,可达 2~100 个。

2. 细胞组织化学染色特点　破骨细胞单克隆抗体呈阳性反应,与降钙素反应呈蓝紫色,与抗酒石酸磷酸酶反应呈棕褐色。

3. 功能　详见第五章第一节。

(二)成骨细胞

成骨细胞(osteoblast)有多种体外培养方法,酶消化法、骨髓培养法、骨组织块法、骨膜组织块法,所培养的成骨细胞可传代。

1. 形态学特点　不同培养方法所获得的成骨细胞形态各有差异:酶消化法和骨组织块法培养的成骨细胞多为立方形,体积较小,核圆;骨膜组织块法培养的成骨细胞为长梭形,形态与纤维细胞很相似;骨髓培养法培养的成骨细胞早期为圆形,2 周后为长梭形,细胞排列紧密时为方形。

2. 免疫组织化学染色特点　骨玻璃样蛋白(bone gla protein,BGP)是成骨细胞的标志之一,BGP 与特异性抗体结合呈阳性反应,用 ^{125}I 标记 BGP 抗体,通过放射免疫法可测定细胞中 BGP 含量。Ⅰ型胶原也是成骨细胞的标志物之一,呈阳性反应。碱性磷酸酶活性是成骨细胞成熟的重要标志,可通过细胞化学染色的方法定性或定量检测。成骨细胞在体外培养时可形成矿化的细胞外基质,矿化区 Von Kossa 染色呈阳性反应。

ER6-11
画廊:ER6-11
成骨细胞形态
及染色

3. 功能 详见第五章第一节。

（三）软骨细胞

颌面部软骨细胞（chondrocyte）培养多见于下颌骨髁突软骨细胞培养。关节髁突软骨细胞含量低，细胞增殖活性较弱，在体外培养过程中还会发生去分化现象，因此在体外培养较长时间存活有一定困难。目前，采用藻酸钠凝胶三维培养软骨细胞生长相对较好。

1. 形态学特点 体外培养的软骨细胞多为多角形，形态与上皮细胞很相似，可形成具有折光性的细胞外基质，经甲苯胺蓝染色呈阳性。

2. 免疫组织化学染色特点 葡萄糖胺聚糖（GAG）、Ⅱ型和Ⅹ型胶原为软骨细胞特异性合成产物，免疫组织化学染色均为阳性反应。

3. 功能 软骨细胞的功能主要是形成软骨或骨。体外培养的软骨细胞合成并分泌糖蛋白，其中葡萄糖胺聚糖（GAG）为软骨细胞所特有。软骨细胞还可合成分泌Ⅰ、Ⅱ型和Ⅹ型胶原。不同成熟阶段的软骨细胞合成分泌产物有所不同，在培养初期，软骨细胞以分泌糖蛋白为主，成熟的软骨细胞以合成Ⅱ型胶原为主，肥大型软骨细胞则以合成Ⅹ型胶原为主，并具有较强的碱性磷酸酶活性。

4. 影响软骨细胞功能、分化的因素 软骨细胞的功能受多种因素的影响。

（1）激素：甲状旁腺素（PTH）、降钙素、三碘甲状腺氨酸（T_3）等刺激软骨细胞合成葡萄糖胺聚糖（GAG），地塞米松、维生素A对葡萄糖胺聚糖的合成有较强的抑制作用。胰岛素、二氢睾酮能增强软骨细胞碱性磷酸酶活性，从而促进软骨钙化。

（2）细胞因子：促生长因子、多功能激活因子、胰岛素样生长因子、软骨细胞自身分泌的一些因子对软骨细胞有很强的刺激作用，增强DNA、RNA及蛋白质的合成，对软骨细胞有丝分裂有促进作用。肿瘤坏死因子、白细胞介素-1可增强软骨细胞磷脂酶的活性，有利于软骨基质形成。转化生长因子-β抑制软骨细胞碱性磷酸酶活性，阻止软骨钙化。

（3）机械张力和压力：在体外培养环境中，机械张力和压力也会影响软骨细胞的功能。例如，软骨细胞在一定静压力作用下DNA、GAG的合成增强，一定强度的机械张力也可增强软骨细胞内cAMP水平，使GAG的合成增加。

（4）体外培养环境：普通培养条件下，软骨细胞周围产生大量的软骨基质，并不发生钙化，当提高培养液中磷酸盐浓度后，基质可发生钙化。在塑料培养皿表面培养的软骨细胞呈扁平形，合成Ⅱ型、Ⅸ型胶原；在凝胶立体培养系统中软骨细胞呈圆形，主要合成Ⅹ型胶原；当在培养皿表面铺被琼脂后，很快形成成熟的肥大型软骨细胞和软骨基质，出现软骨样结构，表面包绕一层类似软骨膜的长梭形结构。

软骨细胞的分化受多种因素的影响。如磷脂酶D和维生素A酸对软骨细胞的分化有抑制作用，前者抑制间质细胞向软骨细胞分化，后者主要抑制细胞形成软骨基质。转化生长因子-β（TGF-β）与纤维细胞生长因子共同作用可促进软骨细胞的分化与成熟，转化生长因子-β单独作用可阻止成熟软骨细胞向肥大细胞转化。

五、口腔肿瘤细胞

（一）口腔鳞癌细胞

鳞状细胞癌是口腔中最常见的恶性肿瘤，占80%以上，包括舌、龈、颊黏膜、口底鳞状细胞癌。鳞癌细胞的体外培养对于研究口腔鳞癌的发病机制及治疗有重要的意义。口腔癌组织体外培养的研究开展较早，HeLa细胞株建立后，1954年就有口底癌的KB细胞株和颊黏膜癌的Hep-3细胞株的建立，以后相继有牙龈癌等10多种细胞株的报道。在口腔鳞癌中，近年来舌鳞状细胞癌比例有很大升高，因此这里简要介绍人舌鳞状细胞癌Tca8113细胞系的建立及其生物学特征。

1. 细胞系来源 选择病理诊断为舌鳞状细胞癌的患者，术中取其肿瘤组织清洗，剪碎培养。通过多次传代的方法逐渐去除成纤维细胞，培养到第5~6代时已经为较纯的上皮细胞样细胞。

2. 生物学特性 细胞为均匀的多角形上皮样细胞，镶嵌状排列。胞核大，类圆形，核浆比例高，核仁清晰，多达5~6个。核分裂象多见。细胞可成堆生长，表现为"接触抑制"消失。细胞表现为明显的恶性细胞特征。细胞具有较高的贴壁率,克隆形成率和软琼脂集落形成率。电镜下观察可见细胞质内含有成束的张力原纤维,细胞间可见桥粒和半桥粒,证明细胞为上皮来源。细胞增殖迅速,裸鼠移植成瘤率很高,瘤组织具有鳞癌组织学特点,与原发灶组织学相符。

(二)唾液腺肿瘤细胞

唾液腺肿瘤绝大多数系上皮性肿瘤,间叶组织来源的肿瘤较少见。由于组织形态多种多样、生物学行为复杂的特点,唾液腺肿瘤常为肿瘤研究者所重视。建立唾液腺肿瘤细胞系是研究唾液腺肿瘤发生机制及肿瘤细胞生物学特性的很好手段。

1. 人黏液表皮样癌 MEC-1 细胞系 黏液表皮样癌为发病率较高的唾液腺恶性肿瘤之一。

(1)细胞系来源:选择病理诊断为黏液表皮样癌的患者,术中取其肿瘤组织,无菌条件下将其剪碎培养,以分次传代的方法去除混杂在其中的纤维样细胞。至第 5 代以后,纤维样细胞已大部分死亡,基本属纯上皮样细胞,继续培养。

(2)生物学特性

1)形态学及功能特点:细胞大小形态不一,核大、核浆比例异常并有核畸形,见有丝分裂。染色体为亚二倍体,属非正常二倍体细胞。细胞增殖迅速,裸鼠移植成瘤率很高,具有恶性细胞特征。细胞呈现为上皮样细胞形态,为"铺路石"状镶嵌紧密排列,细胞间存在间桥,细胞质内可见张力原纤维,免疫组织化学检测显示对角蛋白单克隆抗体阳性,故具有上皮细胞特点。细胞系在免疫组织化学检测时呈现对抗溶菌酶抗体有反应(一般认为,溶酶体是在唾液腺细胞内合成的,属于唾液腺的分泌产物),提示本细胞系具有一定的合成与分泌能力。

2)应用:低分化的黏液表皮样癌常发生转移。为了研究唾液腺黏液表皮样癌的转移,已从人唾液腺黏液表皮样癌细胞系 MEC-1 中分离筛选出具有不同转移能力的细胞亚系 Mc、低转移细胞株 Mc1 和 Mc2、高转移细胞株 Mc3,以及 Mc3 经裸鼠体内原位移植所得的高转移细胞系 M3SP4。关于高转移细胞的药物敏感性已有大量的研究。例如,在关于 8- 甲氧基补骨脂素(8-Methoxypsoralen,8-MOP)与全反式维 A 酸(RA)联合应用对黏液表皮样癌细胞药物抑制作用的研究中发现,较小剂量的 8-MOP 与 RA 配伍表现出明显的协同作用,而随着 RA 剂量的加大,则表现出协同或拮抗作用,为临床用药提供了应用前景。

2. 腺样囊性癌 ACC-2、ACC-3 细胞系 腺样囊性癌在唾液腺肿瘤中占有相当重要的地位,其形态学、组织发生和生物学行为的特点常为肿瘤研究者所重视。

(1)细胞系来源:选择病理诊断为腺样囊性癌的患者,术中取其肿瘤组织,无菌条件下将其剪碎培养,第 1~3 代癌细胞与成纤维细胞同时生长,以分次传代的方法去除混杂在其中的纤维样细胞,至第 3 代以后才得到较均一的上皮样细胞,继续培养传代。ACC-2 为来源于小唾液腺的腺样囊性癌细胞系、ACC-3 为来源于大唾液腺的腺样囊性癌细胞系。

(2)生物学特性

1)形态学及功能特点:细胞为多角形,核大、核浆比例异常并有核畸形,细胞分裂相多见,并有多极核分裂,符合恶性细胞特征。单个细胞排列不紧密时染色标本中可见核略偏位,细胞质外围着色较深,内有淡染区,呈印戒状。细胞排列紧密时呈镶嵌状,似铺路石样。细胞增殖迅速,裸鼠移植成瘤率很高。两株细胞均呈现上皮样和腺样细胞特征,细胞间具有桥粒连接,细胞质内可见张力原纤维,免疫组织化学检测表达为角蛋白单克隆抗体阳性,故具有上皮细胞特点。做典型的印戒细胞和免疫组织化学检测时,对淀粉酶消化抵抗的 PAS 和黏蛋白呈现阳性反应,表明两株细胞系均具有一定的分泌能力。

2)应用:腺样囊性癌在临床上有侵袭性强、易复发及远隔转移的特点,目前国内外已建立多种实验模型研究肿瘤细胞的侵袭性。例如,关于腺样囊性癌细胞侵袭羊膜的实验研究表明,ACC-2 与高转移细胞株 ACC-M 对羊膜均有不同程度的侵袭作用。研究恶性细胞侵袭转移的一个重要方面是研究癌细胞的运动性和黏附性,实验测量唾液腺腺样囊性癌细胞系 ACC-2 与高转移细胞株 ACC-M 的体外运动能力时,结果显示高转移细胞株 ACC-M 运动能力明显高于 ACC-2,说明在 ACC 转移过程中,癌细胞的运动性起到重要作用。利用细胞系还可进行大量的药物研究试验,如有研究表明多西环素对腺样囊性癌细胞系 SACC83 的增殖与侵袭有抑制作用,对临床上降低腺样囊性癌术后复发与转移有一定指导意义。

(三)牙源性肿瘤

牙源性肿瘤是由成牙组织,即牙源性上皮、牙源性间充质或牙源性上皮和间充质共同发生的一组肿瘤。它们主要发生于颌骨内,少数情况下也可发生于牙龈组织内(外周性肿瘤)。这组病损包括发育异常、良性肿瘤和恶性肿瘤,其中最常见的为成釉细胞瘤。

成釉细胞瘤细胞　成釉细胞瘤是一种常见的良性上皮源性肿瘤,因其易复发、可能恶变等特性,而受到研究者的广泛关注。

(1)细胞系来源:选择病理诊断为成釉细胞瘤的患者,术中取其肿瘤组织,无菌条件下将其剪碎,胰酶消化或用组织块贴壁培养。原代细胞为肿瘤细胞与成纤维细胞的混合细胞,传代2~3次后,肿瘤细胞逐渐脱落凋亡。

(2)生物学特性

1)形态学及功能特点:关于成釉细胞瘤的培养,近年来多用DK-SFM培养液。原代培养的成釉细胞瘤细胞形态大小不一,主要包括两种细胞:一种是体积较小的多边形细胞,细胞核清晰,细胞间排列较紧密;另一种细胞体积大,细胞突起呈长梭形。传代细胞生长增殖缓慢,第3代或者第4代细胞培养20天左右时细胞质出现空泡,分裂减少,生长停止边缘卷起,逐渐脱落死亡。应用免疫组化方法检测,角蛋白抗体阳性、波形蛋白阴性,证实所培养的细胞来源于上皮细胞。成釉细胞瘤体外存活时间较短,为30~90天。流式细胞学显示肿瘤细胞为二倍体细胞,细胞增殖活动不旺盛,这可能与细胞来源于良性肿瘤有关。

2)应用:成釉细胞瘤具有较强侵袭性、较高复发率等特点。目前,有学者利用体外培养的成釉细胞瘤细胞对其生物学特性进行了研究。分泌型卷曲相关蛋白(sFRP-2)及基质金属蛋白酶-2(MMP-2)是成釉细胞瘤细胞引起骨吸收及细胞增殖的重要因子之一,抑制两者的表达可能降低成釉细胞瘤的侵袭性。然而,原代细胞用于科学研究有一定的局限性,为获得永生化的肿瘤细胞,将HPV-16基因转染入成釉细胞瘤细胞,筛选出永生性的细胞株,命名为AM-1细胞株。通过过表达成釉细胞瘤细胞的端粒酶逆转录酶基因(hTERT gene)同样也获得了永生化的成釉细胞瘤细胞株hTERT(+)-AM cells。这些研究为体外研究成釉细胞瘤的生物学特性提供了基础。

第三节　细胞培养在口腔再生医学中的应用

组织和器官的丧失或功能障碍是人类健康所面临的主要危害之一。随着生命科学、材料科学、相关物理及化学学科的发展,科学家提出了应用细胞生物学和工程学的原理,研究、开发修复和改善损伤组织结构和功能的生物替代物,称为组织工程。其基本要素包括种子细胞、生物支架材料及周围的微环境。以往强调必须要有种子细胞和生物材料同时介入来进行组织构建和再生,现在还应包括:仅用生长因子和转基因载体与生物材料的复合;仅有种子细胞参与的再生;各种种子细胞的替代细胞和人工及天然的生物材料。多学科的交叉渗透使得种子细胞的获得及生物材料的改性得到极大提高。组织构建不仅局限于在体内完成,生物反应器的出现使得在体外模拟体内环境成为可能,从而在体外培养体系中完成工程化组织的构建。并且,随着发育生物学的兴起,发育生物学与组织工程的结合,模拟器官发育的自然规律来进行器官的再生将成为再生医学今后的发展方向。

目前,国内外学者广泛开展了生物性人造软骨、骨、皮肤、黏膜、角膜、肌腱、肌、心脏瓣膜、神经、血管、气管、小肠及人造肝和胰等诸方面的研究。再生医学技术在口腔医学中的应用起步较晚,但发展较快,现已成为口腔医学领域中的研究热点。

一、组织工程的基本原理

组织工程学(tissue engineering)的基本原理和方法是从机体获得少量的活体组织,用特殊酶或其他方法将细胞(又称种子细胞)从组织中分离出来并在体外进行培养扩增,然后将扩增的细胞与具有良好生物相容性、可降解和可吸收的生物材料按一定的比例混合,使细胞黏附在生物材料上形成细胞-材料复合物,将该复合物植入机体的组织或器官的病损部位,随着生物材料在体内逐渐被降解和吸收,植入的细胞在体内不断增殖并分泌细胞外基质,最终形成相应的组织或器官,从而达到修复创伤和重建功能的目的。

在生物体内,细胞外基质为细胞提供赖以生长代谢的支架和环境。组织工程支架即是模拟细胞外基质而制作的。目前组织工程常用的支架材料是合成的可生物降解的高分子聚合物,如聚乳酸(PLA)、聚乙醇酸(PGA)、聚乳酸和聚乙醇酸复合物(PLGA)。PGA是一种高度结晶的聚合物,具有高熔点和相对亲水性。PGA降解较迅速,在2~4周内即失去其结构的完整性。PLA是相对疏水的且不易水解,降解速度较慢。PLGA是PGA和PLA按不同比例构成的复合物,可提供不同的降解速率及机械力学特性。此外,胶原蛋白也是一种较常用的支架材料,它可以很好地与周围组织结合,但它的使用仅限于小面积缺损的修复。

二、口腔组织特有的干细胞

干细胞(stem cell)是来自胚胎、胎儿或成人的具有持久或终身自我更新能力的细胞,它能产生特异的细胞类型,形成人体组织和器官。根据干细胞所处的发育阶段分为胚胎干细胞(embryonic stem cell,ES细胞)和成体干细胞(somatic stem cell)。根据干细胞的发育潜能分为三类:全能干细胞(totipotent stem cell,TSC)、多能干细胞(pluripotent stem cell)和单能干细胞(unipotent stem cell)(专能干细胞)。不同干细胞其功能特点不同:①胚胎干细胞是一种高度未分化细胞,具有全能性,可以自我更新并具有分化为体内所有组织和器官的能力,当受精卵分裂发育成囊胚时,内层细胞团的细胞即为胚胎干细胞。胚胎干细胞具备良好的干细胞潜能,但目前仍存在伦理和免疫排斥问题。②成体干细胞是指存在于已经分化组织中的未分化细胞,这种细胞能够自我更新并且能够形成特定组织的细胞。在特定条件下,成体干细胞或者产生新的干细胞,或者按一定的程序分化,从而使组织和器官保持生长和衰退的动态平衡。成体干细胞易于获取,是组织工程良好的种子细胞来源。③诱导性多能干细胞(induced pluripotent stem cells,iPS cells)是指通过核移植、细胞融合和特定基因转移技术转入相关转录因子使体细胞去分化为多能干细胞,产生的细胞在形态、基因和蛋白表达、表观遗传修饰状态、细胞倍增能力、类胚体和畸形瘤生成能力、分化能力等方面都与胚胎干细胞相似。然而,病毒转染存在iPS细胞体内成瘤和转染效率低的问题。目前发现氧化应激、低氧和热处理等微环境改变可能启动和诱导核心转录因子激活,促使已分化体细胞去分化为未分化状态的前体干细胞。

口腔组织来源的干细胞是常见的成体干细胞,具有良好的组织再生和免疫调节作用,本节重点讨论口腔组织来源的成体干细胞。

1. **牙髓干细胞** 来源于牙髓组织中的间充质干细胞,称为牙髓干细胞(dental pulp stem cells,DPSCs)。牙髓中干细胞的含量非常少,可以通过两种方法进行分离纯化。一是通过免疫筛选的方法,根据细胞表面特异性标记物,STRO-1以及CD146,利用流式细胞术进行分选;另一种方法是利用干细胞克隆生长的特性进行细胞克隆筛选。DPSCs具有较强的增殖能力,分化能力及免疫调节能力,能被诱导分化为脂肪细胞、神经样细胞。与羟基磷灰石/磷酸三钙(HA/TCP)支架联合培养,回植到小鼠皮下后,能观察到类似牙本质-牙髓复合体样的结构,形成明显的异位牙本质。从脱落乳牙的牙髓组织中发现并分离出具有高分化潜能的单克隆干细胞是一种特殊的牙髓干细胞,称为脱落乳牙干细胞(stem cells from exfoliated deciduous teeth,SHED)。与DPSCs相似,SHED具有更强的增殖能力及成神经分化能力,可表达胚胎干细胞相关标记物如Oct4、Nanog等。SHED是从可替换的器官乳牙中获得的干细胞,来源广泛,具有变废为宝的特点,是良好的种子细胞来源。

2. **牙周膜干细胞** 来源于牙周组织的间充质干细胞,培养物通常为拔除的第三恒磨牙或正畸牙牙周组织,通过克隆筛选或流式细胞仪分选的方法从原代培养的人牙周膜细胞中获得牙周膜干细胞(periodontal ligament stem cells,PDLSCs)。PDLSCs表达Stro-1和CD146及腱特异性标记物SCX。标记物SCX可用来区分牙周膜干细胞与牙髓干细胞和骨髓基质干细胞。PDLSCs具有较强的增殖能力、分化能力及免疫调节能力,可分化为脂肪细胞、成纤维细胞、牙骨质细胞和成骨细胞等。将牙周膜干细胞及支架材料移植至小型猪牙周炎动物模型中,可有效再生牙周组织。

ER6-12

画廊:ER6-12
口腔组织来源的成体干细胞

3. 根尖牙乳头干细胞　正在萌出的牙根尖部有一特殊的组织——根尖牙乳头。与相邻的牙髓组织相比,根尖牙乳头质地较韧,血管较少,从其中分离出的干细胞——根尖牙乳头干细胞(stem cell from apical papilla,SCAP),比牙髓干细胞具有更高的增殖活性。在体外,SCAP 也可横向分化为成牙本质细胞和脂肪细胞,并能产生比牙髓干细胞更多的牙髓 - 牙本质复合物。CD24 是 SCAP 较特异的表面标志物,当 SCAP 转化为牙本质细胞后,CD24 的表达水平降低。因此,SCAP 的高增殖潜能和分化能力被认为是牙组织工程中较有潜力的种子细胞来源。

4. 唾液腺前体细胞　正常状态下,成熟个体组织中干细胞很少,而当组织发生损伤时,组织干细胞就会发生增殖、分化及修复受损的组织。在唾液腺的腺泡和闰管中均有唾液腺前体细胞。体外培养小鼠唾液腺前体细胞,可诱导分化为腺泡细胞,并具有分泌功能,体内移植可部分恢复唾液腺的形态和功能。将成体鼠下颌下腺主导管结扎后,可观察到导管细胞增生,腺细胞完全消失,再次松开导管两三周后腺体又恢复了分泌功能;同时从颌下腺导管结扎模型腺体中分离出 Sca-1(+)/c-Kit(+)标记阳性的细胞,体外诱导可分化表达肝细胞和胰腺内分泌细胞表型;体外培养后经门静脉植入肝脏,发现其可融入肝小梁并可分泌白蛋白。进一步说明唾液腺内也存在具有多向分化潜能的干细胞。唾液腺干细胞与同样起源于内胚层的肝脏干细胞、胰腺干细胞在组织定位、特异标记物、分化潜能、分化调节等方面均有相似之处。

三、再生医学技术在口腔医学中的应用

1. 组织工程学在颌面重建中的作用　组织工程介导的颌面部骨及软骨缺损修复的基本方法都是:首先在体外分离培养相关细胞(如骨髓基质干细胞、成骨细胞或软骨细胞),当细胞扩增到一定数量后,将细胞与生物支架复合,再将复合支架移植到动物体内。目前,运用组织工程技术进行的颌面部骨及软骨缺损修复主要包括:牙槽骨缺损的修复、牙槽嵴增高术、下颌骨节断性骨缺损的修复、关节的构建、下颌骨放射性骨坏死的修复、组织工程介导的颌面部整形。采用软骨细胞 -PGA 复合物和成骨细胞 -PGA 复合物修复裸鼠颅骨 2cm×2cm 的缺损,前者为软骨组织修复,后者为骨组织修复,而单纯用聚合物充填和未进行任何充填的缺损均未修复。采用组织工程技术构建下颌骨髁突,将体外培养的牛骨膜成骨细胞 - 藻酸钙悬液注入 PGA/PLA 生物支架内,植入裸鼠皮下,12周后大体标本形态结构与原 PGA/PLA 髁突支架模型结构相同,含有骨和软骨细胞的成人下颌骨髁突三维双层生物支架植入体内可形成骨和软骨复合组织。应用含有重组的人类生长因子的组织工程支架,比如骨形成蛋白 -3(BMP-3)和骨形成蛋白 -7(BMP-7),已在实验动物模型中显示对牙齿(猫的尖牙和猴的磨牙)周围的骨及牙骨质有修复作用。应用自体骨髓基质干细胞复合 HA/TCP 生物支架移植,在动物实验中证实具有治疗修复放射性骨髓炎、颌面整形及牙周组织再生重建作用。

2. 组织工程学在引导口腔组织再生中的作用　引导口腔组织再生所用的膜结构有两种基本类型,非吸收性和可吸收性材料。最常用的非吸收性基质材料是聚四氟乙烯(polytetrafluoroethylene,ePTFE),可制成各种尺寸,但是它的缺点是植入体内后需要外科手术去除。用于牙周组织再生的 ePTFE 膜由一个开放的微孔颈圈(micropore collar)和一个几乎闭锁的挡板(apron)组成。颈圈通过接触抑制阻止了上皮细胞增殖,同时挡板促进了周围组织的附着以稳定创伤部位。这个挡板有效地将牙龈上皮和结缔组织与根面隔离开,并促进牙周膜和骨细胞的再附着。可吸收性膜具有不需要再次外科手术去除的优点。最常用于制作可吸收性膜的材料包括胶原以及 PLA/PGA 的共聚物。理想的可吸收性屏障应在组织修复达到令人满意的水平时能够被吸收,抵抗细胞向内生长,允许营养物质和液体渗透,具有极好的操作特性,最小的炎症反应,并且能抗感染。但是目前可利用的材料尚不能满足以上所有要求。引导组织再生技术可用于修复因拔牙、骨裂和开窗术造成的骨缺损,对于相对较小的缺损的修复较为有效。

3. 组织工程化黏膜在口腔医学中的应用　将上皮细胞从黏膜层取下,以射线照射后的小鼠 3T3 成纤维细胞作为滋养层,在培养基中加入 20% 的胎牛血清,将取下的上皮细胞置于该培养基中培养。然后将培养成的自体黏膜片移植到患者体内所需部位。但是,这种转化的小鼠成纤维细胞滋养层有可能随着自体移植物移植到患者体内,进而引起相应的并发症。

牙龈角质细胞通常可用作研究屏障和转运功能的体外模型。在上皮细胞的体外培养研究中,

牙龈角质细胞通常贴附在培养皿的底部生长,因此上皮细胞的基底侧无法接近。为了能研究屏障功能和跨上皮的转运过程,以不同的可渗透性的膜作为支持材料,将牙龈角质细胞种植于其上进行培养。

4. 组织工程用于人造唾液腺的初步研究 最初,人造唾液腺构想是在体外将唾液腺细胞置入一端封闭的管状生物支架内,培养形成内腔覆盖生长唾液腺细胞的类似唾液腺样结构,然后植入口腔黏膜下,开口于口腔黏膜上。体外培养取得一定进展,但生物支架材料、抗感染及细胞间缺乏紧密连接等原因影响体内进一步研究。

5. 牙再生(tooth regeneration) 了解牙发生、发育生物学机制是进行牙组织工程再生的基础与前提。在牙发育的初始阶段,口腔黏膜上皮中存在携带诱导牙发生信息的上皮条索,该上皮可以诱导鳃弓中的间充质形成牙间充质,而后两者可以相互作用,诱导牙发育的完成。因此,对于牙组织工程而言,至少需要两种类型的细胞——上皮细胞和间充质细胞。目前,牙组织工程所用的上皮细胞主要来源于胚胎牙上皮,牙间充质细胞主要源于牙胚间充质细胞及骨髓基质干细胞。随着越来越多口腔特有成体干细胞的发现,利用成体干细胞进行牙组织工程研究可能会成为发展方向。

目前牙再生的方法主要包括两种方式:

一种是采用传统组织工程学的方法,将种子细胞与预先设计好的具有一定形态的生物支架复合,以期形成与正常牙齿结构、外形和功能相似的再生牙。早期,将混合的牙上皮及间充质细胞灌入预先建立的具有牙外形的人工生物支架,再回植于体内,这种方法虽然能形成类似于牙本质和牙髓的复合体,但其形态和结构离正常牙齿还相去甚远,同时也很难形成正常牙根的结构。采用传统组织工程学再生完整的全牙非常困难,但再生部分牙齿组织结构相对容易,如在牙根形态的生物材料中复合牙髓干细胞,在其周围复合牙周膜干细胞回植于小型猪颌骨可再生出生物牙根,用人工冠修复后可行使正常咀嚼功能。

另一种方法是按照发育生物学的基本原理,将牙间充质细胞与牙上皮细胞体外重组培养,使诱导形成新牙的过程重复牙齿发育的组织形态学过程。牙间充质可以诱导混合的牙上皮细胞形成新的成釉器,而这个新的成釉器可与牙间充质相互作用形成新牙。新牙的外形无论是在体外培养或者在进一步的体内移植后,均可获得十分接近正常外形的牙。有关牙源上皮研究已证实,骨髓间充质细胞在一定条件下可转化为牙源性上皮细胞,有可能成为牙齿再生的种子细胞来源。

第四节 口腔生物学其他研究方法

一、基因芯片、蛋白芯片和组织芯片

基因是生物体遗传信息的关键载体,决定着生物体的遗传特征和主要个体差异。基因组学的目标旨在阐明各种生物基因组 DNA 中碱基对的序列信息,破译相关的遗传信息。

基因芯片技术(gene chip),又称 DNA 微阵列技术,是将 cDNA 文库中已知和未知的全长序列或寡核苷酸序列固定于玻片上,同时检测比较生物样品中多个已知或未知序列的表达状况。它是高效地大规模获取相关生物信息的重要手段。主要技术流程包括:芯片的设计与制备;靶基因的标记;芯片杂交与杂交信号检测。

基因芯片在一微小的基片(硅片、玻片、塑料片等)表面集成了大量的分子识别探针,因此能够在同一时间内平行分析大量的基因,进行大信息量的筛选与检测分析。目前,该技术应用领域主要有基因表达谱分析、新基因发现、基因突变及多态性分析、基因组文库作图、疾病诊断和预测、药物筛选、基因测序等。由于同时将大量探针固定于支持物上,所以可以一次性对样品大量序列进行检测和分析,从而弥补传统核酸印迹杂交(Southern 杂交和 Northern 杂交等)技术操作繁杂、自动化程度低、操作序列数量少、检测效率低等不足。而且,通过设计不同的探针阵列、使用特定的分析方法可使该技术具有多种不同的应用价值,如基因表达谱测定、突变检测、多态性分析、基因组文库作图及杂交测序等。

尽管基因芯片技术已经取得了长足的发展,但仍然存在许多问题。例如,技术成本昂贵、复杂、检测灵敏度较低、重复性差等,影响其商业化进程和应用。

　　蛋白芯片(protein chip)是以蛋白质代替 DNA 作为检测对象。与在 mRNA 水平上检测基因表达的基因芯片不同,它直接在蛋白水平上检测表达模式,在基因表达研究中比基因芯片有着更加直观的应用前景。蛋白芯片技术的基本原理是将各种蛋白质有序地固定于各种载体上成为检测用的芯片,然后,用标记了特定荧光素的蛋白质或其他成分与芯片作用,再利用荧光扫描仪或激光共聚焦扫描技术测定芯片上各点的荧光强度,通过荧光强度分析蛋白质与蛋白质之间相互作用的关系,由此达到测定各种蛋白质功能的目的。根据蛋白芯片技术的基本原理,可以将不同的抗体固定于载体上成为抗体蛋白芯片,用于检测不同组织产生的蛋白质。抗原抗体反应具有较高特异性和敏感性,这将有助于某些疾病分子水平机制的研究,以协助寻找疾病诊断和治疗的靶分子。此外,蛋白芯片技术还可以应用于作用物与酶相互作用的研究及代谢机制的分析。同时,蛋白芯片技术对于新药的开发以及蛋白质组的研究也具有十分重要的作用。

　　尽管蛋白芯片已较广泛地应用于科研各个方面,但是目前依然存在着一些问题和挑战。蛋白质结构复杂,不同的基团修饰,如巯基化、甲基化、糖基化等会具有不同的功能,蛋白芯片只是把特定的某种蛋白固定于载体上,这对于蛋白质的全面检测具有一定的局限性。此外,固定于载体上的蛋白质的活性决定了实验结果的准确性,而蛋白质本身是一种极易变质的物质,因此蛋白芯片的稳定性具有一定的争议。另外,蛋白芯片价格比较昂贵,影响结果特异性的因素较多等,所有这些因素都对蛋白芯片的使用有一定不利的影响。

　　组织芯片(tissue chip)又称组织微阵列(tissue microarrays,TMA)。组织芯片技术是近年来基因芯片(DNA 芯片)技术的发展和延伸,它可以将数十个甚至上千个不同个体的临床组织标本按预先设计的顺序排列在一张玻片上进行分析研究,可以最大限度地利用组织资源,是一种高通量、多样本的分析工具。传统的组织病理切片技术样本单一、效率低、不能胜任大样本的筛选工作,而组织芯片技术克服了这个缺点并在此基础上迅速发展。目前已运用该技术广泛开展了人类基因组学的研究、疾病相关基因的验证、新药物的开发与筛选、治疗过程的追踪和预后等方面的研究。组织芯片技术实现了分子蛋白质水平研究与组织形态学研究相结合,可以与 DNA、RNA、蛋白质、抗体等技术相结合,与传统的病理学技术、组织化学及免疫组化技术相结合,在基因、基因转录和相关表达产物生物学功能 3 个水平上进行研究。这对人类基因组学的研究与发展,尤其对基因和蛋白质与疾病关系的研究、疾病相关基因的验证、新药物的开发与筛选、疾病的分子诊断、治疗过程的追踪和预后等方面具有实际意义和广阔的市场前景。

二、蛋白质组学

　　蛋白质组(proteome)的概念源于蛋白质(protein)与基因组(genome)两个词的杂合。蛋白质组学是独立于基因组学而发展起来的一门新兴的前沿学科,它在特定的时间和特定的空间研究一个完整的生物体(或细胞)所表达的全体蛋白质的特征,包括蛋白质的表达水平、翻译后的修饰、蛋白质与蛋白质相互作用等,从而在蛋白质水平上获得对于有关生物体生理、病理等过程的全面认识。

　　目前功能基因组中所采用的策略,如基因芯片、基因表达序列分析(serial analysis of gene expression,SAGE)等,都是从细胞中 mRNA 的角度来考虑的,并不能全面代表蛋白质表达水平。在执行生理功能时蛋白质的表现是多样的、动态的,并不像基因组那样基本固定不变。蛋白质本身的存在形式和活动规律,如翻译后修饰、蛋白质间相互作用以及蛋白质构象等问题,仍依赖于直接对蛋白质的研究来解决。而且生命现象的发生往往是多因素影响的,必然涉及多个蛋白质,多个蛋白质的参与是交织成网络的,或平行发生,或呈级联因果。因此要对生命的复杂活动有全面和深入的认识,必然要在整体、动态、网络的水平上对蛋白质进行研究。

　　蛋白质组学的研究内容包括:蛋白质鉴定、翻译后修饰和蛋白质功能确定等。

　　蛋白质组学研究主要有两种方法,一种是组成性蛋白质组学研究(compositional proteomics),即采用高通量的蛋白质组研究技术分析尽可能多乃至接近所有的蛋白质。这种观点从大规模、系统性角度来看待蛋白质组学,也更符合蛋白质组学的本质。但由于蛋白质表达随空间和时间不断变化,要分析生物体内所有蛋白质是一个较难实现的目标。另一种是比较蛋白质组学研究

文档:ER6-13
蛋白质组学的
研究内容

(comparative proteomics),即以重要生命过程或人类重大疾病为对象,进行重要生理/病理体系或过程的研究。这种观点是从比较的角度研究蛋白质在不同生理/病理条件下的差异表达,以发现有差异的蛋白质种类为主要目标。

三、生物信息学

收集整理各种形式的生物信息数据,建立生物信息学数据库;根据生物学知识与统计学知识建立的算法理论,并结合计算机编程技术开发数据库检索或数据库再利用的软件;通过生物信息学的门户网站和门户网站所提供的检索与搜索工具有效促进与指导生物信息资源的共享与利用。本质上讲,生物信息学是对实验生物学资料进行的再加工整理,同时又通过检索等手段对进一步的生物学实验进行理论预测与指导。

四、模式生物学

揭示基因功能的最有效方法之一是定向改变生物的某个基因从而观察其引起的表型。小鼠、果蝇、线虫是最有效的实行大规模基因操作的模式生物。人类与模式生物间基因的高度保守性为我们提供了一个利用模式生物研究基因功能的机会。这些动物模型具有很高的遗传学价值:①可以在条件严格控制的环境下进行遗传确定的种系间杂交;②可以收集大量样本进行研究;③能够产生转基因和利用基因定向突变而达到基因敲除的动物。随着我们对模式生物发育生物学的深入了解,模式生物学(model biology)的研究将为进一步探索基因功能和现代生物学发展作出重要贡献。

五、系统生物学

系统生物学(system biology)是在细胞、组织、器官和生物体整体水平研究结构和功能各异的各种分子及其相互作用,并通过计算生物学来定量描述和预测生物功能、表型和行为。系统生物学将在基因组序列的基础上完成由生命密码到生命过程的研究,这是一个逐步整合的过程,由生物体内各种分子的鉴别及其相互作用的研究到途径、网络、模块,最终完成整个生命活动的路线图。与分子生物学一次只研究一种基因不同,系统生物学是通过综合研究细胞中的所有基因和蛋白质来解释生命的奥秘。系统生物学的主要技术平台为基因组学、转录组学、蛋白质组学、代谢组学、相互作用组学和表型组学等,即分别在 DNA、mRNA、蛋白质和代谢产物水平检测和鉴别各种分子并研究其功能。

代谢组学(metabonomics/metabolomics)是效仿基因组学和蛋白质组学的研究思想,通过考察生物体系受到刺激后代谢产物图谱及其动态变化来研究生物体系的代谢网络的一种技术,是系统生物学重要的组成部分。研究对象主要是相对分子质量 1 000 以下的内源性小分子,可以判断出生物体的病理生理状态,并有可能找出与之相关的生物标志物,为相关疾病的诊断提供一个预测手段。

六、转录组学

转录组学(transcriptomics),是一门在整体水平上研究细胞中基因转录的情况及转录调控规律的方法即从 RNA 水平研究基因表达的情况。狭义的转录组是指所有参与翻译蛋白质的 mRNA 总和。广义的转录组是指从一种细胞或者组织的基因组所转录出来的所有 RNA 总和,包括编码 RNA 及各种非编码 RNA。转录组学可应用于疾病的诊断与分型。

(王松灵)

参考文献

1. LANGER R, VACANTI JP.Tissue engineering. Science,1993,260:920
2. WANG S L,CUKIERMAN E,SWAIN W D,et al.Extracellular matrix protein induced changes in human salivary epithelial cell organization and proliferation on a model biological substratum.Biomaterials,1999,20:1043-1049
3. 王松灵 . 涎腺非肿瘤疾病 . 北京:科学技术文献出版社,2001

4. 司徒振强,吴军正.细胞培养.北京:世界图书出版社,1996

5. 薛庆善.体外培养的基本原理与技术.北京:人民卫生出版社,1999

6. WANG S L,LIU Y,FANG D J,et al.Miniature pig:A useful large animal model for dental and orofacial research. Oral Diseases,2007,13:530-537

7. DING G,LIU Y,WANG W,et al.Allogeneic periodontal ligament stem cell therapy for periodontitis.Stem Cells, 2010,28:1829-1838

8. HU B,UNDA F,BOPP-KUCHLER S,et al.Bone marrow cells can give rise to ameloblast-like cells.Dent Res, 2006,85(5):416-421

9. SONOYAMA W,LIU Y,FANG D J,et al.Mesenchymal stem cell-mediated functional tooth regeneration in swine. PLoS ONE,2006,1(e79):1-8

10. SATHI G A,INOUE M,HARADA H,et al.Secreted frizzled related protein(sFRP)-2 inhibits bone formation and promotes cell proliferation in ameloblastoma.Oral Oncol,2009,45(10):856-860

11. WANG X,SUZAWA T,OHTSUKA H,et al.Carbonic anhydrase Ⅱ regulates differentiation of ameloblasts via intracellular pH-dependent JNK signaling pathway.J Cell Physiol,2010,225(3):709-719

学习笔记

口腔生物学实验教程

>> **提要:**

口腔生物学实验教程是针对口腔生物学理论课设计的实验指导内容。其教学目的是让学生通过实验,掌握基本的口腔生物学研究技术和方法,加深对理论课所学知识的理解,培养学生对口腔医学基础研究的兴趣,了解基本的科研设计思路,启发学生的科研思维。

实验教程按照理论课各章节五年制口腔医学教学大纲的要求,尽可能考虑对每一章节可能的主要内容和基础知识来设计实验,有些操作难度较大或时间较长的实验只好忽略,各院校可根据自己现有的实验条件和教学时间要求自行选择作为参考。长学制教学可作为参考。

第一节 口腔微生物学实验

实验一 龈上或龈下菌斑的采集、染色和观察、分类

【目的与要求】

掌握牙菌斑生物膜(以下简称菌斑)等样本细菌的采集、处理和常用染色——刚果红(Congo Red)负性染色的主要程序和方法,熟悉龈上和/或龈下菌斑中常见细菌的细胞形态及分类方法。

【实验内容】

1. 讲解、示范并练习龈上或龈下菌斑标本的采集方法。

2. 讲解、示范并练习细菌涂片的制备程序和方法、染色步骤。

3. 讲解和练习细菌观察方法及注意事项。

4. 按照 Listgarten 分类标准进行分类。

【器材与试剂配制】

1. **龈上菌斑检查** 菌斑染色剂、无菌探针、载玻片、灭菌取菌环、消毒刮匙、纸尖、酒精、浓盐酸、灭菌的液状石蜡。

2. **龈下菌斑采集** 可卸式取菌器、消毒滤纸、含预还原转送培养基的带盖小瓶或离心管、载玻片、盖玻片、普通光学显微镜、细菌接种环及细菌培养皿等。

3. **预还原转送液(巯基乙醇酸盐溶液)的配制** 巯基乙醇酸钠 0.15g,磷酸氢二钠 0.11g,氯化钠 0.5g,加蒸馏水定容至 99.1mL,磁力搅拌器加热溶解,冷却至 50℃,加新鲜配制的 1%CaCl$_2$ 0.9mL,使总容量至 100mL,调 pH 至 8.0,高压灭菌(115℃,15 分钟)。

【方法与步骤】

(一)菌斑的采集和处理

1. **龈上菌斑的采集和处理** 采集龈上菌斑多以分离培养致龋菌为目的。因致龋菌多为微需氧菌或兼性厌氧菌,故要求尽快送至实验室孵育,尽量避免接触空气。

(1)样本采集前让受检者漱口后,在牙上涂布菌斑染色剂,20 秒后漱口;或者受检者直接清水漱口去净口腔内食物残渣后,以棉卷隔湿所采集的牙。

(2)以无菌生理盐水冲洗牙面,用无菌口腔科挖匙或探针采集窝沟菌斑或唇、颊面菌斑;以牙

线置于两邻牙之间,紧贴牙面采集邻面菌斑。

(3) 采集后立即将样本放入含预还原转送培养基的小瓶中,紧塞瓶盖。

2. 龈下菌斑的采集和处理 采集龈下菌斑样本的目的多为分离培养与牙周组织疾病相关的细菌,由于龈下菌斑分为附着菌斑和非附着菌斑两种,故不同的采集方法有不同的结果。下面介绍两种常用的采集方法:

(1) 可卸式取菌器采集法:可卸式取菌器的结构为一可伸缩并能卸的活动端,其前端为镀镍的刮器。取样前先刮除龈上菌斑,漱口后将取菌器伸入龈沟或牙周袋内,推出活动端,用刮器取龈下菌斑样本,于5秒内用无菌镊子取下刮器尖端放入含预还原转送培养基的带盖小瓶中,加盖灭菌液状石蜡封闭后送检。此方法优点为使用较方便,采样时污染少,镀镍刮器不易使样本氧化,适用于龈下附着菌斑样本的采集(可用牙签代替)。

(2) 灭菌纸尖直接采集法:刮除龈上菌斑后,漱口,棉卷隔湿,将灭菌纸尖直接插入龈沟或牙周袋内(图7-1)数秒钟后取出,放入含有预还原转送培养基的带盖小瓶(或离心管)中,加盖、灭菌、液状石蜡封闭后送检。此法主要适用于采集龈下非附着菌斑。

将样本管或小瓶置于漩涡振荡器上,振荡1~2分钟,菌斑团块即可分散。也可将超声波洁治器探头放在龈上菌斑样本瓶中超声振荡10秒,以分散菌斑团块(可选步骤:5秒停2秒,循环3~5次)。

图 7-1　菌斑的样品采集法
A. 龈沟内采集法　B. 牙周袋内采集法

(二) 细菌的刚果红负性染色方法

1. 染色 在一洁净载玻片的一端滴一滴2%刚果红水溶液,取待检样本的一部分与染液混合并用盖玻片推成均匀的薄片。待涂片自然干燥后置于浓盐酸瓶口的蒸气上熏,直到涂片由红色变成蓝色即可。

2. 观察 将熏制好的蓝色涂片置于普通光学显微镜下,用油镜观察计数(放大1 000倍)。镜下可见涂片呈蓝色背景,菌细胞不着色呈光亮的白色,形态清晰(图片7-2)。

3. 分类 在涂片上选择涂布均匀的视野计数200个菌细胞,按Listgarten的分类标准分类报告各类细菌的百分比。

Listgarten的分类标准:

(1) 球菌:菌细胞直径0.5~1.0μm,包括少量球杆菌;

(2) 直杆菌:菌细胞宽0.5~1.5μm,长1.0~1.9μm,包括部分分枝杆菌;

图 7-2　刚果红染色的杆状细菌形态

(3) 丝状菌:菌细胞宽0.5~1.5μm,长与宽之比大于6:1,菌细胞多为不规则的长丝状杆菌;

(4) 梭状菌:菌细胞直径0.3~1.0μm,长约10μm,其末端呈梭状;

(5) 弯曲杆菌:菌细胞呈新月形或弯曲状;

(6) 螺旋体:菌细胞宽0.2~0.5μm,长约10~20μm,呈螺旋形,包括大、中、小三种螺旋体。

【注意事项】

1. 染色操作中,用浓盐酸熏蒸涂片时千万小心,要戴防护眼镜和手套,眼睛和面部尽量远离蒸气,平视操作,注意勿伤及眼睛和皮肤。

2. 该法不能检测细菌的活动性,但染色涂片可长期保存。

【实验报告评定】

龈上或龈下菌斑标本的采集、处理、染色和观察分类。

实验二 变异链球菌的分离和鉴定

【目的与要求】

变异链球菌是重要的致龋菌。通过实习掌握菌落特点的观察和菌细胞形态及革兰氏染色特征的观察,初步掌握和了解菌斑标本中变异链球菌的分离、培养和表型鉴定的主要程序和方法,熟悉牙菌斑生物膜(以下简称菌斑)中常见细菌的菌落特点、菌细胞的形态及革兰氏染色特点。

【实验原理】

变异链球菌由于在不同培养基中可发生形态变化而得名。变异链球菌能发酵蔗糖、葡萄糖、果糖、麦芽糖、乳糖、山梨醇和甘露醇等多种碳水化合物,而其他口腔链球菌不发酵山梨醇和甘露醇,借此可与其他口腔链球菌鉴别。此外,可根据变异链球菌的菌落形态、染色特点及耐氧情况,以及其特殊的生化反应分离和鉴定变异链球菌。

【实验内容】

1. 讲解菌斑细菌表型鉴定的程序和方法,完成菌斑标本的采集、转送、处理、接种和培养的操作过程。

2. 观察菌落的特点(大小、颜色、形态、溶血性)。

3. 观察菌细胞的形态和革兰氏染色特征。

4. 完成耐氧试验及菌斑细菌的次代纯培养。

5. 完成细菌的生化鉴定。

【器材与试剂配制】

1. 厌氧培养装置(简易厌氧袋、厌氧罐、厌氧培养箱、厌氧手套箱均可)。

2. 轻唾琼脂培养基(MS 琼脂)、牛脑心浸液(BHI 琼脂)培养基、硫基乙醇酸盐转送液、无菌 0.2mol/L 磷酸盐缓冲液(PBS)(pH 7.0~7.2),离心管。

3. 旋涡混合器、微量振荡器、可调式移液器、加样头、小试管、涂布棒、接种环、酒精灯、载玻片、革兰氏染色试剂、普通光学显微镜。

4. 口腔检查用口镜、镊子、检查盘、无菌纱球、无菌探针和龈上锄形洁治器。

5. 96 孔反应板、无菌棉签、普通孵箱、系列生化基质和指示剂如甘露醇、山梨醇、菊糖、精氨酸试剂、七叶苷水解试剂。

6. 变异链球菌 *ATCC25175* 悬液(25~30 亿细菌 /mL)用 0.2mol/L PBS 制备。

7. 硫基乙醇酸盐溶液的配制 硫基乙醇酸钠 0.15g,磷酸氢二钠 0.11g,氯化钠 0.5g,蒸馏水加至 100mL,加热溶解,冷却至 50℃,加新鲜配制的 1%CaCl$_2$ 0.9mL,高压灭菌(121℃,15 分钟)。

8. 牛脑心浸液培养基(BHI 培养基)的配制

牛心浸出液	25mL	牛脑浸出液	20mL
胰蛋白胨	1.0g	酵母提出物	5.0g
加入 Nacl 0.5g 以维持渗透压			
葡萄糖	0.2g	盐酸半胱氨酸溶液	0.4mL
VPI 盐液	5.0mL	刃天青(0.1%)	5.0mL
蒸馏水至 100mL			

混合上述成分,加热溶解,待冷却后调 pH 至 7 左右,最后分装(每瓶 100~300mL),121℃、15 分钟高压灭菌。

BHI 培养基是基础培养基,添加琼脂 18~20g/L 即成为 BHI 琼脂培养基。将 100mL BHI 琼脂培养基融化,冷却至 50~55℃后(可选择 60~65℃,温度太低容易先凝固,特别加血混匀后),加入已过滤除菌的氯化血红素 - 维生素 K$_1$ 溶液 1mL 和无菌的 5% 的脱纤维蛋白羊血 5~10mL,混匀后倾注平皿内即成为脑心浸汁 - 辅助琼脂(BHI-S 琼脂)(也可用市售厌氧菌分离培养基代用)。

图片:ER7-3 部分实验器材

9. 轻唾琼脂培养基(MS 琼脂)的配制

胰蛋白胨	1.0g	胨	0.5g
蔗糖 *	3g~5g	葡萄糖	0.1g
无水(或三水)磷酸氢二钾	0.4g	琼脂	2.0g
0.1% 曲利苯蓝	7.5mL	0.1% 结晶紫	0.8mL

蒸馏水加至 100mL

混合上述成分并加热使之溶解,调 pH 至 7.6,高压灭菌(121℃,15 分钟),倾注于平板前加入除菌的 1% 的亚碲酸钾溶液 0.28mL 并混匀。

* 可根据需要将蔗糖量增至 20g。

【方法与步骤】

按照如下操作程序完成变异链球菌群细菌的分离和表型鉴定:

牙菌斑生物膜标本

↓置转送液中运送

分散、稀释

↓

接种到 MS 或 TS 琼脂上

↓

微氧孵育(37℃、5%~10% CO_2、48 小时)或厌氧孵育(37℃、48 小时、90%N_2+10%CO_2 或 80%N_2+10%CO_2+10%H_2)

↓

菌落、菌细胞形态学检查

↓

次代培养纯化、富集

↓

基因测序或生化鉴定

↓

确定菌种

具体操作方法:

1. 菌斑标本的采集和运送　菌斑微生物的组成相当复杂,作为分离培养口腔微生物的菌斑标本,应视其临床要求、研究目的的不同,以不同的方式采自不同的区域。

分离致龋菌如变异链球菌时,多采集龈上牙表面龋蚀菌斑,主要包括邻面菌斑和面沟裂菌斑。

(1) 在采集标本前,让受检者用温开水漱口以除去口内食物残渣,然后在无菌纱球吸湿及隔湿的情况下采集菌斑标本或龋蚀材料。面沟裂菌斑一般用无菌的探针采集,而采集邻面菌斑标本则既可用探针也可使用牙线或正畸用的细钢丝。

(2) 将菌斑标本收集在盛有还原转送液(巯基乙醇酸盐溶液)(也可用生理盐水代替)的无菌带塞或带盖的试管或离心管中送检。

也可由实验室提供含变异链球菌的菌斑标本。

2. 标本的分散和稀释　由于菌斑为细菌密集的未钙化团块,欲取得其培养物,必须对菌斑标本进行必要的分散和稀释,以保证获取单个菌落。

(1) 将标本送至实验室,置超声破碎仪 10~20 秒,使菌斑或细菌团块分散。

(2) 用无菌的 PBS 将分散的菌斑标本作 10 倍系列稀释,不同样本的稀释程度不同(一般为 10^{-2}~10^{-4})。稀释过程均要求无菌操作。

3. 培养基的选择　用加 15%~20% 蔗糖的 MSB(选择分离口腔链球菌——轻唾琼脂培养基)或 TS 蔗糖琼脂(推荐的变异链球菌分离的基础培养基——胰蛋白酶水解物 - 大豆琼脂蔗糖)培养基。

4. 接种和孵育　可采用涂布法或滴注法进行接种。

（1）涂布法：用移液器取 10μL 适量稀释的标本，用无菌三角形推棒将其均匀涂布于琼脂平板的表面。

（2）滴注法：用移液器取适量稀释液（25μL 或 50μL）滴注于琼脂表面，待其干燥后进行孵育。用 spiral 螺旋涂布仪能较准确地进行细菌的菌落形成单位（colony forming unit，CFU）定量记数。孵育条件为 5%~10%CO_2 的微氧环境（90%~95% 的 N_2），也可用 80% N_2、10%CO_2 和 10%H_2 的大气环境，37℃孵育 48 小时 。

5. 表型鉴定的程序和方法 初代培养后，进行以下检查：

（1）菌落特征观察：从初代培养平板上观察菌落，观察要点如下（任选 5 个较典型的不同菌落并记录其特征）：

形态：如水滴状、圆形、丝状、不规则状、根状、梭形等。

大小：菌落直径一般以毫米（mm）计，注意大小的一致性。

厚薄：扁平、丘状、凸、半球状、瘤状（中央凸）。

边缘：如整齐、锯齿状、波状等。

透明度：透明、半透明、不透明。

颜色：无色、白、黄、红、绿、黑或棕色。

菌落型：光滑、粗糙、黏液样。

溶血型：α、β、γ（限血平板）。

（2）菌细胞形态和染色特征观察：在载玻片上滴一滴生理盐水，分别挑取上述 5 个菌落于生理盐水中，制成细菌涂片。革兰氏染色后，在光学显微镜（×1 000 倍）下观察菌细胞形态和染色特征，并记录其特征（图 7-3）。

图 7-3 变异链球菌在 BHI 培养基中的菌落形态

革兰氏染色步骤：

细菌涂片加热固定

↓

加革兰氏（碱性结晶紫）甲液、乙液各 1 滴，混匀后初染 30 秒

↓水洗

革兰氏碘液媒染 30 秒

↓水洗

丙酮 - 乙醇混合脱色剂脱色 5~10 秒

↓水洗

苯酚复红复染 5 秒

↓水洗

干燥后显微镜 1 000 倍油镜下观察

注：碱性结晶紫甲液：1g 结晶紫溶解于 100mL 蒸馏水中混匀即成；

乙液：5g $NaHCO_3$ 溶解于 100mL 蒸馏水中混匀即成。

菌细胞形态和革兰氏染色特征观察要点（图 7-4）：

菌细胞形态：球形、杆形、球杆形、弯曲状、梭状、菌细胞末端形状、细胞内有无颗粒、肿胀等。

革兰氏染色特征：阳性、阴性染色均匀性。

（3）耐氧试验及次代纯培养：从初代培养平板上选取革兰氏阳性链球菌菌落，接种于两块 BHI 琼脂平板，分别在厌氧条件下（80%N_2、10%CO_2、10%H_2）和需氧条件下 37℃培养 48 小时。将获得纯培养的细菌进一步作菌落形态、菌细胞形态、染色特征、生化实验和代谢产物分析。

（4）生化鉴定：生化鉴定采用反应板微量快速生化实验。

1）经革兰氏染色鉴定次代培养为纯培养后，用无菌棉签收集厌氧培养的 BHI 琼脂表面的菌

视频：ER7-4
牙菌斑生物膜
细菌涂布法

视频：ER7-5
螺旋接种法

视频：ER7-6
革兰氏染色法

学习笔记

167

苔,用 PBS 配制成每毫升 2×10^9 左右细菌量的液体。

2) 用移液器取待测的细菌悬液分别加入反应板微孔中,每孔 100μL,共加 10 孔。阴性对照用无菌 PBS 代替菌悬液,阳性对照用变异链球菌 *ATCC25175* 悬液,加样同待检细菌(各加 10 孔)。

3) 分别加入不同的生化基质:甘露醇、山梨醇、菊糖、精氨酸试剂、七叶苷水解试剂,每种生化基质对应加入含有细菌悬液、阴性对照、阳性对照的微孔中(每孔 100μL,各加 2 孔)。加毕放置微型振荡器上振摇约 30 秒,使菌液与基质液充分混合。

图 7-4　革兰氏染色变异链球菌形态特点

4) 将反应板加盖玻璃板置 37℃普通孵箱中孵育 4~24 小时。

5) 结果观察:取出反应板,加入指示剂后观察并记录结果。具体内容见表 7-1。

表 7-1　反应板微量快速生化实验名称、试剂及结果

实验(缩写)	基质	指示剂	结果
糖、醇发酵	糖或醇液	BM	红色 ++、黄色 +、绿色 −
产生吲哚(IND)	色氨酸基质液	Zhrlich 试剂	红色 +、无色 −
还原硝酸盐(NAT)	硝酸盐基质液	A 液:5%α- 萘胺溶液 B 液:0.8% 对氨基苯磺酸盐	红色 +、浅黄色 −
产生脲酶	尿素酚红液	—	红色 +、黄色 −
产生 β - 半乳糖苷酶(ONPG)	ONPG 基质液	—	黄色 +、无色 −
水解精氨酸(APH)	精氨酸基质液	Nessle 试剂	橘黄色 +、浅黄色 −
水解七叶苷(ESC)	七叶苷基质液	—	黑色 +、无色 −
水解淀粉(STA)	可溶性淀粉培养基	革兰碘液	浅黄色 +、紫蓝色 −
水解明胶(GEL)	明胶碳粉培养基	—	碳粒沉于管底 +、碳粒和明胶混合 −
水解马尿酸盐(HIP)	马尿酸钠基质液	12%FeCO₃ 试剂	褐色絮状沉淀 +、无沉淀或沉淀易溶解 −
产生硫化氢(H₂S)	硫代硫酸钠培养基	—	黑色 +、不变色 −
产生触酶(CA)	甘露醇溶液	新鲜配制的 3% H₂O₂	生成明显气泡 +、无气泡或产生少量气泡 −
产生氧化酶(OX)	—	A 液:1%α- 萘酚乙醇液 B 液:1% 对氨基二甲基苯胺草酚盐	2 分钟内出现蓝色 +、不变色 −

根据变异链球菌的生化特性,可将其分为Ⅰ、Ⅱ、Ⅲ、Ⅳ、Ⅴ共 5 个生物变型。变异链球菌的生物变型及血清变型已被命名为新的菌种,其鉴别见表 7-2。

学习笔记

表 7-2　变异链球菌群各菌种的鉴别

菌种	特性													
	需氧生长	来源	生物变型	血清变型	产生 H_2O_2	V-P试验	水解		发酵				抗杆菌肽	DNA (G+C) mol%
							精氨酸	七叶苷	甘露醇	山梨醇	蜜二糖	棉子糖		
变异链球菌	生长差	人	I	c,e,f	–	+	–	+	+	+	+	+	+	36~38
大鼠链球菌	生长差	大鼠、人	II	b	–	+	+	+	+	+	+	+	+	41~43
仓鼠链球菌	生长差	仓鼠、人	III	a	–	+	–	D	+	+	D	+	–	42~44
远缘链球菌	生长差	人	IV	d,g	+	+	–	D	+	D	D	D	+	44~46
野鼠链球菌	生长差	野鼠	V	e	–	D	–	+	+	+	ND	+		43~45
猕猴链球菌	生长差	猕猴	ND	h										35~36

D:不定,部分菌株为阳性;ND:未测定

【注意事项】

1. 阳性和阴性对照　阳性和阴性对照对生化实验的可靠性很重要,可借此排除假阳性或假阴性结果。

(1) 阳性对照:根据鉴定系列选择模式株或参考株做平行对照试验,实验方法与正式试验相同。如【参考注解】1 中⑦常选用变异链球菌 *ATCC25175*。

(2) 阴性对照:用无菌 PBS 代替菌悬液,余同正式试验。

2. 细菌浓度对实验结果的影响　浓度低可导致假阴性结果,最佳的细菌浓度为 2.1×10^{10}~2.4×10^{10}/mL,如菌浓度略低可适当延长酶反应时间。

3. 酶反应时间与菌种的关系　酶反应时间因不同菌种有所差异,以 4~24 小时为宜。

4. 待测标本放置时间　以新鲜的放置 24~48 小时内培养物为宜。如标本不能立即做生化实验,可将其放置在 4℃冰箱内,时间最好不超过 96 小时。

5. 预成酶微量生化实验所用细菌应来自不加血的非选择培养基,以避免产生假阳性结果。

【参考注解】

1. 反应板微量快速生化实验　该实验是利用细菌产生的预成酶(胞外酶),在 37℃普通孵箱中与生化试剂基质产生特异的酶反应,通过各种指示剂或特殊的显色产物即可在 4~24 小时观察到结果。反应板微量快速生化实验的生化鉴定系统包括 30 个生化实验基质与相关指示剂、磷酸盐缓冲液(PBS)、细菌标准浊度管以及 8 个鉴定系列。这 8 个鉴定系列分别是:①革兰氏阳性厌氧球菌;②革兰氏阴性厌氧球菌;③革兰氏阳性无芽胞厌氧杆菌;④革兰氏阴性无芽胞厌氧杆菌:a. 不产黑色素的革兰氏阴性厌氧短杆菌,b. 系列产黑色素的革兰氏阴性厌氧短杆菌,c. 革兰氏阴性厌氧梭状或长杆菌;⑤革兰氏阴性弯曲菌;⑥梭菌属;⑦变异链球菌和其他口腔链球菌;⑧微需氧的革兰氏阴性厌氧杆菌。根据细菌的形态、染色性及耐氧实验结果选择不同的系列生化基质进行鉴定。

2. 反应板微量快速生化实验名称、试剂及结果参考表 7-2 判断标准进行分析。

【实验报告评定】

变异链球菌的分离与鉴定。

BHI 琼脂培养基上,可见变异链球菌的菌落呈白色的沙砾状(图 7-3);革兰氏染色见变异链球菌为直径 0.6~1.0μm 的革兰氏染色阳性球菌,有时呈椭圆形,数个球菌呈链状或长链状排列(图7-4)。

实验三 细菌代谢酸的测定

【目的与要求】

检测分析细菌挥发性脂肪酸和非挥发性脂肪酸等代谢产物,对于鉴定某些细菌的种或属非常重要,尤其是鉴别厌氧菌。而本实验通过用色谱层析技术检测细菌代谢酸的实验,希望了解色谱技术定性和定量检测分析的基本原理,掌握细菌酸分析的基本方法。

【实验原理】

各种脂肪酸在色谱柱(固定相)及流动相中的分配系数、吸附能力不同,导致它们在柱中的保留时间有所差异。相同的分析条件下,同一种有机酸其保留时间大致相同,且峰面积与含量呈正比关系。由此,根据标准酸图谱可对样品中的有机酸进行定性定量分析。

【实验内容】

1. 液体纯培养增菌。

2. 测定细菌培养液中短链脂肪酸的种类及其相对含量。

【器材与试剂配制】

1. 色谱仪、细菌培养箱、离心机、pH 计、三角瓶、接种环、移液器、微量注射器、离心管。

2. 混合标准酸配制 甲酸、乙酸、丙酸、丁酸、戊酸、丁二酸、乳酸各 1.0mL 混合,加蒸馏水至 10mL 定容。

【方法与步骤】

1. 样品制备 将纯化的单克隆细菌菌落接种于 1mL 培养基培养;之后将 1mL 培养液加入 10mL 液体 BHI 培养基中,孵育 48 小时后用磷酸调 pH 至 1.7,取菌悬液 1.0mL,加乙醚 0.5mL,振荡,离心,上层液 20μL 进样分析。

2. 色谱条件

分析柱:YMC-Pack ODS-A 150×4.6mm I.D.。

流动相:5%~40% 0.2mol/L 磷酸盐(pH2.8)甲醇溶液。

梯度:在 15 分钟内甲醇由 5%~40%。

波长:217nm。

流速:1.0mL/min、5 分钟,2.0mL/min、15 分钟。

柱温:25℃。

3. 操作

(1) 开机,依次用甲醇、三蒸水冲洗柱子 20~30 分钟,流动相平衡柱子至基线平稳。

(2) 用微量注射器吸取 20μL 混合标准酸进行色谱分析,记录各组分的保留时间和峰面积。

(3) 同法对 20μL 细菌培养上清液乙醚提取物进行分析,记录各组分的保留时间和峰面积。

4. 结果计算 将培养液中各组分保留时间与标准酸图谱比较定性。按如下公式计算定量:

$$C_{有机酸} = A_{rea\ 有机酸}/A_{rea\ 标准} \times C_{标准}$$

【注意事项】

1. 实验前一定要用流动相将分析柱平衡,以保证实验结果的稳定性。

2. 因用乙醚萃取液进行分析,所以温度对其分析结果有一定的影响。

【实验报告与评定】

细菌代谢酸测定。

实验四 细菌细胞外葡聚糖的测定

【目的与要求】

变异链球菌可以产生葡糖基转移酶,后者可以综合蔗糖产生细胞外多糖即水溶性或不溶水葡聚糖,以提供细菌营养、促进细菌黏附和菌斑形成。本实验学习检测细菌细胞外可溶性和不溶水葡聚糖,要求通过实验初步掌握用比色法测定葡聚糖含量的方法和原理。

【实验原理】

糖在强酸溶液中加热,脱水生成羟醛,再变成呋喃衍生物。此衍生物可以与各种试剂反应生成有色物质,然后在分光光度计测得密度值计算出糖的含量。最常用的试剂有蒽酮、邻甲苯胺、苔黑酚、半胱氨酸、巯基乙醇。这里主要介绍用蒽酮法测定多糖(葡聚糖)含量的方法。该试剂与单糖、双糖、糊精和淀粉都生成有色化合物,在一定的浓度范围内,测得的葡聚糖含量与光密度值成正比。

【实验内容】

测定变异链球菌培养液中细胞外葡聚糖的含量。

【器材及试剂配制】

1. 蒽酮试剂　称取 200mg 蒽酮溶解于 100mL 浓硫酸中搅拌溶解。4℃冰箱可放 2~3 周。

2. 葡聚糖标准储存液　称取 1.0g 葡聚糖溶于 100mL 水中作储存液。使用时取 1.0mL 稀释至 100mL,储存于 4℃冰箱中。

【方法与步骤】

1. 样品处理　多糖分为水溶性多糖和水不溶性多糖,如果需要测出各自的含量,需将其分开。以培养细菌为例:

(1) 培养液离心分离,3 000r/min,30 分钟,弃上清。

(2) 用 5mL 蒸馏水洗沉淀 2 次,离心,上清液合并,作为样品 1,用于检测水溶性多糖。

(3) 水洗后的细菌加 0.4mol/L 氢氧化钠 5mL 洗 3 次,离心,合并上清液,作为样品 2,用于检测水不溶性多糖。

2. 测定

(1) 标准曲线:按表 7-3 配制标准液。搅拌 3 分钟后放入 95℃水浴中加热 6 分钟。冷却,在分光光度计上 625nm 处比色,绘制标准曲线。

表 7-3　测定细菌细胞外多糖标准液的配制

管号	1	2	3	4	5	6	7	空白
葡聚糖 /mL	0.05	0.10	0.20	0.30	0.40	0.60	0.80	0.00
蒸馏水 /mL	0.95	0.90	0.80	0.70	0.60	0.40	0.20	1.00
蒽酮试剂 /mL	3.00	3.00	3.00	3.00	3.00	3.00	3.00	3.00

注:应在 15℃水浴中,加入蒽酮

(2) 样品测定:取样品 1.0mL(质量浓度在 20~40μg/L 为宜)。加蒽酮试剂 3mL,95℃水浴煮沸 6 分钟,冷却后测其 625nm 处的吸光度。根据标准曲线及稀释倍数计算样品中葡聚糖的含量。

【实验报告评定】

细菌细胞葡聚糖的测定。

实验五　菌斑中 pH 的测定

【目的与要求】

菌斑中的 pH 决定了其对正常组织的危害情况,如菌斑持续性低 pH,就会形成龋坏,因此检测其 pH 具有临床意义。目前菌斑 pH 的测定可分为两大类,即活体测定与离体测定。活体测定即在口腔内环境下进行测定,包括电极接触法(touch pH electrode method)和埋藏电极遥测法(intraoral or indwelling pH electrode systems);离体测定如人工菌斑法。这几种方法各适于不同的实验要求,由于实验方法的不同,结果虽基本一致,但也有差异。通过本实验学习,要求至少掌握一种菌斑 pH 测定的基本方法。

【实验内容】

1. 电极接触法。

2. 埋藏电极遥测法。

3. 人工菌斑 pH 测定法。

【器材】

微电极,吸液用注射器,pH 计,隔湿用消毒棉球等。

【方法与步骤】

1. 电极接触法 是一种活体菌斑 pH 检测法,即将手持的微电极置于原位的菌斑来测定菌斑的 pH。

(1) 用注射器吸取 1mL 标准 pH 溶液,滴入电极敏感端所在的部位,校正 pH 计。

(2) 受试者 2 天不漱口刷牙,测试前 2 小时不进食。

(3) 用棉卷隔湿并用气枪吹干测试部位。

(4) 手持微电极置于原位的菌斑表面测定"静态"pH,待离子计数稳定时记录 pH。每一时间点测试受试者同一颗牙的上下左右 4 个位点,取其平均值为菌斑原位 pH,且 4 点在 1 分钟内完成。

(5) 受试者进食不同的食物,在一定的时间间隔中测定 pH:

1) 测定时,将微型玻璃电极或锑电极直接插入要测的菌斑中;

2) 参比电极通过饱和氯化钾盐桥与受检者身体相连,一般是放在前臂或口底;

3) pH 计也可连接自动描绘装置,将测到的 pH 直接绘制成图。

2. 埋藏电极遥测法 是菌斑 pH 的体内检测方法。

(1) 用注射器吸取 1mL 标准 pH 溶液滴入电极敏感端所在的部位,校正 pH 计。

(2) 将一个微型玻璃电极埋入离体的釉质小块中。

(3) 用棉卷隔湿并用气枪吹干测试区域。

(4) 将埋入釉质小块中的微型玻璃电极放入局部义齿中,戴入受检者口腔内缺牙的部位,让电极的敏感面向着基牙的邻面和咬合面。也可在电极的后方接一个微型的场效应晶体管,以增加传导速度,提高敏感性,减少干扰。

(5) 参比电极的接法一般与接触法相同,或者也埋入义齿中,以细导线与口外连接。

(6) 根据实验要求观察菌斑在电极头的聚集和 pH 变化情况。

(7) 电极敏感端的菌斑可以确定为类似于邻面或窝沟部位的菌斑

3. 人工菌斑法 是先建立人工菌斑模型,然后用未刺激和刺激的唾液同菌斑作用,同时用电极测定 pH 变化。在整个测试过程中,人工唾液均处于流动状态,且流速可变。

【注意事项】

菌斑中 pH 受多方面因素的影响,如口腔环境、唾液、饮食的酸碱度以及口腔清洁情况等,因此测定时要做好隔湿防护。

【实验报告评定】

菌斑中 pH 的测定。

第二节 口腔生物化学实验

实验六 龈沟液中碱性磷酸酶活性的测定

【目的与要求】

龈沟液中的碱性磷酸酶(ALP)多数来源于多形核白细胞,组织中的 ALP 往往与骨形成密切相关,但有长期临床研究报道牙周炎处龈沟液中该酶的活性变化与牙周袋探诊深度和炎症程度明显正相关,因此与牙周炎破坏和牙周组织状况相关。通过本实验的学习,要求掌握龈沟液中 ALP 的基本检测方法。

【实验原理】

酶联免疫吸附实验(ELISA 法)定量测定 ALP:用纯化的 ALP 抗体包被微孔板制成固相载体,向包被抗体的微孔中依次加入样品或标准品、生物素化的抗碱性磷酸酶抗体、辣根过氧化物酶(HRP)标记的亲和素,经过彻底洗涤后用底物 3,3′,5,5′- 四甲基联苯胺(TMB)显色。TMB 在过氧化物酶的催化下形成蓝色,再在酸的作用下转化成最终的黄色。颜色的深浅和样品中的碱性磷酸酶呈正相关。用酶标仪在 450nm 波长下测定吸光度(OD 值),即可计算出样品 ALP 含量。

【实验内容】

1. 样品制备。

2. ELISA 法测定样品 ALP 的染色操作。

3. 酶标仪测定吸光度值,间接了解 ALP 相对含量。

【器材与试剂配制】

1. 96 孔酶联板、移液器、离心管(Eppendorf 管)及 ALP 的 ELISA 酶联免疫染色试剂盒等。

2. 试剂配制　①冻干标准品:临用前将样品稀释液稀释至 1mL,盖好后静置 10 分钟以上,然后反复颠倒 / 搓动以助溶解,其浓度为 200U/L,临用前 15 分钟内根据设计需要倍比稀释试剂浓度;②按说明书浓度要求,于使用前 1 小时内配制检测溶液 A 和检测稀释液 B。

【方法与步骤】

1. 龈沟液采集　用洁治器轻轻去除龈上菌斑后,擦干、隔湿,将专用 Whatman 1 # 滤纸条(2mm×20mm)放入被测牙的近远中位点龈袋底,30 秒后取出,将滤纸条的浸润部分称重后,剪入含 300μL 生理盐水的冻存管中。此步也可提前采集,存放 –20℃冻存备用。

2. 加入 80μL Tris-HCl 缓冲液(pH8.0)洗涤 1 小时后,4℃离心(10 000r/min)10 分钟,取上清。

3. ALP 检测　①加样:分别设空白孔、标准孔、待测样品孔。空白孔加样品稀释液 100μL,余孔分别加标准品或待测样品 100μL,注意不要有气泡;将样品加于酶标板孔底部,尽量不触及孔壁,轻轻晃动混匀,酶标板加上盖或覆膜,37℃孵育 2 小时。②弃去液体,甩干,每孔直接加检测溶液 A 工作液 100μL(在使用前 1 小时内配制),37℃孵育 1 小时。③弃去孔内液体,甩干,每孔加入洗涤缓冲液 350μL 洗板 3 次,每次浸泡 1~2 分钟,甩干(也可轻拍将孔内液体拍干)。④每孔加检测溶液 B 工作液(同检测 A 工作液)100μL,37℃孵育 1 小时。⑤弃去孔内液体,甩干,洗板 5 次,每次浸泡 1~2 分钟,甩干(也可轻拍将孔内液体拍干)。⑥依序每孔加底物溶液 90μL,于 37℃避光显色 30 分钟内,以标准品的前 3~4 孔有明显的梯度蓝色,后 3~4 孔梯度不明显时终止。⑦依序每孔尽快加入 50μL 终止液终止反应,可见蓝色立即变为黄色。

4. 用酶标仪依序测量在 450nm 波长下各孔的光密度(OD 值),记录在事先划好的表格中。

【注意事项】

1. 龈沟液的量很少,同时受多种因素的影响,因此采集龈沟液时,动作要轻柔,要注意排除全身的影响因素(如生理周期、性激素等)和局部刺激因素,并注意防止污染。

2. 每次实验留一孔作为空白调零孔(不同于空白孔),该孔不加任何试剂,只是最后加底物溶液及 2mol/L H$_2$SO$_4$。测量时先用此孔调 OD 值至零。

3. 严格按照规定的时间和温度进行孵育以保证准确结果。所有试剂都必须在使用前达到室温;使用后立即冷藏保存试剂。

4. 洗板很重要,在加入检测溶液 B 或底物前确保尽量吸干孔内液体。为防止样品蒸发,实验时将反应板放于密闭的湿盒内,酶标板加盖或覆膜,以避免液体蒸发;洗板后应尽快进行下步操作,避免酶标板长时间处于干燥状态。

5. 操作时要戴手套,注意擦净板底残留的液体和手指印,否则影响 OD 值准确性。

6. 在储存和孵育时避免强光直接照射。

7. 未使用完的酶标板或试剂务必于 2~8℃保存。标准品、检测溶液 A 工作液、检测溶液 B 工作液要依据所需的量配制使用,尽量不要配制不足(如吸取检测溶液 A 时,每次不要小于 10μL),以避免由于不准确稀释而造成的浓度误差;检测液 A、B 以及底物溶液要在用前配制,且应 37℃温育

30 分钟;勿重复使用已稀释过的标准品、检测溶液 A 工作液或检测溶液 B 工作液。

8. 建议检测样品时均设双孔测定,以保证检测结果的准确性。

【实验报告评定】

根据龈沟液中 ALP 含量检测的 OD 值结果、空白对照等,分析实验结果。

实验七 唾液钙和磷含量的测定

唾液中钙与磷的测定均是采用分光光度法进行检测,可结合自己现有的试剂和实验条件选择完成其中一种或者两种。

(一)唾液中钙含量的测定

【目的和要求】

通过实验掌握测定唾液中钙浓度测定方法的基本原理和方法,了解分光光度计的测定原理。

【实验原理】

在碱性条件下,甲基麝香草酚蓝与钙反应形成蓝色甲基麝香草酚蓝钙络合物,该络合物在 610nm 处有最佳吸收,可采用比色法直接测定,算出唾液中总钙含量。

【实验内容】

1. 收集口腔唾液。

2. 测定唾液中总钙含量。

【器材与试剂配制】

1. 分光光度计、振荡器、试管、移液器、离心管、烧杯、滴管、吸头。

2. 钙测定试剂及其配制

(1)显色基础液(A):取亚硫酸钠 2.4g,溶解于 70mL 双蒸水中,加入乙醇胺 20.0mL,再加双蒸水至 100mL,储存于 4℃冰箱备用。

(2)MTB 试剂(B):去甲基麝香草酚蓝 0.018g、8-羟基奎宁 0.36g 和聚乙烯吡咯酮 0.6g,加入 50% 三氯醋酸 1.0mL、30% 乙醇 99mL,内含 0.1mol/L EDTA-Na$_2$,使 pH 至 3.0,置冰箱中冷藏保存 2 天。

(3)反应液(C):将 A 和 B 等量混合,静置 20 分钟后即可用。此试剂可在 2~8℃冰箱保存 2 天。

(4)钙标准存储液:将碳酸钙放入 110℃恒温干燥箱中干燥过夜,冷却后准确称取 2.5g,加少量双蒸水和 5mL 浓硫酸摇动使其溶解后,用双蒸水定容至 1 000mL,储存于塑料瓶中备用。

(5)钙标准应用液:取钙标准存储液 10mL 用双蒸水稀释至 100mL,使钙标准应用液浓度至 2.5mmol/L。

【方法与步骤】

1. 标本收集及处理 收集非刺激性唾液约 0.5mL,取 0.2mL 加 10% 三氯醋酸 3.8mL,充分混匀,放置 10 分钟,3 000r/min,4℃ 离心 10 分钟,取上清液备测。

2. 测定操作 准备三组离心管,按表 7-4 顺序分别加入试剂:

表 7-4 唾液中钙含量测定

试剂	样品管	标准管	空白管
待测唾液样本 /mL	0.05	—	—
钙标准应用液 /mL	—	0.05	—
蒸馏水 /mL	—	—	0.05
工作液 /mL	3.0	3.0	3.0

各管在振荡器上混匀,室温放置 5 分钟,以空白管校正零点,在分光光度计上测定 612nm 下的 OD 值,按下式计算钙含量:

样品中钙浓度(mmol/L)= 样品管光密度 / 标准管光密度 × 2.5

【注意事项】

1. 为保证测试结果的可靠性,所有实验器皿一定要清洗干净且用三蒸水冲洗多次、烤干后待用。也可以在试剂中加入少量 EDTA 作掩蔽剂,消除实验器皿和试剂中的钙污染,在试剂中加入 8-羟基奎宁以去除镁的干扰。

2. 为避免玻璃中的钙离子溶出,钙标准贮存液用塑料瓶保存。

3. 为提高分析结果的准确度,减少偶然误差,应增加平行测定次数。

4. 本实验所测结果为唾液中总钙浓度。

【实验报告与评定】

唾液中钙含量测定。

(二) 唾液中磷含量测定

【目的和要求】

1. 了解分光光度法的定量原理。

2. 熟悉减少实验误差、提高准确度的方法和操作技术。

3. 掌握比色法测定唾液中磷含量的原理和方法。

【实验内容】

1. 收集口腔唾液。

2. 测定唾液中总磷含量。

【实验原理】

钼酸与磷结合成磷钼酸,再用硫酸还原成钼蓝,在 620nm 波长处有最佳吸收,可用比色法直接测定其含量。

【器材与试剂配制】

1. 紫外分光光度计、振荡器、试管、刻度吸管、容量瓶、洗耳球、烧杯、滴管。

2. 试剂配制

(1) 10%(w/v)三氯醋酸溶液。

(2) 钼酸铵试剂:在 200mL 蒸馏水中缓缓加入浓硫酸 45mL,再加钼酸铵 22g,溶解后贮存于试剂瓶中。

(3) 反应液(硫酸亚铁 - 钼酸铵试剂):称取硫酸亚铁 0.5g,加蒸馏水 9mL 溶解,再加钼酸铵试剂 1.0mL 混合,使用前新鲜配制。

(4) 磷标准贮存液(0.1mg/mL):称取磷酸二氢钾 439mg,用蒸馏水溶解稀释至 1 000mL,再加 2.0mL 氯仿防腐,置冰箱中保存。

(5) 磷标准应用液(0.01mg/mL):取磷标准贮存液 1.0mL,加 10% 三氯醋酸溶液至 10mL。

【方法与步骤】

1. 标本收集及处理　收集非刺激性唾液约 0.5mL,取 0.2mL 加 10% 三氯醋酸 3.8mL,充分混匀,放置 10 分钟,3 000r/min,4℃ 离心 10 分钟,除去蛋白,上清液备测。

2. 测定操作　按表 7-5 进行。

表 7-5　唾液中磷含量测定的操作程序

试剂	空白管	标准管	样品管
唾液 /mL	—	—	2.0
磷标准应用液 /mL	—	1.0	—
10% 三氯醋酸 /mL	2.0	1.0	—
反应液 /mL	2.0	2.0	2.0

振荡混匀,静置 10 分钟,在 620nm 波长处比色,以空白管校零,读取各管光密度。

3. 结果计算

$C_{唾液}(mg/mL) = A_{样品}/A_{标准} \times C_{标准} = A_{样品}/A_{标准} \times 0.005(mg/mL)$

9）加入 50μL TE 溶解 DNA，放于 4℃ 冰箱备用。

10）按照 PowerPlex M 16 system 试剂盒说明书，分别加入 200μL 5%Chelex-100,2μL 蛋白酶 K（10mg/mL），振荡 10 秒，摇床 150r/min;56℃恒温孵化 12 小时;振荡 15 秒;100℃水浴 8 分钟，振荡 15 秒;12 000r/min，离心 5 分钟，取上清液。用紫外分光光度计检测样品在 OD260nm 的 DNA 含量。

（3）性别鉴定

1）PCR 扩增:PCR 反应引物序列如下:上游引物(5′- CCCTGG GCT CTG TAA AGA ATA GTG-3′),下游引物(5′-ATC AGA GCT TAA ACT GGG AAG CTG-3′);模板 DNA 为上述血液所获样品的 DNA 提取液。PCR 反应体系为 25μL,其中 2×Taq PCRMasterMix 12.5μL,上下游引物(1μmol/L)各 1μL,无菌双蒸水 9.5μL,模板 DNA1μL。

PCR 反应参数:95 ℃预变性 5 分钟;95℃变性 30 秒,60℃ 退火 30 秒,72℃延伸 30 秒,35 个循环;72℃延伸 7 分钟。

2）凝胶电泳:制备浓度为 3g/L 的琼脂糖凝胶,置 1×TAE 电泳缓冲液中,电泳条件为:电压 100V,电泳时间 120 分钟。电泳结果放入凝胶成像仪中进行观察。

3）纯化测序:将琼脂糖凝胶上的特异性条带切下、纯化回收、测序。

【结果分析】

电泳结果可见,男性有两个条带,女性有一个条带(图 7-5)。

图 7-5 *Am* 基因内含子 1 区等位基因特异性片段 PCR 电泳结果
M.marker 1 和 2.阴性对照 3.女性 4.男性

【注意事项】

1. 引物 是 PCR 反应的关键,PCR 产物的特异性取决于引物与模板 DNA 的互补程度。引物的设计应遵循以下原则:

（1）引物长度:15~30bp,常用约为 20bp。

（2）引物扩增跨度:以 200~500bp 为宜,特定条件下可扩增长至 10kb 的片段。

（3）引物碱基:G+C 含量以 40%~60% 为宜,G+C 太少扩增效果不佳,G+C 过多易出现非特异性条带,ATGC 最好随机分布,避免 5 个以上的嘌呤或嘧啶核苷酸的成串排列。

（4）避免引物内部出现二级结构,避免两条引物间互补,特别是 3′端的互补,否则会形成引物二聚体,产生非特异的扩增条带。

（5）引物 3′端的碱基,特别是最末及倒数第二个碱基,应严格要求配对,以避免因末端碱基不配对而导致 PCR 失败。

（6）引物中有或能加上合适的酶切位点,被扩增的靶序列最好有适宜的酶切位点,这对酶切分析或分子克隆很有好处。

(7) 引物的特异性:引物应与核酸序列数据库的其它序列无明显同源性。

引物量:每条引物的浓度 0.1~1μmol 或 10~100pmol,以最低引物量产生所需要的结果为好,引物浓度偏高会引起错配和非特异性扩增,且可增加引物之间形成二聚体的机会。

2. PCR 循环次数 循环次数决定 PCR 扩增的程度。PCR 循环次数主要取决于模板 DNA 的浓度。一般的循环次数选在 30~40 次,循环次数越多,非特异性产物的量亦随之增多。

3. 设立对照 PCR 反应应设立阳性对照和阴性对照,它是 PCR 反应是否成功、产物条带位置及大小是否合乎理论要求的一个重要参考指标。

4. 考虑到实验的生物安全,请凝胶电泳时,加完样再放置好带有电极的电泳槽盖,并注意防止非工作状态下,带电极的电泳槽盖勿插上电源、浸入液体致导电;染料请勿用生物毒性较大的溴化乙锭(EB),要用 GoldView 等替代。

【实验报告结果评价】

PCR 扩增后凝胶电泳和测序结果分析评定。

第四节 骨组织生物学和口腔细胞培养

实验十 成骨细胞的分离培养

【目的与要求】

掌握分离、培养和鉴定成骨细胞方法,了解成骨细胞的功能与特性。

【实验原理】

骨是机体中代谢非常活跃的组织,一生都在不断更新与改建。在生理状态下,成骨细胞(osteoblast)分化的一个显著特征是可形成矿化结节,当然,也可以用成纤维细胞或间充质干细胞等通过加入地塞米松、β-甘油磷酸钠、维生素 C 等定向诱导成骨细胞分化。本实验设计从幼兔颅骨组织收集成骨细胞,进行培养后,采用 Alizarin Red 染色法和改良 Gomori 钙钴法观察成骨细胞的形态及形成的矿化结节,以完成其成骨的鉴定。

【实验内容】

1. 成骨细胞的收集。

2. 成骨细胞的培养。

3. 成骨细胞的鉴定。

【器材与试剂配制】

1. 超净工作台,倒置相差显微镜,CO$_2$ 培养箱,消毒的手术剪、刀及小镊子等。

2. α-MEM 培养基。

3. 0.5% 茜素红 用 1%Tris-HCl,pH 7.2 配制。

4. 碱性磷酸酶(ALP)染色用孵育液 取 2% 巴比妥钠 5mL、3%β-甘油磷酸钠 5mL、2% 硝酸钙 10mL 及 2% 硫酸镁 5mL 分别加入量筒,再加入蒸馏水 25mL 后搅拌溶解。

【方法与步骤】

1. 成骨细胞的收集

(1) 取出生 10 天内的大耳白兔,清洗后用 75% 乙醇浸泡消毒 5 分钟,取出置超净工作台内,擦干残余酒精,无菌条件下剪开皮肤后环行剪下颅骨(顶骨及额骨)。

(2) 用含 500U/mL 青霉素、500μg/mL 链霉素的无菌 PBS 液冲洗 3 次,并用剪刀和镊子剔除黏附的结缔组织和血管,剪碎约 1mm^3。

(3) 先用 0.25% 胰蛋白酶在 37℃ 预消化 20 分钟,去掉消化液以清除成纤维细胞;再加含 0.2% 的 I 型胶原酶和 0.1% 的透明质酸酶的消化液消化,共消化 5 个循环,每次在 37℃ 恒温振荡 20 分钟。

(4) 取第 3、4、5 次消化的细胞悬液,300g 离心 10 分钟,弃上清。沉淀的细胞用不含血清的 α-MEM 培养基洗涤离心。

(5) 最后用含 10% 胎牛血清的 α-MEM 培养液重悬,吹打均匀后以 1×10^5/mL 密度接种到培养

4. 破骨细胞鉴定 可用倒置相差显微镜或电镜观察,也可采用酸性磷酸酶或降钙素染色后鉴别观察。

(1)倒置相差显微镜观察培养破骨细胞的形态。

(2)HE染色:生长有细胞的盖玻片分别于3~7天取出,80%乙醇固定,HE染色,脱水,二甲苯透明,树胶封片,光镜观察。

(3)甲苯胺蓝染色:将细胞盖玻片置甲醇中固定10分钟,1%甲苯胺蓝染色3分钟,95%乙醇分色、蒸馏水冲净,空气干燥后二甲苯透明、树胶封片、光镜观察。

(4)抗酒石酸酸性磷酸酶(TRAP)染色进行破骨细胞鉴定:将细胞爬片置37℃温箱中5分钟干燥后,置2.5%的戊二醛中4℃固定10分钟,然后用孵育液温育至37℃,双蒸水洗3次,苏木精复染2分钟,蒸馏水冲洗至核变蓝色,晾干、二甲苯透明、树胶封固、光镜观察(图7-7)。

(5)破骨细胞骨吸收活动的观察

1)甲苯胺蓝染色:培养的第7天取出培养板中的骨片,2.5%戊二醛固定7分钟,于0.25mmol/L氢氧化铵中超声清洗5分钟×3次,下行梯度浓度乙醇脱水,自然晾干,1%甲苯胺蓝(含1%硼酸钠)染色3分钟,自然晾干后光学显微镜下观察。

2)用扫描电镜观察破骨细胞在骨磨片上形成的骨吸收陷窝:经破骨细胞培养至10天的骨片以0.25mol/L氢氧化铵超声处理10分钟,清除骨片上的破骨细胞,再以2.5%戊二醛固定,经1%锇酸固定,下行梯度浓度乙醇脱水,醋酸异戊酯置换乙醇,二氧化碳临界点干燥,喷金后扫描电镜观察(图7-8)。

图7-7 抗酒石酸酸性磷酸酶染色的破骨细胞

图7-8 破骨细胞在骨磨片上形成的吸收陷窝

【注意事项】

1. 破骨细胞在体外具有形成骨吸收陷窝的功能,但是由于其是终末分化细胞,不能分裂,故其分离、培养一般只能存活10天以内;可以观察破骨细胞与骨片共培养后1~10天内的不同时间中的变化。

2. 由于破骨细胞的生活习性是贴壁生长,所以分离破骨细胞时,要使用胰蛋白酶进行消化,去除周边的成纤维细胞,只留下贴壁的破骨细胞,才能使破骨细胞得以充分伸展和移动,也才能使其功能研究便于观察。

【结果分析】

通过TRAP染色观察破骨细胞的胞质呈酒红色,是具有多个细胞核的胞体较大的多核巨细胞(图7-7);通过骨磨片上相差倒置显微镜或扫描电镜可见多个吸收程度不同的圆形或不规则形陷窝的形成(图7-8),以此判断其具有骨吸收功能。

【实验报告评定】

破骨细胞的分离培养和鉴定。

实验十二 MTT法检测细胞活性

MTT法即四甲基偶氮唑盐微量酶反应比色法,是一种检测细胞增殖活性的简单易行的实验方法。

【目的与要求】

不同的肿瘤细胞具有不同的增殖能力。为检测其增殖活性,可以采用简便快捷的 MTT 法对体外培养的细胞进行检测,并可通过设定药物浓度梯度检测其对细胞增殖活性的影响规律,为研究肿瘤的有效防治或阻遏方法提供理论依据。

【实验原理】

活细胞线粒体中的琥珀酸脱氢酶能使外源性 MTT 还原为水不溶性的蓝紫色结晶甲瓒(formazan)并沉积在细胞中,而死细胞无此功能。二甲基亚砜(DMSO)能溶解细胞中的甲瓒,用酶联免疫测定仪测定 490nm 或 570nm 波长处的吸光度值,可间接反映活细胞数量。在一定数量范围内,100U/mL MTT 结晶形成量与活细胞数成正比。

【实验内容】

1. 完成 MTT 法测定不同浓度的药物,如尼古丁对口腔鳞癌细胞(如 Tca8113)增殖影响的实验操作。

2. 掌握使用酶标仪检测吸光度的方法。

3. 掌握应用生物软件或 Excel 绘制实验结果图的方法,解析结果的意义。

【器材与试剂配制】

1. 实验设备　超净工作台,倒置相差显微镜,恒温摇床,恒温培养箱,酶标仪,水浴锅,称量天平。

2. 试剂及其配制

(1) 5mg/mL 的 MTT:50mg MTT 溶于 10mL PBS 中,60℃ 水浴助溶,0.22μm 滤膜过滤细菌,分装后避光保存于 –20℃ 冰箱中备用,或现用现配。

(2) pH7.4 的 PBS:NaCl 8g,KCl 0.2g,Na_2HPO_4 1.44g,KH_2PO_4 0.24g,加蒸馏水至 1 000mL,调 pH 至 7.4。

(3) 二甲基亚砜(DMSO):将 DMSO 与细胞培养液以 1:9 的比例混匀后,置于 –20℃ 冻存备用。

(4) DMEM 培养基:含 10% 胎牛 / 小牛血清、100U/mL 青霉素、100U/mL 链霉素。

(5) 其他试剂或器材:0.25% 胰蛋白酶,尼古丁,$25cm^2$ 培养皿,96 孔培养板,移液器,吸头,0.22μm 滤器,注射器(10mL),1.5mL 离心管(棕色),锡箔纸。

【方法与步骤】

1. 将培养至对数生长期的口腔鳞癌细胞 Tca8113 稀释成 2.5×10^4 个 /mL 后,接种于 96 孔板,每孔 200μL,置 5%CO_2、37℃ 恒温培养 24 小时至细胞贴壁。

2. 吸弃培养液,加入不同浓度梯度的尼古丁(0、0.01、0.1、1μmol/L),每个浓度设置 3 个复孔,以 0μmol/L 者为阴性对照,置 5%CO_2、37℃ 恒温培养 24 小时后,每孔加入 5mg/mL MTT 试剂 20μL,继续培养 4 小时。

3. 轻轻吸弃培养液,每孔加入 DMSO 150μL,锡纸包裹孔板 15 分钟后,用酶标仪进行比色,读取并记录波长 490nm 下的每孔 OD 值。

4. 按照下式计算细胞生长抑制率,根据实验结果绘制细胞生长抑制曲线或柱形图,分析实验结果(图 7-9)。

细胞生长抑制率

图 7-9　不同浓度尼古丁对生长 24 小时的口腔鳞癌细胞的抑制情况

$$[(对照 - 空白) - (给药 - 空白)]/(对照 - 空白) \times 100\% = 细胞生长抑制率$$

【注意事项】

1. 本法检测的是细胞生长的相对情况,而非绝对数,吸光度值最好在 0~0.7。

2. MTT 最好现用现配,不可反复冻融,当其颜色成为灰绿色时请勿使用。

3. MTT 有致癌性,操作时需戴手套防护。

4. MTT 对细菌和光照敏感,所以配制和染色操作时要注意在净化工作台内操作,要抽滤除菌,并减少光照时间。

【实验报告评定】

MTT 法检测细胞活性。

实验十三 肿瘤细胞迁移实验（细胞划痕法）

【目的与要求】

肿瘤细胞尤其是恶性肿瘤细胞在体外仍然具有迁移或运动能力。通过本实验学习使学生了解肿瘤细胞迁移和运动的基本原理，掌握运用细胞划痕法测定细胞运动能力和特性。

【实验原理】

根据肿瘤细胞尤其是恶性肿瘤细胞在体外仍然具有迁移或运动能力，借鉴组织细胞体外创伤愈合实验模型，人为地在融合生长的单层肿瘤细胞间制造创伤，或形成距离，经过一定时间的培养，观察划痕两侧细胞的生长和迁移情况，以此判断肿瘤细胞的迁移能力。

【实验内容】

1. 制备高、低转移细胞株的单层培养细胞。

2. 在单层贴壁细胞上划痕，培养 24 小时后观察并比较两种细胞的迁移或运动情况。

【器材与试剂】

1. 肿瘤细胞系，如腺样囊性癌低转移细胞株 SACC-83 和高转移细胞株 SACC-LM。

2. 24 孔培养板，移液器，倒置相差显微镜。

3. DMEM 培养基，新生小牛血清，0.25% 胰蛋白酶，PBS 等。

【方法与步骤】

1. 制备单层细胞 收获处于对数生长期的两株细胞，稀释成 $5 \times 10^5 \sim 10 \times 10^5$/mL，按 250μL/孔接种 24 孔培养板的 2 个平行孔内。置 5% CO_2、37℃ 恒温培养箱培养，至细胞接近融合。1% 血清饥饿过夜或 5~20μg/mL 丝裂霉素，37℃ 刺激 1 小时，以抑制细胞增殖。

2. 划痕并观察、拍照 用 200μL 移液器枪头或灭菌牙签在 4 个孔的单层贴壁细胞上划一条一字划痕，PBS 清洗 3 次，在倒置相差显微镜下观察划痕处情况，拍照记录模型构建情况。

3. 向每孔加入 DMEM 培养液 500μL 后置培养箱内继续再培养 24 小时。

4. 划痕、培养后观察拍照 吸弃各孔培养液，用 PBS 清洗 3 次，用倒置相差显微镜观察、拍照，计算划线处细胞的迁移数量，并比较两种不同转移潜能的肿瘤细胞的移动差别（图 7-10）。

【结果分析】

视频:ER7-9
肿瘤细胞划痕实验

图 7-10 划痕实验结果（观察时间 24 小时）

培养 24 小时的 SACC-LM 比 SACC-83 愈合距离明显变近，表明前者迁移速度快于后者

【注意事项】

1. 用 PBS 冲洗细胞时要贴壁缓慢加入,防止冲坏单层细胞,影响观察和拍照。

2. 划痕时尽量做到用力大小一致、均匀,且各孔内的划痕要力量尽可能均一,并且拍照时记录清楚,以利于第 4 步观察时的效果对比。

【实验报告评定】

肿瘤细胞迁移实验(细胞划痕法)。

(李翠英)

参考文献

1. 周学东 . 实用口腔微生物学与技术 . 北京:人民卫生出版社,2009

2. SULLIVAN K M,MANNUEEI A,KIMPTON C P,et al. A rapid and quantitative DNA sex test:fluorescence—based PCR analysis of X-Y homologous gene amelogenin. Biotechniques,1993,15:636-638,640-641

3. 肖丽英,肖晓蓉 . 实用口腔微生物学图谱 . 北京:人民卫生出版社,2009

4. 王培欢,邵金陵,段小红,等 . "逆向根管技术"提取古人类牙齿 DNA 的初步探索 . 牙体牙髓牙周病学杂志,2010,20(12):671-673

5. 闫福华,曹采方,李晓新 . 牙周病患者治疗前后龈沟液中碱性磷酸酶水平的变化 . 中华口腔医学杂志,1995,30(4):204-206

6. CHAPPLE I L,GLENWRIGHT H D,MATTHEWS J B,et al. Site specif ic alkaline phosphatase levels in gingival crevicular fluid in health and gingivitis:Cross sectional studies. J Clin Pr iodontol. 1994,21(6):409-414

7. 章魁华,于世凤 . 实验口腔医学 . 第 2 版 . 北京:人民卫生出版社,2010

8. 于世凤 . 破骨细胞及其骨吸收调控研究进展 . 中国骨质疏松杂志,2000,6(1):13,78-83

9. DONG L,WANG YX,LI S L,et al. TGF-β1 Promotes Migration and Invasion of Salivary Adenoid Cystic Carcinoma.,J Dent Res,2011,90(6):804-809

中英文名词对照索引

F

G

H

J

75